Leiner
Gaus
Haux
Knaup-Gregori
Pfeiffer

Medizinische Dokumentation

5. Auflage

Florian Leiner
Wilhelm Gaus
Reinhold Haux
Petra Knaup-Gregori
Karl-Peter Pfeiffer

Medizinische Dokumentation

Grundlagen einer qualitätsgesicherten
integrierten Krankenversorgung

Lehrbuch und Leitfaden

5., aktualisierte Auflage

Mit 4 Abbildungen
und 19 Tabellen

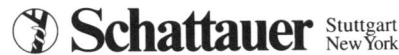

Dr. Florian Leiner
Bayerisches Staatsministerium für
Wissenschaft, Forschung und Kunst
Salvatorstraße 2
D-80333 München
E-Mail: florian.leiner@stmwfk.bayern.de

Prof. Dr. Wilhelm Gaus
Universität Ulm
Abteilung Biometrie und
Medizinische Dokumentation
Schwabstraße 13
D-89075 Ulm
E-Mail: wilhelm.gaus@uni-ulm.de

Prof. Dr. Reinhold Haux
Technische Universität
Braunschweig
Institut für Medizinische Informatik
Mühlenpfordtstraße 23
D-38106 Braunschweig
E-Mail: R.Haux@mi.tu-bs.de

Dr. Petra Knaup-Gregori
Universität Heidelberg
Institut für Medizinische Biometrie
und Informatik
Im Neuenheimer Feld 400
D-69120 Heidelberg
E-Mail: petra_knaup@med.uni-heidelberg.de

Prof. Dr. Karl-Peter Pfeiffer
Medizinische Universität Innsbruck
Department für Medizinische
Statistik, Informatik und
Gesundheitsökonomie
Schöpfstraße 41/1
A-6020 Innsbruck
E-Mail: karl-peter.pfeiffer@i-med.ac.at

Bibliografische Information der Deutschen Bibliothek
Die Deutsche Bibliothek verzeichnet diese Publikation in der Deutschen Nationalbibliografie; detaillierte bibliografische Daten sind im Internet über <http://dnb.ddb.de> abrufbar.

Besonderer Hinweis:
Die Medizinische Dokumentation unterliegt durch Forschung, Anwendung, technischen Fortschritt und Gesetzgebung laufendem Wandel. Die Autoren haben die Informationen in diesem Buch mit Sorgfalt zusammengetragen. Es kann jedoch keine Gewähr für die Richtigkeit und die Aktualität dieser Angaben übernommen werden.
In diesem Buch sind die Stichwörter, die zugleich eingetragene Warenzeichen sind, als solche nicht besonders kenntlich gemacht. Es kann also aus der Bezeichnung der Ware mit dem für diese eingetragenen Warenzeichen nicht geschlossen werden, dass die Bezeichnung ein freier Warenname ist.
Hinsichtlich der in diesem Buch angegebenen Dosierungen von Medikamenten usw. wurde die größtmögliche Sorgfalt beachtet. Gleichwohl werden die Leser aufgefordert, die entsprechenden Prospekte der Hersteller zur Kontrolle heranzuziehen.
Das Werk mit allen seinen Teilen ist urheberrechtlich geschützt. Jede Verwertung außerhalb der Bestimmungen des Urheberrechtsgesetzes ist ohne schriftliche Zustimmung des Verlages unzulässig und strafbar. Kein Teil des Werkes darf in irgendeiner Form ohne schriftliche Genehmigung des Verlages reproduziert werden.

©1995, 1997, 1999, 2003, 2006 by Schattauer GmbH, Hölderlinstraße 3, 70174 Stuttgart, Germany
E-Mail: info@schattauer.de
Internet: http://www.schattauer.de
Printed in Germany

Lektorat und redaktionelle Bearbeitung durch die Autoren
Reproduktionsfertige Vorlagen von den Autoren
Umschlagabbildung: Cathy Pentland/Illustration Source/Picture Press
Druck und Einband: AZ Druck und Datentechnik GmbH, Kempten/Allgäu

ISBN-10: 3-7945-2457-8
ISBN-13: 978-3-7945-2457-0

Gewidmet
Herrn Prof. Dr. med. Herbert Immich
1917–2002

„Ich sammle, ich ordne, ich teile ein,
ein bescheidener Diener im Haus des Wissens;
ich deute und versuche,
die Gestalt der Dinge darzustellen und ihren Lauf zu verzeichnen."

Ethan ben Hoshaja
in: Stefan Heym (1974):
Der König David Bericht, S. 100.
Frankfurt: Fischer.

„Gesunder Menschenverstand,
Maßhalten und die Kunst,
die Mittel genau dem Zweck anzupassen,
sind die unerläßlichen Eigenschaften des Forschers."

René Leriche (1879–1955),
zitiert nach Walter Schmitt (1990):
Aphorismen, Sentenzen und anderes –
nicht nur für Mediziner, S. 69.
Leipzig: Barth.

Geleitwort zur ersten Auflage

Die moderne Medizin ist gekennzeichnet durch ein ständig sich erweiterndes Spektrum von verbesserten diagnostischen Methoden und therapeutischen Verfahren. Sie wird immer komplizierter und unübersichtlicher und damit auch ordnungsbedürftiger.
Die medizinische Dokumentation setzt sich in erster Linie das Ziel, Informationen für eine möglichst adäquate Krankenbehandlung zur Verfügung zu stellen. Dazu dienen sorgfältig geführte schriftliche Aufzeichnungen wie zum Beispiel Krankengeschichte, ärztliche Karteien oder neuerdings Patientendatenbanken.
Darüber hinaus beruht der Fortschritt der klinischen Medizin auf dem Austausch von Erfahrungen, die in hohem Maße auf der einheitlichen Erfassung, Verarbeitung und Auswertung bei Kranken erhobener vergleichbarer Daten und Befunde basieren. Nationale und internationale Institutionen sind daher seit Jahren bemüht, die Voraussetzungen dafür zu schaffen. Erwähnt seien auf dem Sektor der klinischen Onkologie beispielsweise die so genannten „Blue Books" der WHO zur Vereinheitlichung der histologischen Klassifikation der Tumoren, die International Classification of Diseases for Oncology (ICD-O) zur standardisierten Erfassung von Tumorlokalisation und -morphologie und das TNM-System und der TNM-Atlas der UICC zur Stadienerfassung der Tumoren. Erst das Vorliegen derartiger Klassifikationssysteme hat die Wege zu einer modernen, international akzeptierten Dokumentation ärztlich interessierender Sachverhalte geebnet.
Auch die im Gesundheitsstrukturgesetz vorgeschriebenen erhöhten Anforderungen an die ärztliche Berichterstattung sowie die vom Gesetzgeber und den ärztlichen Standesorganisationen seit einigen Jahren verstärkten Bemühungen um eine Qualitätssicherung in der Medizin erfordern eine detaillierte Dokumentation der vom Patienten zu erhebenden Daten und Befunde. Dass sorgfältig geführte Krankenunterlagen sowohl für den Arzt wertvoll (z.B. bei gerichtlichen Auseinandersetzungen) als auch für den Patienten in kritischen Situationen unter Umständen lebensrettend sein können, sei hier nur am Rande vermerkt.
Die Faszination über die vom Computer eröffneten Möglichkeiten in der Medizin hat das Wissen um die Bedeutung einer sorgfältigen Dokumentation in den letzten Jahren leider zu Unrecht in den Hintergrund gedrängt.
Mit dem „Handbuch der medizinischen Dokumentation und Datenverarbeitung" wurde 1975 noch das gesamte Fachgebiet umrissen. Heute, 20 Jahre später, umfasst das Fachgebiet vielerlei Bücher, die jeweils einen Aspekt abdecken. Ein Buch zum Kernthema der medizinischen Dokumentation fehlte aber. Umso mehr ist es zu begrüßen, dass die Autoren dieses Lehrbuches die Thematik unter eingehender Berücksichtigung der neueren technologischen Fortschritte ausführlich behandeln und die Relevanz der medizinischen Dokumentation sowohl

für eine möglichst optimale Patientenbetreuung als auch für die klinische Forschung so eindrücklich unter Beweis stellen.

Eine seit längerem bestehende Bedarfslücke ist durch die vorliegende Einführung endlich geschlossen worden. Interessierte Ärzte und Studierende der Medizin, der Medizinischen Informatik und der Informatik sowie Medizinische Dokumentare und Dokumentationsassistenten werden sein Erscheinen begrüßen und Nutzen daraus ziehen.
Dem Fachgebiet der medizinischen Dokumentation, aber auch den Autoren und dem Schattauer Verlag, ist eine weite Verbreitung des Buches zu wünschen.

Heidelberg, im Juni 1995   Prof. Dr. Gustav Wagner

Vorwort zur fünften Auflage

Vor zehn Jahren erschien die erste Auflage der „Medizinischen Dokumentation". Wir danken unseren Lesern für ihr langjähriges Vertrauen und hoffen, dass unsere regelmäßigen Aktualisierungen und Erweiterungen das Buch auch weiterhin zu einem nützlichen Begleiter machen.

Für die 5. Auflage wurde es wieder vollständig aktualisiert und ergänzt. Die Angaben zu den Dokumentationserfordernissen in Österreich und vor allem in der Schweiz wurden erweitert. Die Hinweise zur Dokumentationsmethodik in der kooperativen Versorgung sowie zur Telematik-Infrastruktur in den Kapiteln 2, 4 und 6 haben wir weiter spezifiziert. Bei den medizinischen Ordnungssystemen in Kapitel 3 haben wir auf aktuelle Entwicklungen reagiert, der Abschnitt zu den Fallgruppensystemen wurde erweitert.

Wichtige Hinweise und Verbesserungsvorschläge für die 5. Auflage verdanken wir **Anke Häber**, **Andreas Kurtz** und **Alfred Winter**. Ein besonderer Dank gilt **Judith Wagner** vom Kantonsspital Aarau.

Die Medizinische Dokumentation sollte in erster Linie von den Bedürfnissen der Patienten und der Versorgungseinrichtungen bestimmt sein und nicht nur eine Reaktion auf die nationalen Gesetzgebungen in Deutschland, Österreich und der Schweiz darstellen. Unter diesem Blickwinkel ist die in unserem Buch beschriebene Methodik auch in der 5. Auflage über Ländergrenzen hinweg hilfreich. Deshalb freuen wir uns, dass die Medizinische Dokumentation im Jahr 2002 auch in englischer Sprache unter dem Titel *Medical Data Management: A Practical Guide* im Springer Verlag New York erschienen ist (ISBN 0-387-95594-1 bzw. 0-387-95159-8). Die damit vorliegenden, aufeinander abgestimmten Thesauri der Medizinischen Dokumentation mögen für das genauere Verstehen oder Verfassen von englischsprachigen Texten nützlich sein.

München, Ulm, Braunschweig, Heidelberg, Innsbruck,
im Frühjahr 2006

Florian Leiner, Wilhelm Gaus, Reinhold Haux, Petra Knaup-Gregori,
Karl-Peter Pfeiffer

Vorwort zur ersten Auflage

Liebe Leserin, lieber Leser!

Gegenstand, Ziel und Inhalt des Buches

Eine sorgfältige Dokumentation ist in praktisch allen Bereichen der Medizin unerlässlich, sei es zur Bereitstellung von Information für die Patientenbehandlung, zur Erfüllung gesetzlicher Auflagen, zur Abrechnung und Kostenanalyse, für die Qualitätssicherung oder in der medizinischen Forschung. Damit die medizinische Dokumentation nicht zum lästigen Übel gerät, welches einerseits unverhältnismäßig zeitraubend und teuer ist und andererseits kaum Nutzen bringt, muss sie systematisch betrieben werden.

Mit dem vorliegenden Buch wollen wir Sie in die Grundlagen der medizinischen Dokumentation einführen. Dabei steht die klinische Dokumentation im Vordergrund. Wir wollen dies auf möglichst einfache, aber – wie wir hoffen – dennoch gehaltvolle Weise versuchen.

Das Buch soll Ihnen helfen, medizinische Dokumentationen sinnvoll zu gestalten und zu nutzen. Wir werden Ihnen wichtige medizinische Ordnungssysteme (z.B. Diagnosenschlüssel) und typische medizinische Dokumentationen (z.B. die Krankengeschichte) vorstellen. Nicht zuletzt sollen Sie über gesetzliche Dokumentationspflichten informiert werden. Der umfangreiche Thesaurus soll Ihnen das Nachschlagen erleichtern. Alle Begriffe, die im Thesaurus definiert werden, sind im Text kursiv gedruckt.

Wer sollte dieses Buch lesen?

Das Buch richtet sich an Studierende, welche in Medizinischer Dokumentation unterrichtet werden, z.B. an Studierende der Medizin, der Medizinischen Informatik, der Informatik mit Nebenfach Medizin sowie an Medizinische Dokumentare und Medizinische Dokumentationsassistenten*. Die Einführung eignet sich auch für Ärzte und andere Wissenschaftler, die medizinische Dokumentationen nutzen oder planen. Nicht zuletzt mag das Buch auch für Pflegekräfte von Interesse sein, die sich mit dieser Thematik beschäftigen.

Wie kann der Stoff vermittelt werden?

Das in diesem Buch enthaltene Wissen wird von den Verfassern in Form von Vorlesungen, vor allem für Studierende der Medizinischen Informatik und der Medizinischen Dokumentation, aber auch für Studierende der Medizin und für Ärzte angeboten. Der gesamte vorgestellte Stoff kann, je nach intendierter Stoffdichte und Hörerkreis, in etwa 12–24 Unterrichtsstunden vermittelt werden. Gewisse medizinische Grundkenntnisse, insbesondere in der medizinischen Terminologie, sollten vorhanden sein.

---

* Wir verzichten in diesem Buch auf jeden Versuch, geschlechtsneutrale Formulierungen zu erreichen, denn alle uns bekannten Lösungsansätze dieses Problems erscheinen unbefriedigend. Wir stellen allerdings ausdrücklich fest, dass dieses Problem besteht und einer Lösung bedarf.

Es empfiehlt sich, begleitend zu einer Vorlesung praktische Übungen zum Gebrauch von medizinischen Dokumentationen und medizinischen Ordnungssystemen abzuhalten. Die Anwendung medizinischer Ordnungssysteme sollte anhand konkreter Systeme erfolgen, beispielsweise indem man mit der ICD und der TNM-Klassifikation Diagnosen verschlüsselt.

Danksagung

Bei der Erstellung des Buches erhielten wir von vielen Personen in unterschiedlicher Art und Weise Unterstützung. Ihnen allen sei an dieser Stelle herzlich gedankt, auch wenn wir nur wenige nachfolgend nennen können.
Petra Knaup hatte an der Endredaktion wesentlichen Anteil. Unterstützt wurde sie dabei von **Martina Hutter** und von **Heidi Klempp**.
Gustav Wagner, ehemaliger Direktor des Instituts für Dokumentation, Information und Statistik des Deutschen Krebsforschungszentrums Heidelberg und einer der wichtigsten Vertreter der medizinischen Dokumentation, hat sich freundlicherweise bereit erklärt, das Geleitwort zu verfassen.
Unterstützung und Rat erhielten wir von zahlreichen Kollegen aus der Deutschen Gesellschaft für Medizinische Informatik, Biometrie und Epidemiologie (GMDS), insbesondere aus der von **Rüdiger Klar** geleiteten Arbeitsgruppe Medizinische Dokumentation und Klassifikation.
Wohl am meisten wurden die Verfasser beeinflusst von **Herbert Immich**, dem ehemaligen Direktor des Instituts für Medizinische Dokumentation, Statistik und Datenverarbeitung der Universität Heidelberg. Ihm wollen wir dieses Buch widmen.
Nicht zuletzt möchten wir uns bei unseren Studentinnen und Studenten bedanken, die uns durch kritisches Nachfragen auf Lücken und Unklarheiten im Stoff aufmerksam gemacht haben.

Essen, Ulm, Heidelberg, im Juni 1995

Florian Leiner, Wilhelm Gaus, Reinhold Haux

Inhaltsverzeichnis

1 Worum geht es bei der medizinischen Dokumentation? 1
   1.1   Zunächst eine kleine Einschränkung 2
   1.2   Medizinische Dokumentation, muss das sein? 2
   1.2.1 Problematik und Motivation 2
   1.2.2 Nie war sie so wichtig wie heute … 3
   1.3   Welche Ziele verfolgt die medizinische Dokumentation? 3
   1.3.1 Allgemeine Zielsetzung 4
   1.3.2 Ziele im Bereich der Patientenversorgung 4
   1.3.3 Ziele im administrativen und rechtlichen Bereich 5
   1.3.4 Ziele im Bereich des Qualitätsmanagements und der Ausbildung 5
   1.3.5 Ziele im Bereich klinisch-wissenschaftlicher Forschung 6
   1.4   Multiple Verwendung von Patientendaten 6
   1.5   Medizinische Dokumentation – ein Kinderspiel? 8
   1.6   Rechnerunterstützung – das Ei des Kolumbus? 8
   1.7   Merkliste: Ziele der medizinischen Dokumentation 9
   1.8   Übungen 10

2 Grundbegriffe zu medizinischen Dokumentations- und Ordnungssystemen 11
   2.1   Die dokumentierende Einrichtung 11
   2.1.1 Die Arztpraxis 11
   2.1.2 Das Krankenhaus 12
   2.1.3 Versorgungsnetzwerke 13
   2.1.4 Sonstige Einrichtungen 14
   2.2   Vom Merkmal zur Dokumentation 15
   2.2.1 Objekte und Merkmale 15
   2.2.2 Definitionen, Bezeichnungen und Terminologie 17
   2.2.3 Daten, Information und Wissen 19
   2.2.4 Dokument 21
   2.2.5 Dokumentationssystem 21
   2.2.6 Übungen 22
   2.3   Medizinische Dokumentationssysteme 23
   2.3.1 Eigenschaften medizinischer Dokumentationssysteme 23
   2.3.2 Übungen 29

2.4	Medizinische Ordnungssysteme	30
2.4.1	Wozu Ordnungssysteme?	30
2.4.2	Begriffssysteme und Ordnungssysteme	32
2.4.3	Klassifikationen und Nomenklaturen	32
2.4.4	Noch ein paar Anmerkungen	40
2.4.5	Übungen	41

3 Wichtige medizinische Ordnungssysteme ... 43

3.1	Internationale Klassifikation der Krankheiten (ICD)	43
3.1.1	Die 10. Revision (ICD-10)	44
3.1.2	Erweiterungen der ICD	47
3.2	Prozedurenklassifikationen	48
3.2.1	Internationale Klassifikation der Prozeduren in der Medizin (ICPM)	48
3.2.2	Operationen- und Prozedurenschlüssel (OPS)	49
3.2.3	ICD-10-PCS Prozedurenklassifikation	51
3.3	Systematisierte Nomenklatur der Medizin (SNOMED)	53
3.3.1	SNOMED II	54
3.3.2	SNOMED Clinical Terms (SNOMED CT)	56
3.4	Das TNM-System	57
3.5	Diagnosen- und therapieorientierte Fallgruppensysteme	60
3.5.1	Einleitung	60
3.5.2	Entwicklung der Diagnosis Related Groups (DRGs)	62
3.5.3	Klassifikationskriterien	62
3.5.4	Der Case-Mix-Index (CMI)	63
3.5.5	Anwendungen von DRGs	64
3.5.6	Ausblick	66
3.6	Übungen	67

4 Typische medizinische Dokumentationen ... 69

4.1	Die Krankenakte	69
4.2	Krankenaktenarchive	71
4.3	Klinische Basisdokumentation	72
4.4	Befunddokumentation	73
4.5	Klinische Tumordokumentation	74
4.6	Dokumentation für das Qualitätsmanagement	75
4.7	Klinische und epidemiologische Register	77

4.8	Dokumentation bei klinischen Studien	78
4.9	Dokumentation in Krankenhausinformationssystemen	79
4.10	Dokumentation in der ärztlichen und zahnärztlichen Praxis	79
4.11	Dokumentation in Versorgungsnetzwerken	80
4.12	Übungen	82

5	**Nutzen und Gebrauch medizinischer Dokumentationssysteme**	**83**
5.1	Kasuistische Nutzung	83
5.2	Patientenübergreifendes Berichtswesen	87
5.3	Klinisch-wissenschaftliche Studien	90
5.4	Gütekriterien für das Wiederfinden von Information	94
5.5	Übungen	95

6	**Zur Planung medizinischer Dokumentations- und Ordnungssysteme**	**97**
6.1	Zur Planung medizinischer Ordnungssysteme	97
6.1.1	Allgemeine Grundsätze	97
6.1.2	Grundsätze zur Ordnung qualitativer Daten	98
6.1.3	Grundsätze zur Ordnung quantitativer Daten	99
6.2	Zur Planung medizinischer Dokumentationssysteme	100
6.2.1	Warum systematisch planen?	100
6.2.2	Das Dokumentationsprotokoll	101
6.2.3	Planung kooperativer Dokumentationen	102
6.2.4	Prolektive Auswertungen und prospektive Studien	103
6.2.5	Weitere Anmerkungen	103
6.3	Ein Tumordokumentationsprotokoll	104
6.4	Übungen	111

7	**Dokumentation in Krankenhausinformationssystemen**	**113**
7.1	Das Krankenhausinformationssystem	113
7.1.1	Zum Begriff	113
7.1.2	Zur Bedeutung	114
7.1.3	Notwendigkeit einer Gesamtkonzeption	115
7.1.4	Wichtige Aufgaben der Informationsverarbeitung	116
7.1.5	Übungen	119

7.2	Management und Betrieb	120
7.2.1	Einführung	120
7.2.2	Rahmenkonzeption	121
7.3	Die elektronische Krankenakte	122
7.3.1	Was ist eine elektronische Krankenakte?	122
7.3.2	Vor- und Nachteile der elektronischen Krankenakte	123
7.3.3	Die Einführung der elektronischen Krankenakte	124
7.4	Methodik der medizinischen Dokumentation	126
8	**Dokumentation bei klinischen Studien**	**127**
8.1	Klinische Therapiestudien	127
8.2	Good Clinical Practice (GCP)	129
8.3	Studienplan	129
8.4	Datenerhebungsbogen (Case Report Forms, CRF)	130
8.5	Monitoring (Studienüberwachung)	131
8.6	Auditing, Qualitätssicherung	132
8.7	Weiterverarbeitung der Primärdaten	133
8.7.1	Datenkontrolle und Datenkorrekturen	133
8.7.2	Klassieren nicht-standardisierter Angaben	133
8.7.3	Sekundäre Datenerfassung	134
8.7.4	Datenfreigabe	134
8.8	Auswertung	135
8.9	Archivierung des Trial-Master-File	136
8.10	Merkliste: Dokumentation bei klinischen Studien	136
8.11	Übung	137
9	**Berufe, Institutionen, fachliche und rechtliche Normen**	**139**
9.1	Berufe und Institutionen	139
9.1.1	Ausbildung in Medizinischer Informatik	139
9.1.2	Ausbildung in Medizinischer Dokumentation	140
9.1.3	Fachgesellschaften und Berufsverbände	141
9.1.4	Sonstige Organisationen	141
9.2	Fachliche Normen	142
9.2.1	International Organization for Standardization (ISO)	142
9.2.2	Centre Européen de la Normation (CEN)	143
9.2.3	Deutsches Institut für Normung (DIN)	145

9.2.4	Normung mit Bezug zur Medizinischen Dokumentation in Österreich	146
9.2.5	De-facto-Normen für die medizinische Kommunikation	146
9.2.6	International Conference on Harmonization (ICH)	147
9.3	Rechtsgrundlagen	148
9.3.1	Berufliche Schweigepflicht und Datenschutz	148
9.3.2	Dokumentationspflichten durch Gesetze und Rechtsprechung	151
9.3.3	Meldepflichten im Rahmen der Leistungsvergütung	152
9.3.4	Meldepflichten im Rahmen der externen Qualitätssicherung	155
9.3.5	Meldepflichten im Rahmen der Gesundheitsberichterstattung	155
9.3.6	Sonstige Bestimmungen	156
9.3.7	Merkliste: Relevante Gesetze und Verordnungen	157
9.3.8	Übungen	158
10	**Schlussbemerkungen**	159
11	**Weiterführende Informationen**	161
11.1	Allgemeine Hinweise	161
11.2	Literatur zu Ordnungssystemen	162
11.3	Allgemeines Literaturverzeichnis	164
12	**Thesaurus der Grundbegriffe der medizinischen Dokumentation**	167
12.1	Dokumentationsprotokoll des Thesaurus	167
12.2	Thesauruseinträge und Schlagwortverzeichnis	169

1 Worum geht es bei der medizinischen Dokumentation?

Einleitung

Als Dokumentation bezeichnet man die Tätigkeiten des Sammelns, Erschließens, Ordnens und Aufbewahrens von Information oder von Wissen, um beides zu einem späteren Zeitpunkt und für ein gegebenes Ziel nutzbar zu machen. Erst durch die inhaltliche Erschließung werden die in den Dokumenten enthaltenen Informationen zugänglich.

Diese Definition macht Folgendes klar: Die Dokumentation stellt keinen Selbstzweck dar. Dokumentiert wird Information oder Wissen nur in der Absicht einer späteren Nutzung – ohne die das Sammeln, Erschließen, Ordnen und Aufbewahren nutzlos wäre. Es geht bei der Dokumentation also darum, berechtigten Personen gezielt Information oder Wissen zur Verfügung zu stellen. Und zwar vollständig, ohne Ballast, zum richtigen Zeitpunkt, am richtigen Ort und in der richtigen Form. Man sagt, die Dokumentation dient der Informations- und Wissenslogistik.

Die medizinische Dokumentation kann sich auf sehr unterschiedliche Arten von Information und Wissen beziehen. Information über die Befunde einzelner Patienten und über durchgeführte Therapien sowie Wissen über Diagnostik und Therapie bestimmter Krankheiten, über die Ergebnisse von Arzneimittelvergleichen oder auch ein Verzeichnis medizinischer Veröffentlichungen: All das – und mehr – kann Gegenstand einer medizinischen Dokumentation sein, wenn auch selten alles zugleich.

Was sollen Sie lernen?

In diesem Kapitel sollen Sie
- die zentrale Bedeutung der medizinischen Dokumentation für die Medizin erkennen, und zwar für die Patientenversorgung ebenso wie für die medizinische Forschung;
- verstehen, dass man die medizinische Dokumentation nicht wie ein unausweichliches Schicksal auf sich zu nehmen hat, sondern dass es darauf ankommt, sich Ziele zu setzen und sie durch ein systematisches Vorgehen mit möglichst geringem Aufwand zu erreichen;
- lernen, welche Ziele eine Dokumentation erreichen und welche Leistungen sie erbringen kann;
- erkennen, warum die Dokumentationsmethoden nach den angestrebten Zielen auszuwählen und kompetent anzuwenden sind, und dass dabei Kreativität mit Sorgfalt gepaart sein muss;
- die Möglichkeiten kennen lernen, welche die Unterstützung einer Dokumentation durch den Computer eröffnet, aber auch erfahren, warum sie dadurch nicht automatisch besser wird.

1.1 Zunächst eine kleine Einschränkung

Fokus auf klinische Dokumentation

In der Einleitung wurde es bereits erwähnt: Die medizinische Dokumentation kann unterschiedliche Arten von Information und Wissen zum Gegenstand haben. In ihnen spiegeln sich die unterschiedlichen Ziele und Aufgaben einer Dokumentation wider, welche auf der anderen Seite den Einsatz unterschiedlicher Dokumentationsmethoden erfordern.

Bei der Vielfalt von Zielen und Methoden müssen wir in diesem Buch einen Schwerpunkt setzen. Wir wählen dafür den Bereich der Dokumentation von Aussagen, die im Zusammenhang mit der medizinischen Versorgung einzelner Patienten gemacht werden (also Informationen zum Patienten wie anamnestische Angaben, Befunde, Diagnosen, Therapien, Pflegeplan, Prognose usw.). Wir nennen diesen Bereich der medizinischen Dokumentation die klinische Dokumentation. Dies bedeutet nicht, dass wir z.B. die Dokumentation medizinischen Lehrbuchwissens oder epidemiologischer Daten gänzlich unberücksichtigt lassen. Aber wir werden nur an den Stellen darauf eingehen, an denen eine Verbindung zu unserem Schwerpunkt besteht.

1.2 Medizinische Dokumentation, muss das sein?

Einleitung

Die medizinische Dokumentation im Rahmen der Patientenversorgung erscheint manchen Beteiligten wie ein mühseliger Papierkrieg oder ein Frondienst am Computer. Wer verlangt eigentlich die Dokumentation? Dient sie nur der Bürokratie? Wem nutzt sie? Diesen und ähnlichen Fragen wollen wir im folgenden Abschnitt nachgehen.

1.2.1 Problematik und Motivation

Wofür der Aufwand?

Es wird eine Menge dokumentiert in unseren Krankenhäusern und Arztpraxen. An einem durchschnittlichen Universitätsklinikum entstehen beispielsweise ungefähr 6 Millionen einzelne Dokumente (Arztbriefe, Laborbefunde etc.) pro Jahr. Bei konventioneller Speicherung auf Papier sind das etwa 1,5 laufende Kilometer an Krankenakten. Wozu betreiben wir diesen Aufwand?

Zunächst sind angemessene Aufzeichnungen natürlich für eine vernünftige, kontinuierliche Behandlung des einzelnen Patienten notwendig. Sie geben Auskunft über Feststellungen zum Behandlungsverlauf, die zu einem früheren Zeitpunkt, von anderen Personen oder an anderer Stelle getroffen wurden.

Zum Teil bestehen sogar rechtliche Vorschriften über den Umfang dieser Aufzeichnungen (siehe Abschnitt 9.3.2). Bei Rechtsstreitigkeiten kommt es darauf an, dass eine erforderliche Maßnahme nicht nur durchgeführt, sondern auch dokumentiert wurde.

Natürlich wird auch „für die Verwaltung" dokumentiert: Schließlich ist es wichtig, dass die Kosten im Rahmen bleiben und dass die erbrachten Leistungen angemessen vergütet werden.

Maßnahmen, die zur Sicherung der medizinischen Versorgungsqualität getroffen werden, stützen sich zu einem erheblichen Teil auf die Dokumentation von Behandlungsdaten. Dasselbe gilt auch für die klinische Forschung, die zumindest an universitären Einrichtungen einen hohen Stellenwert einnimmt.

1.2.2 Nie war sie so wichtig wie heute ...

Schon Hippokrates empfahl seinen Schülern, sich Aufzeichnungen über ihre Patienten zu machen. Woran liegt es, dass sich in den letzten Jahrzehnten das Gefühl immer mehr verstärkt hat, die althergebrachten Dokumentationsmethoden reichten nicht mehr aus? **Ein altes Konzept ...**

Zum einen ist die heutige Diagnostik um ein Vielfaches differenzierter als früher. Viele diagnostische Verfahren liefern eine fast unüberschaubare Menge meist quantitativer Einzelbefunde, die gemeinsam bewertet werden müssen.

Die heute übliche hochgradige Arbeitsteilung bei der Patientenversorgung führt zu einem hohen Kommunikationsbedarf zwischen den beteiligten Ärzten, Pflegekräften, Labors etc. Dazu kommt noch die regionale Mobilität der Patienten und ihre erhöhte Bereitschaft zum Arztwechsel. Eine kooperative Patientenversorgung, also die kontinuierliche, an den Bedürfnissen des Patienten orientierte Kooperation von Krankenhäusern, niedergelassenen Ärzten und anderen Einrichtungen, erfordert eine besonders sorgfältige, gemeinsam nutzbare Dokumentation. **... mit aktueller Bedeutung**

Durch die Erfolge der modernen Medizin, vor allem bei den akuten Krankheiten, gewinnen chronische Krankheiten und altersbedingte Multimorbidität einen höheren Stellenwert. Die Komplexität der beobachteten Krankheitsbilder nimmt dadurch zu.

Zur ursprünglichen Dokumentationsaufgabe sind im Lauf der Zeit immer mehr, vorwiegend juristisch und wirtschaftlich motivierte Dokumentationsaufgaben hinzugekommen. Die Verwendung von Rechnern ermöglicht umfangreiche Dokumentationen und eine vielfältige Auswertung. Dies nährt den Wunsch nach einer breiten, z.B. wissenschaftlichen Nutzung der gespeicherten Daten.

1.3 Welche Ziele verfolgt die medizinische Dokumentation?

Man kann die Motivation einer medizinischen Dokumentation sowohl allgemein – sozusagen abstrakt – formulieren als auch mit konkretem Bezug auf die dokumentierten Inhalte. Wir wollen dies in den folgenden Abschnitten präzisieren, wobei wir uns auf den oben eingeführten Bereich der klinischen Dokumentation beschränken. **Einleitung**

1.3.1 Allgemeine Zielsetzung

Informations-logistik ...

In der Einleitung des Hauptkapitels wurde bereits das allgemeine, abstrakte Ziel einer medizinischen Dokumentation genannt: berechtigten Personen alle relevanten (und nur die relevanten) Informationen zu einem oder mehreren Patienten und ihrer Behandlung bereitzustellen, und zwar zum richtigen Zeitpunkt, am richtigen Ort und in der richtigen Form.

... stellt hohe Ansprüche

Praktisch hinter jedem Wort dieser Formulierung verbergen sich eine Reihe von Anforderungen. „Berechtigte [...] Personen" erfordert die Berücksichtigung differenzierter Zugriffsberechtigungen und -verbote; „alle relevanten Informationen" setzt Mechanismen zur Vollständigkeitskontrolle wie auch zur Reduktion von Ballast und Detailinformation voraus; „zum richtigen Zeitpunkt" stellt hohe technische und vor allem organisatorische Anforderungen; „am richtigen Ort" erfordert flexible und leistungsfähige Konzepte für den Transport der Information; „in der richtigen Form" impliziert flexible Verarbeitungs- und Darstellungsmethoden.

Nun macht diese allgemeine Formulierung keine inhaltlichen Vorgaben. Es wird nicht gesagt, wer eine berechtigte Person ist oder wofür die Information relevant bzw. eine Form richtig sein soll. Auf diese Fragen werden wir im nächsten Abschnitt eingehen. Das hier erläuterte abstrakte Ziel wollen wir als eine Art Anleitung zur Formulierung einer vollständigen und nützlichen inhaltlichen Zielsetzung betrachten.

1.3.2 Ziele im Bereich der Patientenversorgung

Macht die Versorgung effizienter und angemessener

Letztlich ist es das wichtigste Ziel der medizinischen Dokumentation, zu einer wirkungsvollen und angemessenen medizinischen Versorgung des einzelnen Patienten beizutragen. Dazu muss das Dokumentationssystem alle zu diesem Fall verfügbaren Informationen bereitstellen, welche für eine Entscheidung über die Durchführung diagnostischer, therapeutischer oder pflegerischer Maßnahmen (oder einfacher: Versorgungsmaßnahmen) relevant sind.

Als *Erinnerungshilfe* soll die Dokumentation verhindern, dass durchgeführte oder geplante Versorgungsmaßnahmen in Vergessenheit geraten. Als *Kommunikationshilfe* soll sie den Austausch der Information zwischen den an der Versorgung beteiligten Personen und Einrichtungen ermöglichen. Dies kann z.B. in Form einer gemeinsam genutzten Krankenakte geschehen oder durch die Übermittlung zusammenfassender Berichte, z.B. Arztbriefe oder Befundberichte.

Die medizinische Dokumentation hat aber auch noch eine weitere, zeitlich und örtlich stärker begrenzte Aufgabe: Sie unterstützt die *Organisation* von Versorgungsmaßnahmen, indem sie z.B. Wiedervorstellungstermine, therapeutische Anordnungen oder die Vergabe von Untersuchungsaufträgen festhält und verfügbar macht.

1.3.3 Ziele im administrativen und rechtlichen Bereich

Im administrativen Bereich kann die medizinische Dokumentation zunächst dazu beitragen, dass z.B. ein Krankenhaus (allgemein: eine medizinische Versorgungseinrichtung) für seine Leistungen eine angemessene finanzielle Vergütung erhält.

Die Aufgabe, rechtzeitige, zuverlässige und vollständige Angaben über die erbrachten Leistungen zu liefern, hat mit der Umstellung auf eine leistungsbezogene Vergütung dramatisch an Bedeutung gewonnen. Zu den Aufgaben des Managements einer Versorgungseinrichtung gehört es weiterhin, das Betriebsgeschehen zu kontrollieren, zu steuern und zu planen. Hier kann die medizinische Dokumentation eine detaillierte Zuordnung der entstandenen Kosten zu Leistungserbringern und Leistungsempfängern ermöglichen und damit die Transparenz des Betriebsgeschehens erhöhen.

Aus Gesetzgebung und Rechtsprechung ergeben sich eine Reihe von Vorgaben für die angemessene Dokumentation der Versorgung eines Patienten. Eine unzulängliche Dokumentation kann bei rechtlichen Auseinandersetzungen negative Folgen für die Versorgungseinrichtung haben. Haftungsansprüche können auch dadurch begründet sein, dass vorhandene Dokumentationssysteme nicht oder nicht korrekt benutzt wurden.

Es gibt eine ganze Reihe gesetzlich begründeter Dokumentations- und Meldepflichten, nach denen eine Versorgungseinrichtung medizinische Daten, z.B. Diagnosen und Therapien, aufzeichnen, aufbewahren und zum Teil an externe Institutionen, z.B. Krankenkassen oder staatliche Ämter, weiterleiten muss (siehe Abschnitt 9.3).

Bildet die Basis für Abrechnung, Planung und Steuerung

1.3.4 Ziele im Bereich des Qualitätsmanagements und der Ausbildung

Zur Sicherung der Qualität der medizinischen Versorgung besteht eine gesetzliche und standesrechtliche Verpflichtung (siehe Abschnitt 9.3.4). Eines der Ziele der medizinischen Dokumentation ist die Unterstützung des Qualitätsmanagements medizinischer Versorgungseinrichtungen, vor allem durch die Bereitstellung geeigneter Angaben
- zur nachträglichen, kritischen Reflexion einzelner Krankheitsverläufe (Epikrise, medical audit) und
- zu einer definierten Menge von Krankheitsverläufen, die in eine geplante, systematische Qualitätsbeobachtung (Qualitätsmonitoring) eingehen.

Im Zusammenhang mit der Aus-, Fort- und Weiterbildung in klinischen Berufen (vor allem an universitären Einrichtungen) hat die medizinische Dokumentation im Wesentlichen zwei Funktionen:

Erläuterungen

- eine nachträgliche kritische Bewertung der Handlungen und Einschätzungen der Auszubildenden anhand der Aufzeichnungen zu ermöglichen und
- exemplarische, realistische Krankheitsverläufe für die Ausbildung bereitzustellen.

1.3.5 Ziele im Bereich klinisch-wissenschaftlicher Forschung

Erläuterungen

Ziel der klinisch-wissenschaftlichen Forschung ist es, die Erfahrungen aus der Versorgung einzelner Patienten zu verallgemeinern, Regelhaftes in ihnen zu finden und zu beschreiben. Die medizinische Dokumentation kann dabei Folgendes leisten:
- geeignete Angaben zur nachträglichen kritischen Reflexion einzelner Krankheitsverläufe bereitzustellen, um so eventuell Ansätze für eine Verallgemeinerung zu finden;
- eine Auswahl von Patienten mit bestimmten Eigenschaften zu ermöglichen (z.B. alle männlichen Patienten mit einem Vorderwandinfarkt). Diese Auswahl bildet dann die Grundlage für eine wissenschaftliche Untersuchung, die getrennt geplant und dokumentiert werden muss;
- bestimmte Angaben zu einer definierten Menge von Patienten bereitzustellen, die direkt in eine zuvor geplante wissenschaftliche Untersuchung eingehen (untersucht wird beispielsweise die Häufigkeit von Magen-Darm-Beschwerden nach Einnahme eines Schmerzmittels);
- einrichtungsübergreifende Behandlungsdaten bereitzustellen (z.B. die einheitlich und in der Regel vollständig erhobenen Daten zur Leistungsvergütung), um im Rahmen der *Versorgungsforschung* Untersuchungen über regionale und sozioökonomische Einflussfaktoren der Patientenversorgung durchzuführen.

1.4 Multiple Verwendung von Patientendaten

Problematik

Nicht selten werden dieselben Patientendaten für unterschiedliche Ziele mehrmals aufgezeichnet (nicht nur die Patientendaten, aber auf die kommt es uns besonders an). Der damit verbundene Aufwand für Personal und Patienten ist eigentlich nicht zu rechtfertigen, denn es besteht – besonders bei einer rechnerunterstützten Dokumentation – die Möglichkeit, einmal aufgezeichnete Daten „multipel", also für verschiedene Ziele, Fragen und Aufgaben zu nutzen.

Anwendungsbeispiele

Ein operativ tätiger Arzt notiert zum Beispiel die Diagnose und Therapie eines von ihm operierten Patienten für den Operationsbericht. Dieser Bericht bildet nach der Entlassung des Patienten eine wichtige Grundlage für den Arztbrief bzw. für die Epikrise. Der Arztbrief ist wiederum das wichtigste Dokument für die Kommunikation mit der Einrichtung, die den Patienten eingewiesen hat und ihn nun weiter behandelt. Das ist in der Regel ein niedergelassener Arzt. Diagnose und Therapie sind aber auch wichtige Daten für Behandlungsübersichten und für das Qualitätsmanagement. Zudem enthalten sie wichtige Informationen für eine zielgerichtete Pflege des Patienten. Darüber hinaus sind Diagnosen und Therapien auch abrechnungsrelevant, sie entscheiden oft über die Höhe der Vergütung. Schließlich ist die Betriebssteuerung eines Krankenhauses auch nur dann effizient möglich, wenn den Behandlungskosten (z.B. Material- und Medikamentenverbrauch) die Art und der Schweregrad einer Krankheit gegenübergestellt werden, charakterisiert wiederum durch Diagnose und Therapie. Nicht zuletzt gibt es noch eine Vielzahl von Gesetzen, welche Angaben zu Diagnosen und Operationen verlangen (siehe Abschnitt 9.3).

Abbildung 1.1 macht das Grundproblem der multiplen Verwendung deutlich: Je nach Fragestellung hat man einen unterschiedlichen Blickwinkel und damit unterschiedliche Informationsbedürfnisse. Für die Behandlung eines Patienten kommt es darauf an, die individuell entscheidungsrelevanten Angaben möglichst vollständig und übersichtlich präsentiert zu bekommen; bei einer wissenschaftlichen Untersuchung ist man vor allem an Vergleichbarkeit und Reproduzierbarkeit interessiert, also an einer wohldefinierten Auswahl von Merkmalen für alle Patienten der untersuchten Gruppe.

Unterschiedliche Blickwinkel

Die multiple Verwendbarkeit von Patientendaten lässt sich in der Tat nur gewährleisten, wenn folgende Bedingungen erfüllt sind:
- Aufgaben und Fragestellung der Auswertung werden vorab vereinbart und
- die Qualitätsansprüche an die Daten richten sich nach der jeweils anspruchsvollsten vereinbarten Auswertungsaufgabe. Beispielsweise kann der körperliche Untersuchungsbefund für die individuelle Behandlung frei formuliert und auf Auffälligkeiten beschränkt werden. Für eine klinische Studie dagegen müssen bestimmte Parameter vollständig und nach klaren Richtlinien erhoben und aufgezeichnet werden, während andere Merkmale dort überhaupt nicht berücksichtigt werden.

Lösungsansätze

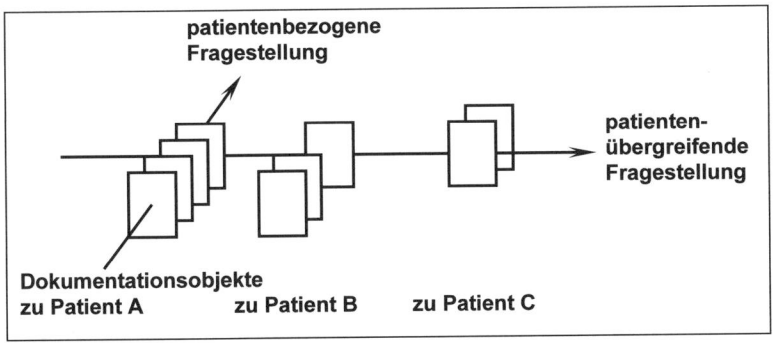

Abb. 1.1 Schema der multiplen Verwendung von Patientendaten. Am Beispiel patientenbezogener und patientenübergreifender Fragestellungen wird die Möglichkeit unterschiedlicher Informationsbedürfnisse für verschiedene Dokumentationsziele deutlich.

Sollen Patientendaten innerhalb eines bestimmten Bereiches multipel verwendet werden, so muss ihre Dokumentation gemeinsam geplant und koordiniert werden, wenn die oben genannten Bedingungen erfüllt werden sollen.

Die Nutzung der Daten für eine Aufgabe, die bei der Dokumentationsplanung nicht vereinbart wurde, kann durch eine standardisierte Dokumentation zwar in technischer Hinsicht erleichtert werden, die Eignung der Daten für die betreffende Aufgabe ist damit allerdings noch nicht garantiert.

1.5 Medizinische Dokumentation – ein Kinderspiel?

Erläuterungen

Das Ärgerliche an den Dokumentationstätigkeiten ist meist, dass sie scheinbar ungebührlich viel Zeit in Anspruch nehmen. Dies tun sie immer dann, wenn sie ungeschickt, leider oft auch dilettantisch angegangen werden. Durch die Auswahl der falschen Dokumentationsmethoden oder durch die falsche Anwendung der richtigen Methoden entsteht viel zusätzliche Arbeit, und oft werden sogar falsche „Erkenntnisse" aus den dokumentierten Daten gewonnen.

Unnötiger Aufwand entsteht häufig dadurch, dass dieselben Daten für verschiedene Aufgaben mehrmals aufgezeichnet werden, anstatt die einmal festgehaltene Information multipel zu verwenden (siehe Abschnitt 1.4).

Auf der anderen Seite resultieren aber aus jedem Auswertungswunsch bestimmte Anforderungen an die Qualität der Dokumentation, z.B. hinsichtlich ihrer Vollständigkeit, ihrer Vollzähligkeit, ihrer Detailtreue oder ihrer Einheitlichkeit. Wer beispielsweise die aufgezeichneten Daten wissenschaftlich auswertet, ohne sich zu Anfang Gedanken über angemessene Dokumentationsmethoden gemacht zu haben, der riskiert eine substanzielle Fehlinterpretation der Ergebnisse; er muss sich dann zu Recht vorhalten lassen, dass die verbrauchten Forschungsmittel anderswo hätten nützlicher eingesetzt werden können.

1.6 Rechnerunterstützung – das Ei des Kolumbus?

Erläuterungen

Es ist eine weit verbreitete Ansicht, dass eine Dokumentation durch den Einsatz von Computern profitiert. Tatsächlich ist dies aber nur dann der Fall, wenn man im Zuge der Computereinführung die Struktur der Dokumentation kritisch überprüft und nötigenfalls verbessert hat. Andernfalls ist zu erwarten, dass eine schlechte Dokumentation originalgetreu auf den Rechner übertragen wird. In technischer Hinsicht erweitert der Rechner einerseits das Spektrum der Speicherungs- und Auswertungsmöglichkeiten enorm; andererseits verleitet er aber auch dazu, „alles" aufzeichnen zu wollen und im Nachhinein allen möglichen Unsinn damit anzustellen. Drei Punkte wollen wir im Zu-

sammenhang mit rechnerunterstützten medizinischen Dokumentationen festhalten:
- Die grundlegende Dokumentationsmethodik ist weitgehend unabhängig vom verwendeten Speichermedium.
- Der Rechnereinsatz erfordert zusätzliche Methoden, z.B. zur Konstruktion von rechnerbasierten Anwendungsbausteinen, zum Entwurf von Datenbankschemata oder zur rechnerunterstützten Kommunikation.
- Der Rechnereinsatz kann im Vergleich zur konventionellen Dokumentation wesentliche Vorteile bringen (wie die gleichzeitige Verfügbarkeit derselben Daten an verschiedenen Orten, eine schnelle und sichere Verarbeitung sowie Arbeitsersparnis), unter Umständen aber auch Nachteile (wie eine umständlichere Bedienung oder höhere Kosten). Durch den Rechnereinsatz wird die Dokumentation abstrakter und oft genug undurchsichtiger. Fehler in den Daten oder bei der Programmbedienung bleiben dadurch in vielen Fällen unerkannt („Black-box-Effekt").

1.7 Merkliste: Ziele der medizinischen Dokumentation

Allgemeines Ziel der Informations- und Wissenslogistik:
Die richtige Information (z.B. zum Patienten) bzw. das richtige Wissen (z.B. über Krankheiten) zum richtigen Zeitpunkt am richtigen Ort den richtigen Personen in der richtigen Form zur Verfügung stellen.

Merkliste

Inhaltliche Ziele:
- Unterstützen der Patientenversorgung (Erinnerungs-, Kommunikations- und Organisationshilfe);
- Erfüllen rechtlicher Erfordernisse (gesetzliche Dokumentations- und Meldepflichten, nachträgliche Rechtfertigung des Vorgehens);
- Unterstützen der Administration (patientenbezogene Darstellung der erbrachten Leistungen);
- Unterstützen des Qualitätsmanagements (nachträgliche Beurteilung des Vorgehens, Qualitätsmonitoring);
- Unterstützen der klinisch-wissenschaftlichen Forschung (Patientenauswahl, statistische Auswertungen);
- Unterstützen der klinischen Aus- und Fortbildung (nachträgliche Beurteilung des Vorgehens, Fallbeispiele).

In der Regel kann jede Information in einem Dokumentationssystem mehreren dieser Ziele dienen – eine sorgfältige Planung vorausgesetzt.

1.8 Übungen

Übung 1 Nennen Sie Gründe, warum die Bedeutung der medizinischen Dokumentation in den letzten Jahrzehnten zugenommen hat.

Übung 2 Nennen Sie die allgemeinen inhaltlichen Ziele, welche die medizinische Dokumentation verfolgt.

Übung 3 Wir haben geschrieben: „Die Dokumentation stellt keinen Selbstzweck dar". Nennen Sie ein Beispiel für eine Dokumentation aus Ihrem Beruf oder ihrem privaten Bereich. Beschreiben Sie, wie Sie diese Dokumentation nutzen.

Übung 4 Was versteht man unter Informationslogistik, was unter Wissenslogistik? Nennen Sie Beispiele aus Ihrem persönlichen Bereich.

Übung 5 Was versteht man unter multipler Verwendung von Patientendaten? Nennen Sie Gründe, warum die multiple Verwendung von Daten gerade in der klinischen Medizin von Bedeutung ist. Für welches der genannten inhaltlichen Ziele ist es wichtig zu wissen, dass
- Patient Adam eine Penicillinallergie hat?
- bei Patient Bedam nach einer Operation eine Wundinfektion aufgetreten ist?

2 Grundbegriffe zu medizinischen Dokumentations- und Ordnungssystemen

Einleitung

Die medizinische Dokumentation pflegt – wie die Informationsverarbeitung überhaupt – eine komplizierte (und oft unschöne) Fachsprache. Aber selbst die eindrucksvollsten Fachausdrücke werden nicht von allen gleich verwendet oder verstanden. Wir versuchen deshalb in diesem Kapitel, die Grundbegriffe der Medizinischen Dokumentation einzuführen und Ihnen unsere Fachsprache zu erläutern. Als Kapitel 12 haben wir weiterhin einen Thesaurus angefügt, in dem die wichtigsten Fachausdrücke alphabetisch aufgeführt und erläutert werden.

Leider wird es für Sie kein reines Vergnügen sein, dieses Kapitel durchzuarbeiten, auch wenn wir uns bemüht haben, es durch viele Beispiele aufzulockern. Auch sprachliche Schönheit werden Sie in unseren Fachausdrücken kaum entdecken. Trotzdem hoffen wir, dass Sie von der begrifflichen Klarheit, die wir damit anstreben, profitieren werden.

2.1 Die dokumentierende Einrichtung

Einleitung

Wo wird eigentlich dokumentiert und für wen? Zur Beantwortung dieser Frage stellen wir sehr knapp die wichtigsten Einrichtungen vor, in denen Patienten versorgt werden. Außerdem nennen wir die wichtigsten Personengruppen, deren Informationsbedürfnisse dort von einem Dokumentationssystem befriedigt werden müssen.

Was sollen Sie lernen?

Sie sollen in diesem Abschnitt
- die grobe Struktur der wichtigsten Einrichtungen kennen lernen, in denen medizinische Dokumentation betrieben wird;
- erfahren, wessen Informationsbedürfnisse ein Dokumentationssystem in diesen Einrichtungen zu berücksichtigen hat.

2.1.1 Die Arztpraxis

Arbeitsbereiche

Der wichtigste Arbeitsbereich einer Arztpraxis ist der *Untersuchungs- und Behandlungsbereich* (das „Sprechzimmer").
Weiterhin gibt es einen *Verwaltungsbereich* für
- den Empfang,
- die Abrechnung,
- die Dokumentation,
- die Schriftguterstellung und
- den Telefondienst.

Je nach Fachrichtung und Ausstattung besitzt eine Praxis zusätzlich *Funktionsbereiche*
- zur Diagnostik, z.B. Röntgen- oder Labordiagnostik, und
- zur Therapie, z.B. einen Raum für ambulante Operationen oder eine Physiotherapieabteilung.

Auch den *Wartebereich* mit Wartezimmern, Garderobe etc. sollte man nicht vergessen.

Personengruppen

Die verschiedenen Personengruppen in einer Arztpraxis haben unterschiedliche Informationsbedürfnisse. Es handelt sich hier im Wesentlichen um
- die Ärztin oder den Arzt,
- die Arzthelferinnen oder -helfer und
- das Personal in den Funktionsbereichen (Medizinisch-technische Assistenten, Röntgenassistentinnen).

Ärztin und Arzt haben in ihrer Praxis sehr umfassende Informationsbedürfnisse. Bei den anderen Personengruppen sind sie begrenzter, sollten aber trotzdem nicht vergessen werden. Denken Sie z.B. an die Arzthelferin, die das Praxistelefon bedient.

2.1.2 Das Krankenhaus

Arbeitsbereiche

Die verschiedenen Bereiche eines Krankenhauses lassen sich durch ihre Aufgaben charakterisieren. Es gibt zunächst die Bereiche
- der *stationären Patientenversorgung* mit ihren Stationen oder Pflegebereichen und
- der *ambulanten Patientenversorgung* (Polikliniken der Universitäten und Notfallambulanzen).

Weiterhin hat jedes Krankenhaus *Funktionsbereiche* (auch: Leistungsstellen)
- für die Diagnostik (z.B. Labors, Radiodiagnostik) und
- für die Therapie (z.B. Operationsbereich, Physiotherapie);
- Apotheke, Blutspendedienst, Krankenaktenarchive, Krankenhausbibliothek und Schreibdienste für medizinisches Schriftgut sind ebenfalls Funktionsbereiche.

In der *Krankenhausverwaltung* unterscheidet man die Bereiche
- der allgemeinen Verwaltung (z.B. Personalverwaltung, Mittelbewirtschaftung),
- der Patientenverwaltung und -abrechnung (einschließlich des Rechnungswesens) und
- der Technik sowie der Ver- und Entsorgung.

Außerdem sind die *Leitungsbereiche* des Krankenhauses zu berücksichtigen: die ärztlichen Direktionen, die Verwaltungsdirektion und die Pflegedienstleitungen.

Personengruppen

Die verschiedenen Personen- bzw. Berufsgruppen innerhalb eines Krankenhauses haben unterschiedliche Informationsbedürfnisse. Im Wesentlichen unterscheiden wir

- ärztliches Personal,
- Pflegepersonal,
- Verwaltungspersonal,
- Personal in diagnostischen und therapeutischen Assistenzberufen,
- Personal im Bereich der Medizinischen Informatik und Dokumentation (dazu gehört z.B. auch das Archivpersonal).

Auch innerhalb einer Personengruppe können die Informationsbedürfnisse sehr unterschiedlich sein. Stationsärzte benötigen beispielsweise andere Information als Laborärzte oder Chefärzte.

2.1.3 Versorgungsnetzwerke

Bedingt durch die Zunahme chronischer Erkrankungen und durch eine weitergehende Spezialisierung bei der Patientenversorgung gibt es immer mehr Netzwerke von Krankenhäusern und Arztpraxen für die gemeinsame, kooperative Versorgung von Patienten (englische Bezeichnung: Shared care), insbesondere für die Behandlung ausgewählter, meist chronischer Krankheiten (häufig verwendete englische Bezeichnung: Disease management programs). *Motivation*

Die breite Verfügbarkeit von Computern und die Möglichkeit ihrer Vernetzung, insbesondere über das Internet, unterstützen das gemeinsame Aufzeichnen und Nutzen patientenbezogener Daten und Dokumente bei der kooperativen Behandlung und Pflege von Patienten. Diese Daten und Dokumente werden entweder auf sicherem Wege elektronisch zwischen den Beteiligten ausgetauscht, oder es besteht im Rahmen eines Berechtigungskonzeptes Zugriff auf gemeinsam genutzte elektronische Datenspeicher. *Rechnerunterstützung*

Der elektronische Austausch patientenbezogener Daten und Dokumente zwischen einer Vielzahl von Personen und Einrichtungen erfordert eine eigene Infrastruktur, die gewährleistet, *Telematik-Infrastruktur*
- dass sich alle berechtigten Personen und Einrichtungen mit Hardware- und Softwarewerkzeugen, die einer vorgegebenen, einheitlichen Spezifikation folgen (nach dem Muster des „Plug-and-play"), auf effiziente Weise an der Kommunikation beteiligen können und
- dass die hohen Anforderungen an die Sicherheit der Kommunikation jederzeit erfüllt sind. Dazu müssen insbesondere die Vertraulichkeit und Unverfälschtheit der übermittelten Daten sichergestellt werden.

Vor allem auf nationaler Ebene, aber auch im Rahmen der Europäischen Union, werden zur Zeit in aufwändigen Projekten solche *Telematik-Infrastrukturen* für die Kommunikation im Gesundheitswesen erarbeitet.

Als langfristiges Ziel – national wie international – wird derzeit der Aufbau einer elektronischen Gesundheitsakte für jeden Bürger diskutiert, in welche alle Versorgungseinrichtungen die wichtigsten Teile ihrer lokalen Krankenakten einstellen können. Dazu bedarf es aber einer weiter gehenden technischen und vor allem inhaltlichen Standardisierung, um eine gemeinsame Nutzung dieser Akte zu ermöglichen.

Auch an die technischen und organisatorischen Maßnahmen zur Sicherstellung von Datenschutz und Datensicherheit werden hier noch höhere Anforderungen gestellt (siehe dazu Abschnitt 4.11).

Eine wichtige Unterstützung sowohl für die Angehörigen der Gesundheitsberufe als auch für die Patienten sind *Gesundheitsinformationssysteme* im Internet, die medizinisches Wissen auf dem jeweils benötigtem Niveau bereitstellen. Kritisch ist hier die Frage nach der Qualität der präsentierten Informationen. Ein möglicher Ansatz ist die Vergabe von Gütesiegeln für solche Angebote, zum Beispiel von der Health On the Net-Foundation (www.hon.ch).

Arbeitsbereiche und Personengruppen

Die Arbeitsbereiche bleiben die vorher geschilderten, die Personengruppen ebenfalls. Zusätzlich können bei einer Versorgung in der Wohnung des Patienten (englische Bezeichnung: Home care) speziell hierfür eingesetzte Pflegekräfte mitwirken. Auch der Patient selbst und seine Angehörigen können weiter in den Versorgungsprozess eingebunden werden. Zum Beispiel mit dem Führen von Schmerztagebüchern kann der Patient zur Dokumentation der Behandlung beitragen.

2.1.4 Sonstige Einrichtungen

Neben Arztpraxis und Krankenhaus gibt es eine ganze Reihe weiterer Einrichtungen des Gesundheitswesens. Zwei der wichtigsten in Deutschland seien hier genannt:

Krankenkassen

Die Krankenkassen lassen sich unterteilen in
- Primär- und Ersatzkassen (auch: gesetzliche Krankenkassen) mit pflichtversicherten und freiwillig versicherten Mitgliedern;
- private Krankenversicherungen für (im Wesentlichen) freiwillig Versicherte.

Im Gegensatz zu den gesetzlichen Krankenkassen unterliegen die privaten Krankenversicherungen nicht der Sozialgesetzgebung. Die Krankenkassen haben Aufgaben unter anderem bei der Gesundheitsvorsorge, Krankenhilfe und Rehabilitation ihrer Mitglieder.

Kassenärztliche Vereinigungen

Die Kassenärztlichen Vereinigungen (KVen) auf Bezirks-, Landes- und Bundesebene
- stellen die kassenärztliche Versorgung sicher,
- vertreten die Interessen ihrer Mitglieder (Ärztinnen/Ärzte),
- gewährleisten die Qualität und Wirtschaftlichkeit der kassenärztlichen Behandlung
- und übernehmen die Abrechnung der kassenärztlichen Leistungen mit den Krankenkassen.

Weitere Einrichtungen

Weitere wichtige Einrichtungen seien hier nur aufgezählt: das Bundesgesundheitsministerium, das Bundesinstitut für Arzneimittel und Medizinprodukte (BfArM), die Landesgesundheitsministerien, die Staatlichen Gesundheitsämter, die Ärztekammern, die werksärztlichen Dienste, die Rentenversicherungen, die Berufsgenossenschaften etc.

Einrichtungen in Österreich

In Österreich sind neben dem für Gesundheit und Soziales zuständigen Ministerien die wichtigsten Einrichtungen die Krankenkassen bzw.

Sozialversicherungen und die privaten Zusatzversicherungen. Auf der Ebene der Bundesländer sind vor allem die Landesgesundheitsfonds von Bedeutung, welche die Aufgabe einer sektorübergreifenden Planung und Finanzierung von Versorgungsleistungen haben.

Einrichtungen in der Schweiz

In der Schweiz sind die Krankenversicherer sowohl für die obligatorische Grundversicherung als auch für die freiwillige Zusatzversicherung zuständig. Weitere wichtige Einrichtungen sind das Bundesamt für Gesundheit (www.bag.admin.ch), das Schweizerische Arzneimittelinstitut Swissmedic (www.swissmedic.ch) und die kantonalen Gesundheitsdirektionen.

2.2   Vom Merkmal zur Dokumentation

Einleitung

In diesem Abschnitt wollen wir den Grundwortschatz vorstellen und die Begriffe erläutern, die man braucht, wenn man sich über medizinische Dokumentation unterhalten will. Sowohl die Auswahl der Begriffe als auch die gewählten Definitionen spiegeln unsere Erfahrungen und Einschätzungen wider. Wir haben uns aber soweit wie möglich an allgemein anerkannte Definitionen gehalten, wie sie zum Beispiel von der *International Standards Organization (ISO)* herausgegeben werden (siehe Abschnitt 9.2.1).

Was sollen Sie lernen?

Sie sollen in diesem Abschnitt
- lernen, den Grundwortschatz der medizinischen Dokumentation richtig zu verwenden;
- alternative Bezeichnungen und verwandte Begriffe kennen lernen.

2.2.1   Objekte und Merkmale

Definitionen

Ein Objekt (manchmal auch als Gegenstand bezeichnet) stellt einen Ausschnitt aus der wahrnehmbaren oder vorstellbaren Welt dar. Jedes einzelne Objekt weist eine Menge von Eigenschaften auf, durch die es sich von anderen Objekten unterscheidet oder in denen es mit ihnen übereinstimmt.

Durch die Ermittlung gemeinsamer Eigenschaften lässt sich mittels Abstraktion eine Menge gleichartiger Objekte zu einer Denkeinheit zusammenfassen, die als Begriff oder Objekttyp bezeichnet wird.

Innerhalb einer Dokumentation werden nur ganz bestimmte Eigenschaften der Objekte abgebildet, und zwar in Form von Merkmalen (oder Attributen): Beispielsweise könnte von einem Objekt das Merkmal „Farbe der Oberfläche: grün" dokumentiert sein. Dabei wird der Ausdruck vor dem Doppelpunkt als Merkmalsart, der dahinter als Merkmalsausprägung bezeichnet. Alle für eine Merkmalsart möglichen Ausprägungen können in Form einer Wertemenge vorab festgelegt werden (z.B. die Menge {rot, blau, grün, gelb} für die Merkmalsart „Farbe der Oberfläche").

Beschreibung und Beispiele

Objekte können materieller oder immaterieller Art sein. Der (fiktive) Patient Alfons Adam (Geburtsdatum: 16.7.1963), die (ebenfalls fiktive) Medizinische Hochschule Plötzberg, die (leider reale) Krankheit Tuberkulose und die durchschnittlichen Wiederaufnahmerate eines Krankenhauses sind Beispiele für Objekte. All diese Objekte weisen eine Reihe von Eigenschaften auf. Der Patient Adam wiegt 68 kg und leidet an Diabetes; die Medizinische Hochschule Plötzberg hat gut 5000 Mitarbeiter und ca. 1500 Krankenbetten; die Tuberkulose wird durch das Mycobacterium tuberculosis verursacht; die Wiederaufnahmerate beträgt 6,3% innerhalb von 2 Monaten im Jahr 2005.

Mehr oder weniger intuitiv haben wir in diesen Beispielen eine Zuordnung der Objekte zu bestimmten Begriffen oder Objekttypen bereits vorgenommen – wir haben sie typisiert: Herr Adam ist ein *Patient*, Plötzberg ist ein *Krankenhaus* und „Tuberkulose" ist die Bezeichnung für eine *Krankheit*.

Nun ist man in der Regel daran interessiert, die zu einem Typ gehörenden Objekte zu unterscheiden und auch näher zu beschreiben. Deshalb erweitert man den Begriff um eine Menge von Merkmalsarten, welche auf die interessierenden (aber nicht auf alle!) Eigenschaften verweisen. Zur Unterscheidung von Patienten wähle man beispielsweise die Merkmalsarten Nachname, Vorname und Geburtsdatum, zu ihrer näheren Beschreibung die Merkmalsarten Körpergewicht in kg und Diagnose. Als Wertemenge ordne man beispielsweise dem Körpergewicht die Menge der natürlichen Zahlen zu und der Diagnose die Menge der Klassen einer Diagnosenklassifikation.

Innerhalb einer Dokumentation ist ein Objekt also nur durch die Ausprägungen der gewählten Merkmalsarten – kurz: durch seine Merkmale – beschrieben. Man sagt auch, dass der Gegenstand in der Dokumentation durch seine Merkmale repräsentiert ist. Im obigen Beispiel könnte man aus der Dokumentation über einen bestimmten Patienten nicht mehr als seinen Namen, sein Geburtsdatum, sein Körpergewicht und die Klasse der gestellten Diagnosen ermitteln.

Verwandte Begriffe

„Ist der Patient X schon im Computer?": Sicher haben Sie solche oder ähnliche Aussagen auch schon gehört und vielleicht haben Sie ja auch kurz gestutzt und sich gefragt, wer oder was eigentlich „im Computer" ist. Im Grunde haben wir die Antwort in den eben gemachten Ausführungen bereits gegeben, wir wollen den Zusammenhang aber noch einmal deutlich machen und ergänzen.

Zunächst einmal müssen wir unterscheiden zwischen der Welt außerhalb des Dokumentationssystems und ihrem – zugegebenermaßen sehr eingeschränkten – Abbild innerhalb des Dokumentationssystems (siehe dazu und zum Folgenden Abbildung 2.1). Bestimmte Objekttypen der äußeren Welt werden als relevant für die Dokumentation ausgewählt, z.B. Patienten, Stationen, Krankenakten oder OP-Leistungen.

Was ist nun „im Computer"? Konkret sind es die so genannten Datenobjekte, oder einfacher Daten, z.B. die Zeichenketten „Adam", „Alfons", „19630716" und „m". Natürlich muss zuvor vereinbart worden sein, was z.B. „m" und „19630716" bedeuten. Solche Vereinbarungen machen Daten erst zu Informationen! In diesem Fall nehmen die Vereinbarungen die Form von Datenobjekttypen an, welche beispielsweise festlegen, dass zu einem Objekt des Objekttyps Patient die Datenobjekte Nachname, Vorname, Geburtsdatum (in der Form JJJJMMTT) und das Geschlecht (als „m" oder „w") aufgezeichnet werden.

Datenobjekte sind also nichts anderes als abgespeicherte Merkmalsausprägungen, welche ein bestimmtes Objekt der äußeren Welt innerhalb der Dokumentation repräsentieren. Dagegen sind Datenobjekttypen nichts anderes als eine Definition der Merkmalsarten und Wertemengen, die für die Dokumentation der Eigenschaften eines Objektes der äußeren Welt verwendet werden sollen.

2.2.2 Definitionen, Bezeichnungen und Terminologie

Eine Definition beschreibt die Bedeutung eines Begriffs mit sprachlichen oder anderen (z.B. formalen) Mitteln.

Definitionen

Eine Bezeichnung ist die Repräsentation eines Begriffs oder eines Objektes durch Sprache, Symbole, Gesten oder andere Mittel. *Namen* dienen dazu, individuelle Objekte zu benennen.

Eine Terminologie ist der Gesamtbestand der Begriffe (repräsentiert durch ihre Definitionen, s.u.) und ihrer Benennungen in einem Fachgebiet; sie wird auch als Fachwortschatz bezeichnet. *Terminologisches Wissen* bezieht sich demnach auf die Kenntnis der Begriffe eines Fachgebietes, ihrer Inhalte (also ihrer Definitionen) und ihrer möglichen Bezeichnungen.

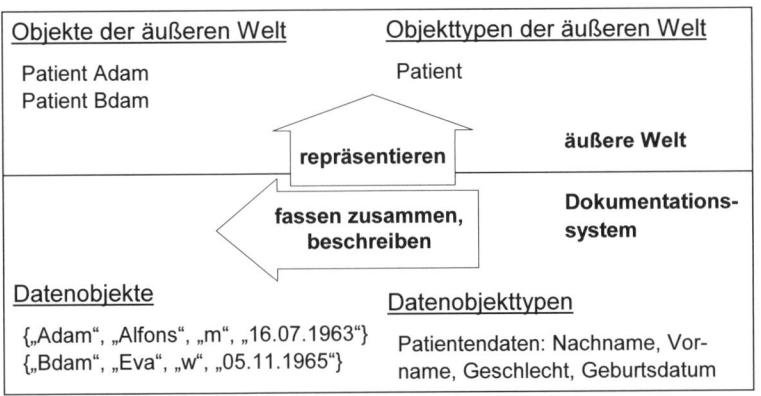

Abb. 2.1 Objekte und Objekttypen der äußeren Welt, Datenobjekte und Datenobjekttypen. Objekte und Objekttypen *der äußeren Welt* sind Gegenstände des betrachteten Wirklichkeitsausschnitts außerhalb des Dokumentationssystems. Innerhalb des Dokumentationssystems werden sie repräsentiert durch *Daten*objekte bzw. -objekttypen. *Objekttypen* beschreiben gemeinsame Eigenschaften einer Menge von konkreten, identifizierbaren *Objekten* – sei es innerhalb oder außerhalb des Dokumentationssystems.

Beschreibung und Beispiele

Wie wir im letzten Abschnitt erläutert haben, ist ein Begriff die gedankliche Zusammenfassung von Objekten, z.B. die Zusammenfassung aller beobachteten Krankheitszustände, die durch eine Entzündung der Magenschleimhaut gekennzeichnet sind. Übliche Benennungen für diesen Begriff sind „Magenschleimhautentzündung" und „Gastritis".

Die Terminologie eines Fachgebiets kann in einer systematischen Sammlung seiner Fachbegriffe dargestellt und damit explizit gemacht werden. Typischerweise besteht eine solche Sammlung aus der alphabetischen Aufzählung der Begriffsbenennungen, gefolgt von der jeweiligen Begriffsdefinition. Das Paar aus Benennung und Definition nennt man auch Terminus.

Jeder kennt Definitionen aus Fachwörterbüchern. Die schwierigste Aufgabe beim Definieren ist, die Begriffe verständlich und vollständig zu erläutern und dabei Widersprüche zu anderen Definitionen in der Terminologie zu vermeiden. Es dürfen in einer Definition auch nur Benennungen verwendet werden, die entweder allgemein bekannt sind oder an anderer Stelle ebenfalls definiert werden.

Verwandte Begriffe

Hier noch einige weitere Begriffe in diesem Zusammenhang:
- Synonyme sind unterschiedliche Bezeichnungen für denselben Begriff.
  Beispiel: Keuchhusten – Pertussis
- Antonyme sind Bezeichnungen für zwei Begriffe, die hinsichtlich mindestens eines Aspektes ein Gegensatzpaar bilden, in den restlichen Aspekten aber übereinstimmen. Beide sind Spezialisierungen eines gemeinsamen (generischen) Begriffes.
  Beispiele: Tachykardie – Bradykardie (abnorme Herzfrequenz als generischer Begriff),
  Hypertonie – Hypotonie.
- Eine Bezeichnung ist ein Homonym, wenn sie zwei oder mehr unterschiedliche Begriffe bezeichnet.
  Beispiel: Bruch als Synonym zu Fraktur oder zu Hernie.
- Eine Generalisierung ist der übergeordnete, breitere Begriff einer generischen Begriffsbeziehung. Sie umfasst die Objekte mehrerer untergeordneter Begriffe, die Spezialisierung genannt werden.
  Beispiel: Generalisierung Lungenkrankheit – Spezialisierungen Pneumonie, Lungenemphysem, Lungenödem.
- Ein Integrativbegriff ist der übergeordnete Begriff einer partitiven Begriffsbeziehung. Er umfasst als Ganzes mehrere Teile bzw. Teilbegriffe.
  Beispiel: Integrativbegriff Herz – Teilbegriffe Herzmuskel, Herzbeutel, Herzklappen.
- Sowohl Generalisierung als auch Integrativbegriff sind Oberbegriffe oder Hyperonyme; Spezialisierung und Teilbegriff sind Unterbegriffe oder Hyponyme.
- Bei einer Begriffsüberschneidung weisen zwei Begriffe inhaltlich wichtige Gemeinsamkeiten auf, unterscheiden sich aber jeweils auch in einzelnen Aspekten. Sie umfassen zum Teil die selben Objekte. Gewöhnlich sind es Spezialisierungen eines gemeinsamen (generischen) Begriffs.

Beispiel: Toxische Hepatitis – Leberzirrhose (mit „Lebererkrankung infolge Alkoholabusus" als generischem Begriff).
- Eponyme sind Bezeichnungen für Begriffe (in der Medizin oft Diagnosen und therapeutische Prozeduren), die den Eigennamen der Person enthalten, welche den Begriff entdeckt oder erfunden hat.
Beispiele: Morbus Parkinson (nach James Parkinson, 1755–1824),
Non-Hodgkin-Lymphom (nach Thomas Hodgkin, 1798–1866).

2.2.3 Daten, Information und Wissen

Definitionen

Information ist die Kenntnis über bestimmte Sachverhalte oder Vorgänge.

Daten sind Gebilde aus Zeichen oder kontinuierliche Funktionen (z.B. Tonsignale), die aufgrund bekannter oder unterstellter Abmachungen Information darstellen können. Daten sind die Grundlage oder das Ergebnis eines Verarbeitungsschrittes.

Wissen ist die Kenntnis über den in einem Fachgebiet zu gegebener Zeit vorhandenen Konsens hinsichtlich Terminologie, regelhafter Zusammenhänge und Handlungsrichtlinien. Wissen ist demnach auch Information im weiteren Sinne.

Wir werden im Folgenden den Begriff Information im engeren Sinne, also im Sinne von „Information zum Patienten und seiner Versorgung" gebrauchen (z.B. Informationen über Eva Bedam, ihre Anamnese und ihre Reaktion auf das verabreichte Diazepam). Der Begriff Wissen steht bei uns für „Wissen über Krankheiten und über klinische Methoden" (z.B. Wissen über die Malaria oder über die digitale Subtraktionsangiographie).

Beschreibung und Beispiele

Jede Dokumentation enthält Daten. Den Kernpunkt der angegebenen Definition bildet die Aussage, dass Daten Information darstellen können, also „Kenntnisse über bestimmte Sachverhalte und Vorgänge". Im Zusammenhang mit den Definitionen des vorherigen Abschnittes bedeutet dies Folgendes: Eine dokumentierte Merkmalsausprägung stellt nur dann Information dar (ist also nur dann ein Datum), wenn klar ist, zu welcher Merkmalsart sie gehört und welches Objekt der äußeren Wirklichkeit sie beschreibt.

Die Ausprägung „120" ist bedeutungslos, solange man nicht weiß, dass sie zur Merkmalsart „Systolischer Blutdruck in mmHg" gehört, das Objekt „Patient Alfons Adam" beschreibt, und am 05.04.2002 um 14.30 Uhr gemessen wurde.

Um sicherzustellen, dass die Datenobjekte eines Dokumentationssystems dem richtigen Objekt der äußeren Wirklichkeit zugeordnet sind und die Merkmale richtig interpretiert werden, bedarf es der Abmachungen, die in der Definition genannt sind. Dazu werden zum Beispiel die Datenobjekte mit einer eindeutigen Identifikation (z.B. einer „Patientennummer") versehen, und die Merkmalsarten und ihre Wertemengen werden katalogisiert (z.B. das gesamte Untersuchungsangebot des Krankenhauslabors für die Merkmalsart *angeforderte Laboruntersuchung*).

Verwandte Begriffe

Nachrichten sind Daten, die zum Zweck ihrer Weitergabe zusammengestellt und dafür als Einheit betrachtet werden. Aus der Definition des Begriffs Daten ergibt sich, dass zwischen Sender und Empfänger Abmachungen über die Identifikation von Datenobjekten und über die Interpretation von Merkmalen bestehen müssen, wenn eine Nachricht verständlich sein soll.

Ein wichtiger Teil der Abmachungen besteht in der Einigung über eine Wertemenge für die einzelnen Merkmalsarten. Die Struktur der Wertemenge ist entscheidend dafür, wie sich ein Dokumentationsmerkmal nutzen lässt, z.B. in statistischen Analysen. Verschiedene Strukturtypen lassen sich anhand ihres Skalenniveaus beschreiben (siehe Tabelle 2.1). Ergänzend zu dieser Einteilung sei noch auf Folgendes hingewiesen:

- Den Wertemengen qualitativer Merkmalsarten liegen Klassifikationen zugrunde; diese sind Gegenstand eines späteren Kapitels.
- Ordinale Merkmale können durch die Elemente einer Zahlenfolge (so genannte Ränge) ausgedrückt werden, um so (eingeschränkte) quantitative Auswertungsmöglichkeiten zu eröffnen.

Tab. 2.1 Skalenniveaus von Merkmalsarten.

Quantitative Merkmalsarten: messbare oder zählbare Größen.
Man unterscheidet:
- *Verhältnisskala:* Größe mit absolutem Bezugspunkt; es können sinnvolle Verhältnisse (Quotienten, Raten) berechnet werden.
  Beispiele: Körpergewicht in kg, Blutdruck in mmHg, Thrombozytenzahl.
  Verhältnisskalen sind immer auch Intervallskalen.
- *Intervallskala:* messbare Größe ohne absoluten Bezugspunkt; es können sinnvolle Differenzen, aber keine Verhältnisse berechnet werden.
  Beispiele: Körpertemperatur in Grad Celsius, das Kalenderdatum.
  Intervallskalen lassen sich – unter Informationsverlust – immer auf Ordinalskalen reduzieren, indem man die einzelnen Werte der Größe nach ordnet und durchnummeriert, d.h. in eine Rangfolge bringt.

Qualitative Merkmalsarten: Die Wertemenge ist eine Menge von Bezeichnungen. Man unterscheidet:
- *Ordinalskala:* Die bezeichneten Begriffe bilden eine natürliche Rangfolge; man kann die Beobachtungen inhaltlich sortieren.
  Beispiel: Stadien einer Krankheit.
  Ränge (der größte, zweitgrößte usw. bis zum kleinsten Wert) bilden ebenfalls eine Ordinalskala. Ordinalskalen lassen sich – unter Informationsverlust – immer auch wie Nominalskalen behandeln.
- *Nominalskala:* Die bezeichneten Begriffe weisen keine inhaltliche Rangfolge auf. Beispiele: Geschlecht, Blutgruppe.

2.2.4 Dokument

Definitionen

Ein Dokument ist eine mehr oder weniger strukturierte Zusammenfassung einzelner Daten. Es dient dazu, die Daten in einen für eine bestimmte Aufgabe nötigen Zusammenhang zu stellen. Außerdem kann es als Einheit zwischen den Benutzern eines Dokumentationssystems (siehe Abschnitt 2.2.5) ausgetauscht werden. Das Dokument enthält ein oder mehrere Datenobjekte, die sich jeweils auf ein bestimmtes Objekt der äußeren Wirklichkeit beziehen – in der klinischen Dokumentation häufig auf den Patienten.

Dokumententräger ist ein beliebiges Medium, auf dem ein Dokument seinen physischen Ausdruck findet. Dies können Papierbogen, Röntgenfilme, Karteikarten oder andere konventionelle Medien sein, aber auch Magnetplatten, Chipkarten, digital-optische Platten oder andere elektronische Medien.

Beschreibung und Beispiele

Die klinische Dokumentation ist traditionell geprägt durch die Verwendung einer Vielzahl von Dokumenten, die gewöhnlich einem bestimmten Patienten zugeordnet sind. Bekannte Vertreter sind Aufnahmeformulare, Anamnesebogen, Laboranforderungen, Befundberichte, Fieberkurven, Operationsberichte, Anästhesieprotokolle, Konsiliarberichte und Arztbriefe. Das Papier ist der weitaus häufigste Dokumententräger; allerdings werden zunehmend Dokumente auf den digitalen Speichern von Rechnersystemen abgelegt, auch wenn meist noch ein Papierausdruck in die Akte geheftet wird.

Die in der Definition angesprochene Strukturierung ist durch den typischen Aufbau der jeweiligen Dokumente gegeben. Trotzdem bestehen – wie jeder weiß, der solche Dokumente kennt – erhebliche Variationsmöglichkeiten.

Aus der oben angegebenen Liste von Beispielen kann man intuitiv einige der Kategorie „Dokument mit starken strukturellen Vorgaben" zuordnen (z.B. das Aufnahmeformular, die Laboranforderung und das Anästhesieprotokoll), andere hingegen eher der Kategorie „Dokument mit schwachen strukturellen Vorgaben" (z.B. der Operationsbericht und der Arztbrief). Die Variationsmöglichkeiten in der ersten Gruppe sind erheblich kleiner als in der zweiten.

2.2.5 Dokumentationssystem

Definitionen

Ein Dokumentationssystem realisiert die Dokumentationsaufgaben durch
- Organisationspläne und konventionelle informationsverarbeitende Werkzeuge und/oder
- Softwareprodukte, die auf Rechnern installiert sind (so genannte Anwendungsbausteine).

Ein Dokumentationssystem verfügt über die Möglichkeit zur Speicherung von Daten und kann in der Regel Nachrichten austauschen.

Beschreibung und Beispiele

Das Dokumentationssystem der Abteilung für Kinderchirurgie der Medizinischen Hochschule Plötzberg besteht beispielsweise aus den (papierbasierten) Krankenakten, mehreren lokal vernetzten PCs mit

Anwendungsbausteinen zur Arztbriefschreibung und zur Verwaltung des Krankenaktenarchivs sowie aus einem Karteikasten, auf dessen alphabetisch nach dem Patientennamen sortierten Karteikarten jeweils der Verweis auf einen wissenschaftlich interessanten Fall verzeichnet ist. Die ausdrücklich oder stillschweigend bestehenden Organisationsvorschriften zum Führen der Krankenakten, zur Arztbriefschreibung, zum Ausfüllen der Karteikarten usw. sind ebenfalls Bestandteil des Dokumentationssystems.

Welche Werkzeuge und Vorschriften als Bestandteil eines bestimmten Dokumentationssystems anzusehen sind, wird nach pragmatischen Gesichtspunkten festgelegt. Dies sind vor allem organisatorische, räumliche und personelle Gesichtspunkte. Über die Grenzen des Dokumentationssystems hinweg werden Informationen und Wissen z.B. in Form von Nachrichten, von Dokumenten oder durch mündliche Mitteilungen ausgetauscht. Die Patientendatenbank auf einem zentralen Server der Hochschule, auf welche die Plötzberger Kinderchirurgie von ihren PCs aus Zugriff hat, zählen wir z.B. nicht mehr zum Dokumentationssystem dieser Abteilung, weil sie direkt der Krankenhausleitung zugeordnet ist und auch anderen Abteilungen zur Verfügung steht. Das Dokumentationssystem tauscht aber auf elektronischem Wege Nachrichten mit der Patientendatenbank aus.

Verwandter Begriff

Zur Vereinfachung sprechen wir statt von Dokumentationssystemen gelegentlich auch von Dokumentationen, wenn Missverständnisse durch den Kontext ausgeschlossen sind.

2.2.6 Übungen

Übung 1

Gegenstand, Begriff, Bezeichnung, Merkmalsart und Merkmalsausprägung: Definieren Sie die Begriffe. Beschreiben Sie ihre Beziehungen. Nennen Sie jeweils ein Beispiel.

Übung 2

Hepatitis und Gelbsucht: Welche Beziehung besteht zwischen den so bezeichneten Begriffen?

Übung 3

Daten, Information, Nachricht und Wissen: Definieren Sie die Begriffe. Beschreiben Sie ihre Beziehungen. Nennen Sie jeweils ein Beispiel.

Übung 4

Welches Skalenniveau hat das Merkmal Körpertemperatur in Grad Fahrenheit?

Übung 5

Wir wollen uns – auch in später gestellten Übungsaufgaben, sozusagen als Quintessenz – in der Übung 5 mit Krankenhäusern befassen. Nennen Sie einige (z.B. 5) Merkmalsarten, mit denen Objekte des Begriffs Krankenhaus beschrieben werden können. Geben Sie Wertemengen für die Merkmalsausprägungen an. Die Krankenhäuser sollen dabei eindeutig identifiziert und im Hinblick auf ihre Größe und ihr diagnostisches und therapeutisches Leistungsspektrum charakterisiert werden.

Übung 6: Dokument, Datenobjekt, Dokumententräger und Dokumentationssystem: Definieren Sie die Begriffe. Beschreiben Sie ihre Beziehungen. Nennen Sie je ein Beispiel.

2.3 Medizinische Dokumentationssysteme

Einleitung

Bevor wir darangehen, die Eigenschaften medizinischer Dokumentationssysteme einzuteilen und zu beschreiben, wollen wir darauf hinweisen, dass wir uns in diesem Abschnitt nicht – wie im übrigen Buch – allein auf die klinische Dokumentation beschränken, sondern eine Beschreibung des gesamten Bereichs der medizinischen Dokumentation anstreben.

Was sollen Sie lernen?

In diesem Abschnitt sollen Sie
- die wichtigsten Aspekte kennen lernen, unter denen man medizinische Dokumentationssysteme analysieren und beschreiben kann;
- lernen, medizinische Dokumentationssysteme unter diesen Aspekten zu analysieren und zu beschreiben.

2.3.1 Eigenschaften medizinischer Dokumentationssysteme

Eigenschaften

Bei der Vielzahl möglicher Ziele einer medizinischen Dokumentation dürfte Folgendes feststehen: Unterschiedliche inhaltliche Ziele – und in ihrem Gefolge eine unterschiedliche Frage- und Aufgabenstellung – erfordern für ihre Umsetzung auch unterschiedliche Typen medizinischer Dokumentationssysteme. In diesem Abschnitt wollen wir versuchen, einige Kriterien herauszuarbeiten, die uns dabei helfen, grundsätzliche Unterschiede und Ähnlichkeiten einzelner Dokumentationssysteme zu erkennen. Solche Kriterien sind sehr nützlich für die Erstellung und Bewertung von Dokumentationssystemen.

Für jedes Unterscheidungskriterium geben wir eine Reihe von Möglichkeiten an, und zwar derart, dass für ein beliebiges Dokumentationssystem *genau eine* Möglichkeit zutrifft (auch wenn die Entscheidung manchmal schwer fallen wird).

2.3.1.1 Unterschiedliche Dokumentationsinhalte

Die Inhalte medizinischer Dokumentationen stammen im Wesentlichen aus folgenden drei Bereichen:

Klinische Information

Klinische Information basiert im Allgemeinen auf patientenbezogenen Daten. Sie beschreibt Eigenschaften der Person des Patienten, seiner Erkrankung und seiner medizinischen Versorgung. Klinische Information ist zum Beispiel in Krankenakten oder in der Dokumentation einer therapeutischen Studie zu finden. Die Information im engen Sinne wird häufig auch als klinische Fakten oder Befunde bezeichnet.

Medizinisches Wissen

Das medizinische Wissen abstrahiert vom einzelnen Patienten und beschreibt allgemeine Erkenntnisse, z.B. über bestimmte Krankheiten (ihre Ätiologie, ihre Diagnostik, ihre Therapie, ihren Verlauf, ihre Prognose) oder bestimmte diagnostische oder therapeutische Verfahren (ihre Einsatzgebiete, ihre Durchführung, ihre Wirksamkeit, ihre Risiken usw.).

Kenndaten des Gesundheitswesens

Die Kenndaten des Gesundheitswesens liefern im Allgemeinen statistisch aufbereitete Information zur Infrastruktur der Gesundheitsversorgung in einem bestimmten Gebiet (z.B. die Verteilungsdichte bestimmter Typen von Versorgungseinrichtungen, deren Auslastung, die entstandenen Kosten usw.). Epidemiologische Daten, z.B. die Inzidenz des Myokardinfarkts bei Männern zwischen 50 und 60 Jahren, kann man wahlweise zu den Kenndaten des Gesundheitswesens oder zum medizinischen Wissen rechnen.

Klassen

Wir wollen festlegen, dass ein Dokumentationssystem zu genau einer der folgenden Klassen gehört:

Klasse I1: Dokumentation primär klinischer Information (Faktendokumentation)
Klasse I2: Dokumentation primär medizinischen Wissens
Klasse I3: Dokumentation primär von Kenndaten des Gesundheitswesens
Klasse I4: Dokumentation gleichwertig gemischter Inhalte
Klasse I9: Nicht nach I1 bis I4 zuordenbar

Die „Restklasse" I9 fügen wir sicherheitshalber hinzu, falls es aus irgendeinem Grund (z.B. wegen fehlender Informationen über ein System) nicht möglich sein sollte, eine Zuordnung vorzunehmen.

Beispiel

In der Neurologischen Poliklinik der Medizinischen Hochschule Plötzberg gibt es ein Dokumentationssystem, mit dem die Befunde der Patienten aufgezeichnet werden. Zusätzlich erlaubt das System einen kontextgesteuerten Zugriff auf ausgewähltes neurologisches Fachwissen. Da die Befunddokumentation jedoch den Schwerpunkt des Dokumentationssystems bildet, ordnen wir es der Klasse I1 zu.

2.3.1.2 Dokumentation mit patientenbezogener oder patientenübergreifender Fragestellung

Auswertung für einzelne Patienten oder Gruppen

Die Fragestellung bei der Auswertung einer medizinischen Dokumentation kann sich auf einen einzelnen Patienten beziehen oder aber auf eine Gruppe von Patienten. Bei der Therapieauswahl für einen Patienten beispielsweise interessiert dessen konkrete Diagnose, während dieselbe Diagnose auch als anonymer Summand in die Berechnung einer Diagnosenhäufigkeit eingehen kann (z.B. für eine epidemiologische Studie oder für die Kalkulation einer entsprechenden Fallpauschale). Man unterscheidet also die patientenbezogene (oft auch: kasuistische) und die patientenübergreifende Fragestellung. Um mit einer Dokumentation patientenbezogene Fragen überhaupt beantworten zu können, müssen die interessierenden Merkmale einem identifizierbaren Patienten zuzuordnen sein. Dafür zeichnet man zusätzlich identifizierende Merkmale auf wie den Namen, den Geburtstag und den Wohnort des Patienten.

Die Unterscheidung zwischen patientenbezogener und patientenübergreifender Fragestellung hat folgende praktische Relevanz: Bei einer patientenbezogenen Auswertung kommt es vor allem auf die eindeutige Identifizierung des Patienten und die geeignete Darstellung seiner Daten an. Eine patientenübergreifende Auswertung liefert Statistiken wie Häufigkeiten, Mittelwerte etc. Hier geht es vor allem um die Vergleichbarkeit der Daten und um die korrekte Interpretation der Ergebnisse.

Wir wollen festlegen, dass ein Dokumentationssystem zu genau einer der folgenden Klassen gehört:

Klassen

Klasse P1: Dokumentation für eine primär patientenbezogene Fragestellung
Klasse P2: Dokumentation für eine primär patientenübergreifende Fragestellung
Klasse P3: Dokumentation für eine gleichermaßen patientenbezogene und patientenübergreifende Fragestellung
Klasse P9: Nicht nach P1 bis P3 zuordenbar

In der Regel werden beide Arten von Fragen gestellt – und das sollten sie auch, denn es wäre unökonomisch, sie mit unterschiedlichen Dokumentationssystemen zu beantworten. Vom „Mischungsverhältnis" der Fragentypen hängt also die Auswahl der zutreffenden Klasse ab, und, wichtiger noch, die Auswahl der angemessenen Dokumentationsmethoden.

Das Dokumentationssystem der Neurologie in Plötzberg liefert Angaben über die Befunde bestimmter Patienten: Es hat damit eine patientenbezogene Fragestellung. Genauso wichtig ist den Neurologen aber auch die Möglichkeit, damit Erkenntnisse über die prognostischen Faktoren bestimmter Krankheiten zu gewinnen: eine typische patientenübergreifende Fragestellung. Fazit: Klasse P3.

Beispiel

2.3.1.3 Standardisierte oder nicht-standardisierte Dokumentation

Eine standardisierte Dokumentation erfordert die *einheitliche Aufzeichnung* der Merkmale von Datenobjekten eines Objekttyps, beispielsweise innerhalb einer Abteilung.

Was wird standardisiert?

Dazu muss festgelegt werden, (1) in welchen Datenobjekttypen (2) welche Merkmalsarten (3) mit welchen möglichen Ausprägungen dokumentiert werden sollen. Beispielsweise möchte man zu allen stationären Patienten im Rahmen der Eingangsuntersuchung die Merkmalsart Ernährungszustand mit den möglichen Ausprägungen {kachektisch, mager, etwa Normgewicht, übergewichtig, adipös, sonstiges} dokumentieren.

Die *Vergleichbarkeit* von Datenobjekten, welche man durch eine Standardisierung erreicht, besteht auf zwei Ebenen: Auf der formalen Ebene ist gewährleistet, dass die Vergleichsmerkmale jedes Objektes aufgezeichnet werden und dass dazu dieselben Bezeichnungen verwendet werden. Auf der inhaltlichen Ebene wird durch die Wertemenge einer Merkmalsart ein Kontext vorgegeben, der den Stellenwert

Erhöhte Vergleichbarkeit ...

... bei reduzierter Spezifität

einer bestimmten Ausprägung verdeutlicht (siehe auch Abschnitt 2.2.3 zu Skalenniveaus).

Allerdings ist dieser Kontext in der Regel eine Vergröberung der tatsächlichen Verhältnisse. In standardisierten Dokumentationen ist es in der Regel nicht möglich, den Einzelfall mit all seinen Details und Besonderheiten festzuhalten, wie es in nicht-standardisierten Dokumentationen durch freie Texteinträge möglich ist.

Klassen

Wir wollen festlegen, dass ein Dokumentationssystem zu genau einer der folgenden Klassen gehört:

Klasse S1:   Nicht-standardisierte Dokumentation
Klasse S2:   Wenig standardisierte Dokumentation
Klasse S3:   Überwiegend standardisierte Dokumentation
Klasse S4:   Vollstandardisierte Dokumentation
Klasse S9:   Keine Zuordnung möglich

Die Randklassen S1 und S4 sind relativ selten: Fast alle medizinischen Dokumentationen enthalten standardisierte Elemente (und sei es nur das Kalenderdatum oder eine Fallnummer). Auf der anderen Seite besteht im medizinischen Bereich fast immer die Notwendigkeit, Besonderheiten in nicht-standardisierter Weise zu dokumentieren (in der Regel durch Freitext, siehe auch Terminologie).

Beispiel

Das Dokumentationssystem der Plötzberger Neurologie gibt für die zu dokumentierenden Merkmalsarten die jeweils möglichen Ausprägungen weitgehend vor (Messwerte werden mit Ober- und Untergrenzen sowie mit einer Einheit versehen). Gelegentlich, z.B. für die abschließende Beurteilung eines Falles, sind aber auch freitextliche Angaben vorgesehen. Wir entscheiden uns also für die Klasse S3.

2.3.1.4 Direkte oder indirekte Dokumentation

Direkt ...

Normalerweise repräsentieren die Datenobjekte unmittelbar Objekte des relevanten Wirklichkeitsausschnitts, also zum Beispiel Patienten, Krankheiten, medizinische Versorgungsmaßnahmen usw. In diesem Fall spricht man von einer direkten Dokumentation.

... oder indirekt

Manchmal sind die repräsentierten Objekte aber selbst wieder Datenobjekte eines anderen Dokumentationssystems, zum Beispiel die Zeitschriftenartikel und Monographien in einer Bibliothek, oder die Krankenakten in einem Klinikarchiv. Die Aufgabe solcher Dokumentationssysteme besteht darin, gezielt Dokumente aufzufinden, welche die gewünschte Information oder das gewünschte Wissen enthalten. Für diesen Zweck werden Merkmale aufgezeichnet, welche die vorhandenen Dokumente näher beschreiben und ihren Standort angeben. Im Falle von Zeitschriftenartikeln können dies z.B. die Ausprägungen der Merkmalsarten Titel, Autor, Schlüsselwörter, Zeitschrift, Bandnummer und/oder die Signatur sein. Man spricht hier von einer indirekten Dokumentation oder Verweisdokumentation. Eine indirekte Dokumentation kann auf Dokumente verschiedenster Dokumententräger verweisen, welche wiederum an den verschiedensten Orten aufbewahrt werden.

Dass sich direkte und indirekte Dokumentationen in Abhängigkeit von der aktuellen Fragestellung überschneiden können, wird an der klinischen Basisdokumentation eines Krankenhauses deutlich: Manche Fragen (z.B. „Welche Patienten sind in einem Alter von über 80 Jahren an Leukämie gestorben?") lassen sich direkt beantworten; andere (z.B. „Wie entwickelte sich die Anzahl der Granulozyten in dem letzten 2 Wochen vor dem Tod dieser Patienten?") lassen sich nur durch eine Analyse der Datensätze des Laborinformationssystems beantworten, welche man mit Hilfe der Basisdokumentation selektiert hat.

Überschneidungen möglich

Wir wollen festlegen, dass ein Dokumentationssystem zu genau einer der folgenden Klassen gehört:

Klasse D1: Primär indirekte Dokumentation
Klasse D2: Primär direkte Dokumentation
Klasse D3: Gemischt direkte und indirekte Dokumentation
Klasse D9: Keine Zuordnung möglich

Klassen

Die vom Dokumentationssystem der Plötzberger Neurologie angebotenen Informationen sind größtenteils inhaltlich dokumentiert. Nur zu bestimmten Aspekten des bereitgestellten neurologischen Fachwissens sind auch Verweise auf Quellen und ergänzende Ausführungen in der Fachliteratur enthalten. Damit kann das System in die Klasse D2 eingeordnet werden.

Beispiel

2.3.1.5 Rechnerbasierte oder nicht-rechnerbasierte Dokumentation

Mit der Verwendung des Werkzeugs Rechner bekommen Dokumentationssysteme vor allem folgende neue Qualitäten:

- Die Daten können gleichzeitig von verschiedenen Personen an verschiedenen Orten eingesehen, verändert und weiterverarbeitet werden – falls die notwendigen Kommunikationsverbindungen und Transaktionskontrollen bestehen.
- Diese Daten können in einer Struktur (Reihenfolge, Aggregation, Transformation) ausgewertet werden, die sich grundsätzlich von der Struktur ihrer Aufzeichnung unterscheidet. Durch unterschiedliche Sichten der Benutzer auf die Daten wird den jeweiligen Informationsbedürfnissen besser entsprochen.
- Sollen die aufgezeichneten Daten nicht in ihrer ursprünglichen Form, sondern im Anschluss an eine Transformation, Verknüpfung oder Aggregation ausgewertet werden, so bieten rechnerbasierte Systeme dafür komfortable Unterstützung.
- Daten, die außerhalb des Dokumentationssystems auf einem anderen Rechner gespeichert sind, können über eine Kommunikationsverbindung in das Dokumentationssystem eingespeist werden. Aufwand und Fehlermöglichkeiten bei der Übertragung aus externen Systemen können sich damit erheblich verringern.

Eigenschaften rechnerbasierter Systeme

Darüber hinaus unterscheiden sich rechnerbasierte Dokumentationssysteme von nicht-rechnerbasierten, „konventionellen" Dokumentationen in vielen weiteren Eigenschaften – z.B. im Arbeitsaufwand, der mit den verschiedenen Tätigkeiten für die Aufzeichnung, die Speicherung, das Auffinden oder die Ausgabe von Daten verbunden ist. Außerdem sind rechnerbasierte Dokumentationen in der Regel in höherem Grade standardisiert als konventionelle Dokumentationen.

Klassen

Wir wollen festlegen, dass ein Dokumentationssystem zu genau einer der folgenden Klassen gehört:
Klasse R1: Rechnerbasierte Dokumentation
Klasse R2: Konventionelle Dokumentation mit Rechnerunterstützung
Klasse R3: Konventionelle (nicht-rechnerbasierte) Dokumentation
Klasse R9: Keine Zuordnung möglich

Die Klasse R2 enthält solche Systeme, die vorwiegend konventionell betrieben werden, bei denen aber einzelne Tätigkeiten durch einen Rechner unterstützt werden (z.B. die Berechnung bestimmter Maßzahlen). Im Gegensatz dazu stützen sich Systeme der Klasse R1 vorwiegend auf den Einsatz von Rechnern. Allerdings bedienen sich so gut wie alle rechnerbasierten Dokumentationen auch konventioneller Hilfsmittel – zum Beispiel in Form von Erhebungsbogen, Ergebnisausdrucken, Merkblättern oder Ähnlichem.

Beispiel

Die Neurologie an der MHP verfügt über ein komplett rechnerbasiertes Dokumentationssystem (Klasse R1).

2.3.1.6 Einrichtungszentrierte oder patientenzentrierte Dokumentation

Aus Sicht des Versorgers ...

Häufig werden heute klinische Dokumentationssysteme von medizinischen Versorgungseinrichtungen betrieben, z.B. im Rahmen von Krankenhausinformationssystemen oder Praxisinformationssystemen. Solche Dokumentationssysteme nennen wir einrichtungszentriert, weil sie im Wesentlichen Informationen über die Behandlung der Patienten in diesen Einrichtungen enthalten. Ereignisse oder Aktivitäten, die außerhalb der Einrichtung bzw. in anderen Einrichtungen stattfinden, werden hier nicht oder nur im Nachhinein und sporadisch dokumentiert.

... oder des Patienten

Im Gegensatz dazu ist es das Ziel patientenzentrierter Dokumentationssysteme, alle Informationen über den Gesundheitszustand bzw. die Behandlung eines Patienten über alle beteiligten Versorgungseinrichtungen hinweg zusammenzuführen. Es gibt verschiedene Vorschläge dazu, wer im Rahmen der kooperativen Patientenversorgung ein solches Dokumentationssystem betreiben könnte, angefangen vom Hausarzt über die Krankenkasse, einen kommerziellen Betreiber oder den Patienten selbst. Da eine solche Dokumentation prinzipiell über viele Jahre, vielleicht sogar lebenslänglich geführt werden kann, und da der Mensch in der Regel nur zeitweilig zum Patienten wird, spricht man hier besser von der Gesundheitsdokumentation (oder Gesundheitsakte) einer Person. Im Rahmen des Aktionsplans *eHealth* der EU wird die Vision einer europaweiten elektronischen Gesundheitsakte verfolgt.

Wir wollen festlegen, dass ein Dokumentationssystem zu genau einer der folgenden Klassen gehört: **Klassen**

Klasse Z1: Einrichtungszentriertes Dokumentationssystem
Klasse Z2: Einrichtungsübergreifendes, aber nicht vollständig patientenzentriertes Dokumentationssystem
Klasse Z2: Patientenzentriertes Dokumentationssystem
Klasse Z9: Nicht nach Z1 bis Z3 zuordenbar

Die Zwischenklasse Z2 kommt dadurch zustande, dass mehrere Einrichtungen bei der Patientenversorgung kooperieren und in einem gemeinsamen System dokumentieren können, ohne die *gesamte* Versorgung eines Patienten abzudecken.

Die Neurologie in Plötzberg hat mit niedergelassenen Ärzten und anderen Krankenhäusern der Region eine Vereinbarung zur integrierten, sektorübergreifenden Behandlung von Schlaganfallpatienten getroffen. Im Auftrag dieses „Konsortiums" betreibt sie für die teilnehmenden Patienten ein zentrales Dokumentationssystem, auf das alle Beteiligten entsprechend ihrer individuellen Berechtigung zugreifen können. Dieses Dokumentationssystem ist zumindest einrichtungsübergreifend, wenn auch nicht strikt patientenzentriert: Klasse Z2. **Beispiel**

2.3.1.7 Zusammenfassende Beschreibung

In den vorangegangenen Abschnitten wurden mehrere Kriterien für die Beschreibung medizinischer Dokumentationssysteme aufgezeigt. Damit lässt sich im Grunde jede beliebige Dokumentation der Reihe nach bezüglich all dieser Kriterien einordnen.

Das angegebene Beispiel des Dokumentationssystems der Neurologischen Klinik der Medizinischen Hochschule Plötzberg wurde folgendermaßen beschrieben: vorwiegend klinische Fakten als Inhalte, gleichermaßen patientenbezogene und patientenübergreifende Fragestellung, überwiegend standardisiert, primär direkte Dokumentation, rechnerbasiert, in Teilen einrichtungsübergreifend. Oder, in der angegebenen Notation: I1-P3-S3-D2-R1-Z2. Kombiniert man diese Einzelklassen zu einer Gesamtbeschreibung des Dokumentationssystems, so erhält man damit bereits ein relativ differenziertes Bild seiner Eigenschaften. **Beispiel**

2.3.2 Übungen

Übung 1 bis Übung 4 werden Ihnen in diesem Abschnitt erlassen. **Übung 1–4**

(Nimmt Bezug auf die Übung 5 in Abschnitt 2.2.6.) **Übung 5**
Auf der Basis der von Ihnen genannten Merkmalsarten und Merkmalsausprägungen haben Sie eine Dokumentation über Krankenhäuser der Region erstellt, in der sich auch die Medizinische Hochschule Plötzberg befindet. Die Zielsetzung war, jedes Krankenhaus im Hinblick auf seine Größe sowie sein diagnostisches und therapeutisches Leistungsspektrum zu charakterisieren. Beschreiben (oder entwerfen) Sie Ihr Dokumentationssystem mit den in diesem Abschnitt eingeführten Kriterien.

2.4 Medizinische Ordnungssysteme

Einleitung

Um in einer Dokumentation bestimmte Inhalte (siehe Abschnitt 2.3.1.1) gezielt wiederfinden zu können, ist es oft notwendig, sich einer Dokumentationssprache zu bedienen. Diese besteht – einfach gesagt – aus einer Menge von Deskriptoren (im einfachsten Falle sind dies Schlagwörter) und aus Regeln für deren Anwendung. Dokumentationssprachen, die einen relevanten Ausschnitt der medizinischen Wirklichkeit abdecken sollen, lassen sich nur handhaben, wenn ihre Deskriptoren einer systematischen Ordnung unterliegen (genauer: einem Begriffssystem); die Dokumentationssprache bildet dann ein Ordnungssystem. In der Medizin werden Ordnungssysteme beispielsweise zur Dokumentation von Diagnosen oder Therapien verwendet.

Was sollen Sie lernen?

Sie sollen in diesem Abschnitt lernen,
- wozu man Dokumentationssprachen bzw. Ordnungssysteme in der medizinischen Dokumentation braucht (und wofür man sie besser nicht verwendet);
- welche grundsätzlichen und wichtigen Arten von Ordnungssystemen es gibt und welche Aufgaben sie jeweils unterstützen.

Begleitend zu diesem Abschnitt sollten Sie sich konkrete medizinische Ordnungssysteme ansehen (z.B. die vorhandenen Online-Versionen) und versuchen, die hier angesprochenen Aspekte am praktischen Beispiel nachzuvollziehen.

2.4.1 Wozu Ordnungssysteme?

Problematik

Bei der Aufzeichnung medizinischer Information (z.B. über die Diagnose eines Patienten) bestehen zunächst gewisse Freiheiten. Dazu gehört die Auswahl aus mehreren synonymen Benennungen, die Schreibweise sowie die Ausführlichkeit und die Konstruktion der Gesamtaussage. So erwünscht diese Freiheiten beim Dokumentierenden sein mögen, so problematisch sind sie, wenn die Daten für bestimmte Aufgaben genutzt werden sollen:
- Das Wiederfinden einzelner Datenobjekte ist schwieriger und unzuverlässiger, wenn man nicht weiß, mit welchen Wörtern und in welcher Schreibweise sie bezeichnet wurden. Dieselbe Diagnose kann z.B. als „Leberentzündung", als „Hepatitis" oder als „Virushepatitis" aufgezeichnet worden sein.
- Werden zur Beschreibung Homonyme verwendet, so werden bei der Recherche auch unzutreffende Datenobjekte selektiert.
- Zuverlässige Angaben über die Häufigkeit bestimmter, gleichartiger Datenobjekte sind kaum zu erhalten, da unter den genannten Umständen nur schwer zu entscheiden ist, welche davon als „gleich" im Sinne der Fragestellung zu bewerten sind. Lauten zwei Diagnosen z.B. auf „Leberzirrhose" und „Subakute alkoholische Leberdystrophie", so könnten für die Abrechnung die Gemeinsam-

keiten, für eine wissenschaftliche Auswertung die Unterschiede von Interesse sein.
- Bei der Kommunikation zwischen mehreren, an der Behandlung beteiligten Einrichtungen kann es durch unterschiedlichen Sprachgebrauch zu Verständigungsschwierigkeiten und Missverständnissen kommen. Zwar wird dies häufig durch die streng reglementierte medizinischen Fachsprache verhindert, aber gelegentlich kann es doch z.B. zwischen verschiedenen Fachabteilungen zu Problemen kommen (wenn z.B. die Kardiologen mit „HWI" einen Hinterwandinfarkt benennen, während die Urologen darunter einen Harnwegsinfekt verstehen).

Solche Kommunikationsprobleme treten jedoch regelmäßig dann auf, wenn Informationen nicht zwischen Menschen, sondern zwischen rechnerbasierten Anwendungsbausteinen ausgetauscht werden. Ein Laborsystem versteht die Anforderung eines „Blutbild, groß" nicht, wenn dieses Untersuchungsprofil dort als „Differentialblutbild" oder gar als „U3248/K" referenziert wird.

Lösungsansätze

Dokumentationssprachen bzw. Ordnungssysteme schränken die Freiheit des Ausdrucks ein. Eine Aussage darf nur aus Deskriptoren bestehen, die gegebenenfalls nach einfachen Prinzipien kombiniert werden können. Oft wird zur Vereinfachung statt des Deskriptors auch nur eine verkürzende Notation oder ein „Schlüssel" aufgezeichnet. Durch diese Einschränkungen werden die oben genannten Probleme vermieden. Um die Diagnose einer akuten Appendizitis aufzuzeichnen, sei z.B. nur der Schlüssel „540" erlaubt, der für den Deskriptor „Appendizitis, akut" steht. Bei der Auswertung wird dann wieder der Deskriptor statt des Schlüssels verwendet, um sie leichter lesbar zu machen.

Damit der Auftraggeber einer Laboruntersuchung weiß, ob das Labor ein „großes Blutbild" anbietet, wie dieses Untersuchungsprofil im Laborsystem heißt, welche Parameter mit welchen Methoden dabei genau untersucht werden (und wie viel das Ganze kostet), gibt das Labor in der Regel einen elektronischen Leistungskatalog heraus, in dem alle Untersuchungen aufgeführt, definiert und mit einem Preis versehen sind. Angefordert wird dann von einem Praxis- oder Stationsinformationssystem in der Regel nur noch eine Leistungsnummer, z.B. U3248/K.

Über die beschriebenen Aufgaben hinaus sind natürlich viele Fragestellungen denkbar, die sich mit derart eingeschränkten Ausdrucksmöglichkeiten nicht präzise beantworten lassen. Besonders solche Informationen, die für Entscheidungen zur weiteren Versorgung eines Patienten benötigt werden, müssen in freier Form alle relevanten Details enthalten können (beispielsweise, ob gleichzeitig mit der Diagnose Appendizitis auch eine Peritonitis oder eine Perforation festgestellt wurde oder ob der Patient vor der Blutabnahme für das Labor Medikamente eingenommen hatte).

2.4.2 Begriffssysteme und Ordnungssysteme

Erläuterungen

Wie wir schon gesagt haben, legt eine Dokumentationssprache die Menge der zugelassenen Benennungen (oder Deskriptoren) fest. Diese Menge ist unter Umständen sehr groß und lässt sich als bloße Aufzählung nicht mehr handhaben – beispielsweise, wenn es um die Menge aller chirurgischen Eingriffe geht. Deshalb versucht man, die Deskriptoren in eine möglichst übersichtliche, oft hierarchische Ordnung zu bringen. Eigentlich ordnet man die von den Deskriptoren bezeichneten Begriffe, unterlegt auf diese Weise die Dokumentationssprache mit einem Begriffssystem und schafft damit ein Ordnungssystem. Operative Prozeduren können z.B. eingeteilt werden in Operationen am Nervensystem, am Abdomen, an den Thoraxorganen, an den Blutgefäßen usw. Bei den Operationen an den Thoraxorganen unterscheidet man weiter zwischen Herzoperationen, Lungenoperationen usw., bis hin zur Unterscheidung zwischen einer Valvulotomie der Mitralklappe bzw. der Aortenklappe des Herzens.

Mit Hilfe eines Ordnungssystems sollte es – das nötige Sachwissen vorausgesetzt – möglich sein, den korrekten Deskriptor für den vorliegenden Gegenstand (z.B. die Operation) schnell und sicher zu ermitteln.

Dabei ist es meist sehr hilfreich, wenn das Ordnungssystem auch Hinweise auf nicht zugelassene Benennungen enthält, die synonym zu einem Deskriptor gebraucht werden. Von der nicht-zugelassenen Benennung „Conn-Syndrom" (ein Eponym, wenn Sie sich vielleicht erinnern) wird dann z.B. auf den Deskriptor Hyperaldosteronismus und seinen Schlüssel 255.1 verwiesen. Ein solcherart erweitertes, komfortables Ordnungssystem bezeichnet man auch als einen Thesaurus.

2.4.3 Klassifikationen und Nomenklaturen

Einleitung

Bei der Planung einer Dokumentation entscheidet man, ob für die jeweilige Aufgabenstellung als Ordnungssystem eine Klassifikation oder eine Nomenklatur besser geeignet ist. Entscheidend ist dabei die Eignung des zugrundeliegenden Begriffssystems für die jeweilige Aufgabe.

In den folgenden Abschnitten werden wir die beiden Typen von Ordnungssystemen vorstellen und Beispiele aus der Medizin anführen.

2.4.3.1 Klassifikationen

Klassen und klassenbildende Merkmale

Klassifikationen (auch: Klassifikationssysteme) sind Ordnungssysteme, die auf dem Prinzip der Klassenbildung beruhen. In den Klassen werden Begriffe zusammengefasst, die in mindestens einem klassenbildenden Merkmal übereinstimmen.

Zum Beispiel könnten alle Krankheiten mit den klassenbildenden Merkmalen „Entzündung des Myokards" und „infektiöse Ätiologie" zur Klasse „Infektiöse Myokarditis" zusammengefasst werden.

Die Klassen einer Klassifikation sollten das dokumentierte Gebiet vollständig abdecken, und ihre Inhalte sollten sich nicht überschneiden. Jeder zu dokumentierende Gegenstand muss nun genau einer Klasse zugeordnet werden; man sagt auch, er wird klassiert. Die Diagnose „Septische Myokarditis" ließe sich z.B. in die oben genannte Klasse der „Infektiösen Myokarditis" einordnen.

Vollständig und eindeutig

Der Einfachheit halber ist jede Klasse mit einer Notation (einem Schlüssel, d.h. einer abkürzenden Bezeichnung) versehen. Für die genannte Klasse sei dies z.B. die Notation 357 (dabei stehe 3-- für Krankheiten des Kreislaufsystems und 35- für akute Entzündungen des Myokards). Die in dieser Notation ausgedrückte hierarchische Systematik (siehe Ordnungssystem) ist typisch für den Aufbau größerer Klassifikationen.

Notationen

Zur Dokumentation eines Gegenstandes genügt nun die Ermittlung und Aufzeichnung der zutreffenden Notation. Man nennt diese Tätigkeit notieren (auch: verschlüsseln oder codieren).

Klassifikationen sind dann von Nutzen,

Anwendungsmöglichkeiten

- wenn man patientenübergreifende Fragen an eine Dokumentation stellen will (beispielsweise die Frage nach der Häufigkeit aller an der Medizinischen Hochschule Plötzberg (MHP) im Vorjahr beobachteten Fälle von infektiöser Myokarditis), oder
- wenn man gleichartige Datenobjekte in der Dokumentation wiederfinden will (z.B. die Frage nach den Daten aller Patienten der MHP, bei denen eine erweiterte Hemikolektomie vorgenommen wurde).

Die Klassierung entspricht der Darstellung der Merkmalsausprägung in einer nominalen Skala (siehe Skalenniveau): eine wichtige Voraussetzung für den Einsatz statistischer Methoden zur Analyse der beobachteten Klassenhäufigkeiten. Die Ergebnisse dieser Analyse lassen sich gut mit denen anderer Einrichtungen vergleichen, welche dieselbe Klassifikation verwenden.

Häufigkeitsanalysen

Die Nützlichkeit einer Klassifikation hängt wesentlich davon ab, ob die in einer Klasse zusammengefassten Gegenstände tatsächlich als gleichwertig im Sinne der Aufgabenstellung angesehen werden können. Will man z.B. zwischen Hemikolektomien mit und ohne Anus präter unterscheiden, dann ist die Klasse „erweiterte Hemikolektomie" zu grob.

Granularität

Der Aufbau einer Klassifikation kann verschiedene Besonderheiten aufweisen (vgl. auch die Beispiele im nächsten Abschnitt):

Typen

- Die Klassen einer hierarchischen Klassifikation (siehe Ordnungssystem) haben zueinander ausschließlich generische oder Teil-Ganzes-Beziehungen. Das heißt, dass die untergeordnete Klasse entweder eine Spezialisierung oder einen Teil der übergeordneten Klasse darstellt.

Hierarchie

- In einer Monohierarchie hat jede Klasse, oder jeder Begriff, höchstens eine übergeordnete Klasse (außer der obersten Klasse oder

Mono- vs. Polyhierarchie

Zahl der Achsen

Wurzel der Hierarchie). Im Gegensatz dazu kann eine Klasse in einer Polyhierarchie mehr als eine übergeordnete Klasse aufweisen, was zu mehreren, übereinandergelegten Hierarchien führt.

- Mehrachsige Klassifikationen (auch mehrdimensionale Klassifikationen oder Facettenklassifikationen genannt) bestehen aus zwei oder mehreren voneinander unabhängigen Teilklassifikationen. Jede Achse hat einen eigenen Satz klassenbildender Merkmale und bildet (bei einer fehlerlosen Konstruktion) genau ein semantisches Bezugssystem ab; typische semantische Bezugssysteme für Diagnosen sind z.B. die Ätiologie, die Topographie und die Pathologie. Die Klassierung eines Gegenstandes erfolgt für jede Teilklassifikation getrennt, so dass man am Ende eine Klasse erhält, die sich aus einem Element für jede Achse zusammensetzt. Die Teilklassifikationen können in sich wiederum hierarchisch strukturiert sein. In diesem Fall kann man sich eine Achse als einen „Ast des Hierarchiebaumes" vorstellen.

Im nächsten Abschnitt zeigen wir dazu sehr einfache Beispiele.

Beispiele

Eine einfache, einachsig-monohierarchische Diagnosenklassifikation:

D1 Erkrankungen des Fettstoffwechsels
   D11   Hyperlipidämie
   D12   Lipoproteinmangel
      D121   Tangier-Krankheit
      D122   A-Beta-Lipoproteinämie
      D123   Anderer Lipoproteinmangel
   D13   Andere Erkrankung des Fettstoffwechsels

D2 Erkrankungen des Kohlenhydratstoffwechsels
...

Eine zusätzliche Achse für die Krankheits-Ätiologie könnte die Klassen

A1 ernährungsbedingt
A2 kongenital
A3 gemischte oder andere Ätiologie

enthalten. Zusammen mit der ersten Achse bildet sie eine zweiachsige Klassifikation, welche die beiden semantischen Dimensionen Pathologie und Ätiologie abbildet. Eine ernährungsbedingte Hyperlipidämie wird hier z.B. als „A1-D11" notiert.

Eine Klassifikation, die innerhalb einer Achse beispielsweise die Klasse der Virusmeningitiden sowohl den Neurologischen Erkrankungen als auch den Virusinfektionen unterordnet, würden wir als polyhierarchisch bezeichnen.

Merkliste

Merkliste Klassifikation

- Klassifikationen bestehen aus Klassen, die sich nicht überschneiden und die das Fachgebiet vollständig abdecken sollten. Um die Vollständigkeit zu erreichen, sollte man auf allen Hierarchieebenen eine Klasse für „Sonstiges" vorsehen – allerdings in dem Bewusstsein, dass der Informationsgehalt dieser Klasse eher gering ist.

- Klassifikationen von nennenswertem Umfang sind meist hierarchisch aufgebaut. Zwischen Mono- und Polyhierarchien ist zu unterscheiden.
- Eine mehrachsige Klassifikation entsteht durch die Aufteilung einer Klassifikation in mehrere, unabhängige Teilklassifikationen, die idealer Weise voneinander unabhängige semantische Bezugssysteme abbilden.
- Die Einordnung eines Gegenstandes in genau eine Klasse heißt Klassierung, das Aufzeichnen der entsprechenden Notation notieren oder verschlüsseln. Klassierungsregeln können dabei helfen, die richtige Klasse zu finden.
- Durch die Klassierung geht immer Information verloren (man betont die Gemeinsamkeiten mit anderen Gegenständen in der Klasse und vernachlässigt die Unterschiede); dafür ergibt sich die Möglichkeit der patientenübergreifenden Auswertung und des vollständigen Wiederfindens bestimmter Mengen von Datenobjekten.
- Ob eine Klassifikation gut oder schlecht ist, hängt immer auch davon ab, wie gut sie für eine bestimmte Fragestellung geeignet ist.

2.4.3.2 Nomenklaturen

Eine Nomenklatur ist zunächst nichts weiter als eine systematische Zusammenstellung von Deskriptoren, also Bezeichnungen, die für eine Dokumentationsaufgabe zugelassen sind. Meist bilden sie aufgrund der Systematik ein Ordnungssystem. Weiterhin können die Deskriptoren durch Definitionen, Synonyme und andere terminologische Hinweise ergänzt sein; die Nomenklatur nimmt in diesem Fall die Form eines Thesaurus an.

Nomenklatur, Ordnungssystem, Thesaurus

Anhand einer Nomenklatur sollen Gegenstände gekennzeichnet werden, und zwar mit allen auf sie zutreffenden Deskriptoren (auch Indizes genannt). Man spricht davon, dass der Gegenstand indexiert wird. Im Gegensatz zur Klassifikation können sich die Begriffsinhalte der Deskriptoren durchaus überschneiden. Auch wird ein Gegenstand in der Regel mit mehr als einem Deskriptor indexiert. Für das zuverlässige Wiederfinden eines Datenobjektes ist entscheidend, ob die zutreffenden Deskriptoren vollständig ermittelt wurden. Sind z.B. die stechenden Kopfschmerzen eines Patienten zwar mit der „Lokalisation Kopf", nicht aber mit der „Charakteristik stechend" indexiert, so wird der Fall bei einer Suche nach Patienten mit stechenden Schmerzen nicht gefunden.

Mit Deskriptoren indexieren

Zur Vereinfachung der Aufzeichnung sind die Deskriptoren einer Nomenklatur wiederum mit einer Notation oder einem Schlüssel versehen. Die Vergabe der Notation heißt – wie bei Klassifikationen – notieren.

Notationen

Anwendungsmöglichkeiten	Nomenklaturen verwendet man immer dann, - wenn man Datenobjekte mit bestimmten Merkmalen in der Dokumentation wiederfinden will (z.B. alle Patienten, bei denen eine Meniskektomie unter Epiduralanästhesie durchgeführt wurde); - wenn man mit Computerprogrammen die Information weiterverarbeiten will (z.B. um sie in eine andere Sprache zu übersetzen, vor Kontraindikationen zu warnen oder Therapievorschläge zu machen).
Qualität der Ergebnisse von Suchanfragen	Die Qualität des Ergebnisses einer Anfrage an das Dokumentationssystem zum Wiederfinden von Dokumentationsobjekten hängt davon ab, - ob einerseits alle Patienten mit diesen Merkmalen gefunden wurden, und - ob andererseits alle Patienten, die gefunden wurden, diese Merkmale auch aufweisen. Wir werden dazu später die Begriffe der Relevanz- und Vollzähligkeitsrate einführen. Diese Qualitätsmerkmale – und damit die Nützlichkeit einer Nomenklatur – sind wesentlich dadurch bestimmt, wie präzise die interessierenden Merkmale durch die Deskriptoren der Nomenklatur beschrieben werden. Lauten beispielsweise die Deskriptoren, mit denen sich die Fragestellung „Meniskektomie unter Epiduralanästhesie" untersuchen ließe, auf „Operation am Knie" und „Regionale Anästhesie", so könnte das Suchergebnis zu viele nicht relevante Behandlungsfälle liefern.
Typen **Hierarchie** **Zahl der Achsen** **Deskriptorenliste**	Genau wie Klassifikationen können auch Nomenklaturen unterschiedlich aufgebaut sein: - Umfangreiche Nomenklaturen können zur einfacheren Orientierung auch hierarchische Strukturen aufweisen (auf der Basis eines hierarchischen Begriffssystems). - Die Aufteilung der Deskriptoren einer Nomenklatur in mehrere unabhängige Teilmengen oder Achsen zur Abbildung unterschiedlicher semantischer Bezugssysteme dient ebenfalls einer verbesserten Orientierung und fördert außerdem die Vollständigkeit der Indexierung. Man spricht in diesem Fall von mehrachsigen Nomenklaturen. Bei der Indexierung eines Gegenstands werden die Achsen der Nomenklatur der Reihe nach auf zutreffende Deskriptoren geprüft. Im Gegensatz zu einer mehrachsigen Klassifikation (bei der in jeder Achse genau eine Klasse ausgewählt wird) können in einer mehrachsigen Nomenklatur einem Gegenstand durchaus mehrere Deskriptoren je Achse zugeteilt werden. - Eine Deskriptorenliste stellt in diesem Zusammenhang eine einfache, einachsige Nomenklatur dar.

Im nächsten Abschnitt zeigen wir dazu sehr einfache Beispiele.

Folgende Deskriptorenliste zur Schmerzlokalisation wäre denkbar: **Beispiele**

L1 Kopf
L2 Rücken
L3 Extremitäten
L4 Gelenke

Bei hierarchischem Aufbau wäre folgende Unterteilung möglich:
L1 Kopf
    L11 Gesicht
    L12 Stirn
    L13 Schläfe
    L14 Schädel

Durch die Hinzunahme einer weiteren Teil-Nomenklatur für die Schmerzqualität erhält man eine zweiachsige Nomenklatur:

Q1 dumpf, drückend
Q2 brennend, heiß
Q3 stechend, bohrend
Q4 ziehend, reißend

Ein stechender, heißer Schmerz an den Handgelenken wäre als (L3, L4, Q2, Q3) zu notieren. Ein reißender Schmerz an der Stirn und ein brennender an der Schläfe stellen zwei getrennte Sachverhalte dar: (L12, Q4) und (L13, Q2).

Merkliste Nomenklatur

- Nomenklaturen sind systematische Zusammenstellungen von Deskriptoren für eine spezielle Dokumentationsaufgabe.   **Merkliste**
- Im Gegensatz zur Klassifikation dient eine Nomenklatur nicht dem Einordnen, sondern dem eindeutigen und möglichst genauen Beschreiben von Datenobjekten mit dem Ziel, sie später zuverlässig wiederfinden oder die Information weiterverarbeiten zu können.
- Nomenklaturen können aus einer einfachen alphabetischen Deskriptorenliste bestehen oder hierarchische Strukturen aufweisen, um die Orientierung zu erleichtern.
- Durch die Aufteilung der Deskriptoren in verschiedene Dimensionen oder Achsen entsteht eine mehrachsige Nomenklatur. Die Mehrachsigkeit erhöht bei einer Nomenklatur allerdings nicht wie bei einer Klassifikation die Ausdrucksmöglichkeiten, sondern erleichtert lediglich die Handhabung – ein Vorteil, den man auch nicht verachten sollte.
- Die Kennzeichnung eines Gegenstandes mit einem oder mehreren Deskriptoren heißt Indexierung, das Aufzeichnen der entsprechenden Notationen notieren oder verschlüsseln.
- Ob eine Nomenklatur gut oder schlecht ist, hängt immer auch davon ab, wie gut sie für eine bestimmte Fragestellung geeignet ist.

2.4.3.3 Mischformen von Klassifikationen und Nomenklaturen

Ein Werkzeug für alle Aufgaben

Jedes Ordnungssystem muss von den Dokumentierenden überblickt und beherrscht werden. Typische Ordnungssysteme zur Diagnosen- oder Therapiedokumentation füllen mehrbändige Bücher. Hat man sich einmal an ein bestimmtes Ordnungssystem gewöhnt, entsteht oft der Wunsch, es auch für Aufgaben zu nutzen, für die es ursprünglich nicht gedacht war. Dabei ist Folgendes zu beachten:

Die Nomenklatur als Klassifikation

- Um mit einer Nomenklatur „nebenbei" klassieren zu können, müssen folgende Voraussetzungen erfüllt sein: Parallel zur vorhandenen Nomenklatur muss eine Klassifikation erstellt werden, deren Klassen sich nicht überschneiden und dabei das gesamte relevante Gebiet überdecken. Die Klassifikation muss so konstruiert werden, dass sich jede sinnvolle Kombination von Deskriptoren der Nomenklatur mit Hilfe einer Abbildungsfunktion genau einer ihrer Klassen zuordnen lässt. Das ist keine einfache Aufgabe, da es unter Umständen eine sehr große Zahl möglicher Deskriptorenkombinationen gibt. Weil außerdem die vollständige Indexierung jedes Gegenstandes kaum sicherzustellen ist, kann es sein, dass seine Zuordnung zu einer Klasse von der Sorgfalt und den Vorlieben des Indexierenden abhängt.

Die Klassifikation als Nomenklatur

- Um mit einer Klassifikation nebenbei indexieren zu können, muss die Vergabe mehrerer Klassenbezeichnungen als Deskriptoren für einen Gegenstand möglich sein. Dabei muss deutlich gemacht werden, welcher Deskriptor eine Klasse bezeichnet und welcher einen zusätzlichen Index. Beispielsweise könnte die Diagnose Mumps mit Hepatitis als „#-Mumps mit Komplikationen" klassiert und zusätzlich mit „*-Hepatitis bei Viruskrankheiten" indexiert werden. Das #-Symbol kennzeichnet den Klassendeskriptor, das *-Symbol den ergänzenden Deskriptor. Eindeutige Regeln, welche Bezeichnung das #-Symbol erhalten muss, werden hier stillschweigend vorausgesetzt.

Auch wenn das zuletzt beschriebene Vorgehen – z.B. in internationalen Dokumentationsgremien – sehr beliebt zu sein scheint, so ist es doch nur ein Behelf, da die Nützlichkeit eines Ordnungssystems für strukturfremde Aufgaben begrenzt ist.

2.4.3.4 Ein einfaches Beispiel

Die Ordnungssysteme

Zur Dokumentation von Entlassungsdiagnosen in der Neurologischen Klinik der Medizinischen Hochschule Plötzberg stehen als Ordnungssysteme eine Klassifikation und eine Nomenklatur zur Verfügung.

Eine Klassifikation

Hier ein Ausschnitt aus der Klassifikation:

K433.-   Verschluss oder Stenose präzerebraler Arterien
    K433.0   A. basilaris
    K433.1   A. carotis
    K433.8   Verschluss oder Stenose sonstiger präzerebraler Arterien
...

Und ein Ausschnitt aus der zweiachsigen Nomenklatur:

Achse 1: Morphologie   Achse 2: Topographie

...   ...
M341- Stenose   T45-   Präzerebrale Arterien
    M3411 Stenose durch   T4511   A. carotis comm. dex.
            Kalkbildung   T4512   A. carotis comm. sin.
...   ...
M351- Thrombus
    M3511 obturierender Thrombus
...

Eine Nomenklatur

Die Klassifikation dient hier der Tabellierung der Diagnosen, die in der Klinik über einen bestimmten Zeitraum hinweg gestellt wurden. Die Nomenklatur soll das Wiederfinden aller Fälle mit bestimmten Merkmalen erleichtern.

Eine Diagnose

Die Diagnose eines Patienten lautet „Verschlussthrombose bei Stenose der linken Arteria carotis communis".
Daraus ergeben sich nach den genannten Ordnungssystemen:

Klassierung: K433.1   (Verschluss oder Stenose der A. carotis)
Indexierung: M3511   (obturierender Thrombus) -
                 M3411   (Stenose durch Kalkbildung) -
                 T4512   (A. carotis comm. sin.)

Eine Diagnose

Werden die Diagnosen aller behandelten Patienten auf diese Weise verschlüsselt, so können mit dem Dokumentationssystem verschiedene Fragen beantwortet werden. Zwei typische Beispiele haben wir in den folgenden Abschnitten angegeben.

2.4.3.5 Typische Nutzung einer Klassifikation

Klassifikationen sind dafür gedacht, die Menge aller in einer Klasse zusammengefassten Gegenstände zu beschreiben, z.B. als Antwort auf die

Frage 1: Wie viele Patienten mit der Diagnose Verschluss oder Stenose der präzerebralen Arterien (K433.-) wurden im Vorjahr behandelt?

Nutzung der Klassifikation

Mit den indexierten Diagnosen ist diese Information unter Umständen auch zu erhalten. Man müsste hier nach dem gemeinsamen Auftreten der Notationen M351- (Thrombus) oder M341- (Stenose) mit der Notation T45- (Präzerebrale Arterien) suchen. Das Problem besteht darin, sicherzustellen,
- dass Topographie und Morphologie bei allen Patienten indexiert werden;
- dass sämtliche relevanten Indizes in der Suchanfrage berücksichtigt werden;
- dass ein Patient nicht aufgrund seiner Indexierung mehrmals gezählt wird (dies würde insbesondere den Vergleich der Häufigkeiten mehrerer Klassen verfälschen).

Mit einer Nomenklatur?

2.4.3.6 Typische Nutzung einer Nomenklatur

Nutzung der Nomenklatur

Nomenklaturen sind darauf ausgelegt, ein Datenobjekt anhand differenzierter, flexibel formulierbarer Kriterien wiederzufinden, z.B. als Antwort auf die

Frage 2: Bei welchen Patienten lag eine Thrombose der Arteria carotis communis ohne Stenose vor?

Man kann hier nach dem gemeinsamen Auftreten der Notationen M351- (Thrombus) und T451- (A. carotis comm.) bei Fehlen der Notation M341- (Stenose) suchen.

Mit einer Klassifikation?

Mit den klassierten Diagnosen ist diese Auswertung praktisch nicht möglich, da Patienten mit und ohne Stenose zu derselben Klasse gehören und zwischen den Abschnitten der A. carotis nicht unterschieden wird. Verwendet man zum Wiederfinden eine Klassifikation, so ist man beim Formulieren der Suchkriterien auf die klassenbildenden Merkmale beschränkt. Im vorliegenden Fall könnte man z.B. nach allen Fällen mit einem Verschluss oder einer Stenose der Arteria carotis (K433.1) suchen und anschließend anhand der Krankenakten feststellen, ob eine Thrombose ohne Stenose an der A. carotis comm. vorlag.

2.4.4 Noch ein paar Anmerkungen

- Wir haben in einem der letzten Abschnitte eine mehrachsige Klassifikation vorgestellt. Nehmen Sie sich doch vor diesem Hintergrund noch einmal die Eigenschaften medizinischer Dokumentationssysteme in Abschnitt 2.3.1 vor!
- Es wurde zwar schon erwähnt, aber wir möchten hier noch einmal darauf hinweisen: Keine Dokumentationssprache, zumal im medizinischen Bereich, kann so ideal gestaltet werden, dass sich ein gegebener Sachverhalt nur auf genau eine Art damit dokumentieren lässt. Vor allem für eine reproduzierbare Klassierung müssen deshalb immer zusätzliche *Anwendungsregeln* befolgt werden. Diese Regeln besagen dann zum Beispiel, dass die Diagnosenklasse „Entzündungen der Tränenwege" nicht bei neonataler Dakryozystitis verwendet werden soll, weil für diese die Klasse „Dacryocystitis neonatorum" vorgesehen ist.
- Wir haben davon gesprochen, dass Dokumentationssprachen durch die Angabe terminologischer Hinweise die Form eines Thesaurus annehmen können. Mit dem „Thesaurus der medizinischen Dokumentation" (Kapitel 12) dürften Sie mittlerweile schon einigermaßen vertraut sein.

2.4.5 Übungen

Übung 1 Wozu dienen medizinische Ordnungssysteme?

Übung 2 Klassifikationen und Nomenklaturen: Definieren Sie die Begriffe. Wozu dienen sie? Worin unterscheiden sie sich?

Übung 3 Welche Vorteile, welche Nachteile haben allgemein mehrachsige Klassifikationen gegenüber einachsigen Klassifikationen?

Übung 4 Dokumentationssystem, Ordnungssystem, Begriffssystem und Thesaurus: Definieren Sie die Begriffe. Beschreiben Sie ihre Beziehungen. Nennen Sie ein Beispiel.

Übung 5 (nimmt Bezug auf vorherige Übungen 5)
Zur Charakterisierung der Größe und des Leistungsspektrums der Krankenhäuser in Ihrer Dokumentation haben Sie vermutlich eine Klassifikation oder zwei, eventuell sogar noch mehr Klassifikationen verwendet. Ansonsten sollten Sie dies nun nachholen.

Übung 6 In einem Arztbrief der Plötzberger Chirurgischen Klinik (siehe Medizinische Hochschule Plötzberg) für den Patienten Adam sind folgende Diagnosen angegeben: „Rektum-Ca, 15 cm Höhe; chron. Bronchitis".

In Tabelle 2.2 steht Ihnen eine Diagnosen-Nomenklatur zur Verfügung. Indexieren Sie die Diagnosen von Herrn Adam. Muss man die beiden Diagnosen dabei getrennt betrachten?

Tab. 2.2 Ausschnitt aus einer Diagnosen-Nomenklatur.

Topographie		Morphologie	
T260	Bronchus	M001	akuter Verlauf
T270	Bronchiolus	...	
...		M400	Entzündung
T680	(Intestinum) rectum	...	
T681	Tunica mucosa recti	M800	Tumor
...		M801	beniger Tumor
T690	Anus	M802	Tumor unbekannter Dignität
...		M803	maligner Tumor
		...	

Tab. 2.3 Ausschnitt aus einer Diagnosen-Klassifikation.

...
K154.- Bösartige Neubildung des Rektums und des Anus
    K154.1 Bösartige Neubildung des Rektums
    K154.2 Bösartige Neubildung des Analkanals
    K154.3 Bösartige Neubildung des Anus
        ausschließlich: der Perianalhaut → K172.5
...
    K172.5 Bösartiges Melanom der Haut des Körperstamms
...
K491.- Chronische Bronchitis
    K491.1 Einfache chronische Bronchitis
    K491.2 Obstruktive chronische Bronchitis
    K491.3 Sonstige Formen der chronischen Bronchitis
    K491.9 Nicht näher bezeichnete chronische Bronchitis
...

Übung 7   In Tabelle 2.3 steht Ihnen der Ausschnitt einer Diagnosen-Klassifikation zur Verfügung. Klassieren Sie die Diagnosen von Herrn Adam („Rektum-Ca., 15 cm Höhe – chron. Bronchitis").

3 Wichtige medizinische Ordnungssysteme

Einleitung

In diesem Kapitel wollen wir Ihnen einige der wichtigsten Ordnungssysteme in der Medizin vorstellen.

Es gibt darüber hinaus noch eine Vielzahl weiterer Ordnungssysteme, die vor allem in spezialisierten Bereichen durchaus verbreitet sein können. Außerdem müssen für bestimmte Vorhaben, z.B. für wissenschaftliche Studien, auch dedizierte Ordnungssysteme entwickelt werden. Da auch diese Systeme oft mehreren, zum Teil extern motivierten Aufgaben dienen, sollten sie nach Möglichkeit als Erweiterung eines allgemeineren Systems angelegt sein.

Begleitend zu diesem Kapitel sollten Sie sich mit den beschriebenen Ordnungssystemen selbst beschäftigen, um ein Gefühl für den Umgang mit ihnen zu bekommen und auch die praktischen Schwierigkeiten dabei kennen zu lernen. Zu den meisten von ihnen besteht eine kostenfreie Zugriffsmöglichkeit über das Internet.

Was sollen Sie lernen?

In diesem Kapitel sollen Sie die wichtigsten Ordnungssysteme in der Medizin kennen lernen. Sie sollen sich
- mit wesentlichen Punkten ihrer Entstehungsgeschichte,
- mit ihrer grundlegenden Struktur und
- mit den Prinzipien ihrer Anwendung vertraut machen.

3.1 Internationale Klassifikation der Krankheiten (ICD)

Einleitung

Die Internationale Klassifikation der Krankheiten und verwandter Gesundheitsprobleme (englisch: International Statistical Classification of Diseases and Related Health Problems: ICD) ist die wichtigste, weltweit anerkannte Diagnosenklassifikation in der Medizin. Sie wird seit ihrer 6. Revision (1948) von der Weltgesundheitsorganisation (WHO) herausgegeben.

Die WHO verwendet die ICD für ihre weltweite Morbiditäts- und Mortalitätsstatistik (unter www.who.int/whosis finden Sie weitere Informationen). In vielen Ländern der Erde dient sie auf nationaler, regionaler oder institutioneller Ebene den verschiedensten Zwecken. Dazu gehören die Gesundheitsberichterstattung, die Vergütung medizinischer Leistungen und die Steuerung der Versorgungsqualität (siehe Qualität der Patientenversorgung). Die ICD ist kein sehr detailliertes Ordnungssystem und wird deshalb in der klinischen Forschung nur am Rande eingesetzt.

Entstehung

Die Grundlagen zur ICD wurden 1855 von William Farr gelegt. Darauf baute das von Jacques Bertillon 1893 vorgelegte „Verzeichnis der Todesursachen" auf, das 1899 vom Internationalen Statistischen Institut (ISI) zur internationalen Anwendung empfohlen wurde. Gleichzei-

tig beschloss man, in zehnjährigen Abständen Revisionen vorzunehmen.
Seit die Weltgesundheitsorganisation (WHO) auf der 6. Revisionssitzung 1948 die Herausgeberschaft übernommen hatte, sollte die ICD nicht mehr nur für die Erstellung von Mortalitäts-, sondern auch von Morbiditätsstatistiken geeignet sein. Zu diesem Zeitpunkt wurde sie auch in „Internationale Klassifikation der Krankheiten und Todesursachen" umbenannt. 1989 wurde die 10. Revision verabschiedet (ICD-10). Sie hat heute in den meisten Ländern die ICD-9 ersetzt.
Die ICD-10 wird auch in den nächsten Jahren noch eingesetzt werden, wobei die WHO laufend Aktualisierungen vornimmt, z.B. beim Auftreten neuer Erkrankungen. Eine ICD-11 ist erst nach 2010 zu erwarten.

3.1.1 Die 10. Revision (ICD-10)

Aufbau

Die „Internationale statistische Klassifikation der Krankheiten und verwandter Gesundheitsprobleme, 10. Revision" (ICD-10) ist eine einachsige, monohierarchische Klassifikation.
Die ICD-10 kann als „Dreistellige Allgemeine Systematik (DAS)" mit einer dreistelligen Notation verwendet werden oder in ihrem vollen Umfang als „Vierstellige Ausführliche Systematik (VAS)" mit einer Notation, die vierstellig und in einzelnen Bereichen sogar fünfstellig ist.
Die Notation ist alphanumerisch. An der 1. Stelle steht ein Buchstabe, an der 2.–5. Stelle eine Ziffer; die 4. und 5. Stelle sind durch einen Punkt von den ersten drei Stellen abgetrennt.

Umfang

Die ICD-10 gliedert sich hierarchisch in
- 21 Krankheitskapitel (z.B. Kapitel IV: Endokrine, Ernährungs- und Stoffwechselkrankheiten; siehe Tabelle 3.1),
- 261 Krankheitsgruppen (z.B. Gruppe E10–E14: Diabetes mellitus),
- mehr als 2000 Krankheitsklassen der DAS (z.B. Klasse E10: Insulinabhängiger Diabetes mellitus),
- mehr als 12 000 Krankheitsklassen der VAS (z.B. Klasse E10.1: Insulinabhängiger Diabetes mellitus mit Ketoazidose ohne Angabe eines Komas).

Besonderheiten

Durch die alphanumerische Notation hat sich die Anzahl möglicher Schlüssel gegenüber der ICD-9 wesentlich erhöht, die noch eine rein numerische Notation aufwies. Die Schlüssel U50–U99 wurden für Forschungszwecke freigehalten.
Die Klassenbildung ist hauptsächlich durch statistische Kriterien wie die Prävalenz einer Krankheit motiviert.

Tab. 3.1 Krankheitskapitel der ICD-10.

Kapitel	Bezeichnung	Code (DAS)
I	Bestimmte infektiöse und parasitäre Krankheiten	A00–B99
II	Neubildungen	C00–D48
III	Krankheiten des Blutes und der blutbildenden Organe sowie bestimmte Störungen mit Beteiligung des Immunsystems	D50–D89
IV	Endokrine, Ernährungs- und Stoffwechselkrankheiten	E00–E90
V	Psychische und Verhaltensstörungen	F00–F99
VI	Krankheiten des Nervensystems	G00–G99
VII	Krankheiten des Auges und der Augenanhangsgebilde	H00–H59
VIII	Krankheiten des Ohres und des Warzenfortsatzes	H60–H95
IX	Krankheiten des Kreislaufsystems	I00–I99
X	Krankheiten des Atmungssystems	J00–J99
XI	Krankheiten des Verdauungssystems	K00–K93
XII	Krankheiten der Haut und der Unterhaut	L00–L99
XIII	Krankheiten des Muskel-Skelett-Systems und des Bindegewebes	M00–M99
XIV	Krankheiten des Urogenitalsystems	N00–N99
XV	Schwangerschaft, Geburt und Wochenbett	O00–O99
XVI	Bestimmte Zustände, die ihren Ursprung in der Perinatalperiode haben	P00–P96
XVII	Angeborene Fehlbildungen, Deformitäten und Chromosomenanomalien	Q00–Q99
XVIII	Symptome und abnorme klinische und Laborbefunde, die anderenorts nicht klassifiziert sind	R00–R99
XIX	Verletzungen, Vergiftungen und bestimmte andere Folgen äußerer Ursachen	S00–T98
XX	Äußere Ursachen von Morbidität und Mortalität	V01–Y98
XXI	Faktoren, die den Gesundheitszustand beeinflussen und zur Inanspruchnahme des Gesundheitswesens führen	Z00–Z99

Der Hierarchie des Ordnungssystems liegt kein einheitliches semantisches Bezugssystem zugrunde: Die meisten Kapitel orientieren sich an einem Körpersystem (an der Topographie), einige an der Krankheitsursache (Ätiologie), andere wiederum an den Krankheitserscheinungen (Pathologie; siehe Tabelle 3.1). Bestimmte Krankheitsbeschreibungen könnten deshalb mehr als einer Klasse der Klassifikation zugeordnet werden. Um die Klassierung reproduzierbar zu machen, enthält die ICD-10 Klassierungsregeln mit einer Vielzahl von Ein- und Ausschlusskriterien. Die akute Bronchitis beispielsweise wird als vierstellige Spezialisierung der Klasse J20.- (akute Bronchitis) klassiert – außer sie stellt eine allergische Reaktion dar, dann handelt es sich um eine Spezialisierung der Klasse J45.- (Asthma).

Semantisches Bezugssystem

Normalerweise verlangt die ICD, wie jede Klassifikation, dass der Krankheitsprozess klassiert, also eindeutig einer Klasse zugeordnet wird. In einigen Fällen ist es jedoch möglich, die lokalisierte Manifes-

†-* Notation

tation einer Grunderkrankung zusätzlich zu codieren. Die Grunderkrankung wird dann mit einem Kreuz (†) markiert, die lokalisierte Manifestation mit einem Stern (*). Zum Beispiel wird eine Meningitis, die als Komplikation der Röteln auftritt, als B06.0† (Röteln mit neurologischen Komplikationen) und G02.0* (Meningitis bei viralen Infektionen) codiert.

Der *-Code dient dazu, Fälle mit Meningitis in der Dokumentation wiederzufinden; bei Auswertungen, in denen jeder Fall nur einmal gezählt werden darf, wird er jedoch nicht berücksichtigt.

Modifikatoren Im Grunde ist es für die Zuweisung einer ICD-Klasse unerheblich, ob die betreffende Krankheit akut vorliegt, ob lediglich ein Verdacht darauf bestand, der abgeklärt wurde, oder ob sich der Patient in der Nachsorge für eine bereits behandelte Krankheit befindet. Spätestens dann jedoch, wenn die ICD-Klassierung in die Berechnung der Leistungsvergütung eingeht, können diese Unterschiede sehr wohl eine Rolle spielen. Dafür wurden Zusatzkennzeichen, so genannte Modifykatoren oder Modifyer, entwickelt. Typisch sind die Angaben *V.a.,* Verdacht auf eine Erkrankung, *Z.n.,* Zustand nach einer Erkrankung, *A.,* Ausschluss einer Erkrankung. Weiterhin wird oft die Lateralität als Modifikator angegeben, z.B. *L,* links, *R,* rechts und *B,* beiderseits. Die Verwendung von Modifikatoren ist national unterschiedlich geregelt.

Auszug Auszug aus der VAS der ICD-10:

KAPITEL XI: Krankheiten des Verdauungssystems (K00–K93)
Exkl.   Angeborene Fehlbildungen, Deformitäten und Chromosomenanomalien (Q00–Q99)
Bestimmte infektiöse und parasitäre Krankheiten (A00–B99)
Bestimmte Zustände, die ihren Ursprung in der Perinatalperiode haben (P00–P96)
[…]

Krankheiten des Ösophagus, des Magens und des Duodenums (K20–K31)
Exkl.   Hiatushernie (K44.-)
[…]

K22   *Sonstige Krankheiten des Ösophagus*
Exkl.   Ösophagusvarizen (I85.-)

K22.0   *Achalasie der Kardia* [eine Funktionsstörung der unteren Speiseröhre]
Achalasie o.n.A.
Kardiospasmus
Exkl.   Angeborener Kardiospasmus (Q39.5)

K22.1   *Ösophagusulkus*
[…]

3.1.2 Erweiterungen der ICD

Wozu Erweiterungen?

Die ICD ist eine sehr allgemeine Krankheitsklassifikation, die von der WHO aus einem globalen, mortalitätsorientierten Blickwinkel konzipiert wurde. Viele medizinische Fachgebiete betrachten sie als unzureichend für ihre Forschungs- und Berichtszwecke. Deshalb haben sie Erweiterungen der ICD erstellt, welche den fachspezifischen Interessenbereich durch zusätzliche Unterklassen detaillierter abdecken. Unter anderem gibt es ICD-Erweiterungen für die Augenheilkunde, die Dermatologie, die Kinderheilkunde, die Neurologie, die Onkologie (ICD-O, siehe unten), die Orthopädie und die Rheumatologie. Idealerweise wird eine Erweiterung so konstruiert, dass eine fachspezifische Unterklasse eindeutig und automatisch auf eine reguläre Klasse der ICD zurückgeführt werden kann.

ICD-CM

Obwohl auch in den USA die ICD für Mortalitätsstatistiken eingesetzt wird, wurde dort für den klinischen Bereich bereits vor längerer Zeit eine *Clinical Modification* (ICD-CM) entwickelt, welche die ICD-Begriffe erweitert, modifiziert und verdeutlicht. Während zur Mortalitätserhebung bereits seit 1999 die ICD-10 eingesetzt wird, befindet sich die ICD-10-CM noch in einer öffentlichen Kommentierungsphase; offizielle Version ist weiterhin die ICD-9-CM. Die ICD-9-CM wurde u.a. ins Französische, Holländische, Spanische und Portugiesische übersetzt.

ICD-O

1976 hat die WHO die erste *International Classification of Diseases for Oncology (ICD-O)* veröffentlicht. Der topographische Code der ICD-O erweitert das Kapitel II „Neubildungen" der ICD, um eine genauere Lokalisierung des Tumors angeben zu können. Der morphologische Code beschreibt Eigenschaften des Tumors einschließlich seines Zelltyps und seiner biologischen Aktivität. Im Jahr 2000 hat die WHO die neueste, 3. Revision herausgegeben (ICD-O-3), welche vom DIMDI (siehe Abschnitt 9.1.4) ins Deutsche übersetzt wurde.

Reduzierte Ausgaben

Es werden aber nicht nur Erweiterungen, sondern auch reduzierte Versionen der ICD eingesetzt. In Deutschland gibt es z.B. eine *ICD-10-Ausgabe für die Zwecke des 5. Sozialgesetzbuches (ICD-10-GM für German Modification)*, aus der „verzichtbare" Klassen gestrichen wurden (z.B. Spezifizierungen von Krankheiten, die in Westeuropa sehr selten sind, oder Angaben zu bestimmten äußeren Umständen, die für die Zwecke des Gesetzes nicht benötigt werden). Für Hausärzte gilt eine noch weiter reduzierte Version, der so genannten Minimalstandard. In Österreich gilt vornehmlich für den stationären Bereich die *ICD-10 BMSG 2001*, die auf der Grundlage der ICD-10-GM entwickelt wurde. Dagegen wird in der Schweiz praktisch die vollständige WHO-Ausgabe genutzt. (Natürlich können in allen Versorgungseinrichtungen intern die vollständigen oder auch erweiterten Klassifikationen verwendet werden.)

3.2 Prozedurenklassifikationen

Einleitung

Das Ziel der Kosten- und Leistungstransparenz steht im Vordergrund bei den Bemühungen, medizinische Versorgungsmaßnahmen bzw. Prozeduren zu klassifizieren. Deshalb konzentrieren sich die ersten Ansätze auch auf operative und andere apparativ aufwendige Maßnahmen. Vor allem im Zuge der Einführung diagnosen- und therapieorientierter Fallgruppensysteme (siehe Abschnitt 3.5) mussten die Prozedurenklassifikationen erweitert werden, um den Aufwand einer Fallgruppe korrekt abzubilden.

3.2.1 Internationale Klassifikation der Prozeduren in der Medizin (ICPM)

Bedeutung

Die von der WHO publizierte *International Classification of Procedures in Medicine (ICPM)* bildet die Grundlage einer ganzen Reihe von Prozedurenklassifikationen. In erweiterter und modifizierter Form ist sie in vielen Ländern der Erde fester Bestandteil der Gesundheitsberichterstattung und der Finanzierungsmechanismen für medizinische Versorgungsleistungen.

Entstehung

Die WHO hat die ICPM 1978 für Forschungszwecke veröffentlicht. Die Einteilung der Prozeduren ist relativ grob. Einen Revisionsdienst konnte die WHO wegen der besonderen Dynamik im Bereich medizinischer Prozeduren nicht anbieten. Die ICPM der WHO stellte also nur den Rahmen für nationale Erweiterungen und Aktualisierungen dar.

Erweiterungen und Modifikationen

In den USA wird für das offizielle Berichtswesen im Krankenhausbereich die *ICD-9-CM, Band 3,* eingesetzt. Es handelt sich dabei um eine Prozedurenklassifikation, die auf dem Kapitel „Operative Prozeduren" der ICPM aufsetzt, und die außer dem Namen nichts mit der Diagnosenklassifikation ICD-9 zu tun hat. In der ICD-10-CM (siehe Abschnitt 3.1) wird übrigens eine völlig neu entwickelte Prozedurenklassifikation, die ICD-10-PCS, eingeführt. Diese Klassifikation stellen wir Ihnen im Abschnitt 3.2.2 vor.

Eine Erweiterung der ICPM, die in den Niederlanden erarbeitet wurde, die ICPM-DE (dutch extension), war wiederum Ausgangspunkt für die deutsche Modifikation der ICPM, den *Operationen- und Prozedurenschlüssel (OPS),* der darüber hinaus noch Einflüsse des Internationalen Katalogs der Operationen (IKO) der ehemaligen DDR aufweist. Er wird beispielhaft im folgenden Abschnitt beschrieben.

Die *Schweizerische Operationsklassifikation (CHOP)* ist eine Übersetzung des Bandes 3 der ICD-9-CM (siehe oben) in drei Landessprachen der Schweiz: Deutsch, Französisch und Italienisch. Die Aktualisierungen der ICD-9-CM, Vol. 3, werden jährlich übernommen und resultieren in einer neuen Version.

Neue Entwicklungen

Das Aufbau der ICPM und ihrer Nachfolgesysteme als einachsige Klassifikation wird mittlerweile als veraltet betrachtet. Neuere Entwicklungen, wie z.B. das ICD-10-PCS (siehe Abschnitt 3.2.2), werden als mehrachsige Klassifikationen entworfen, um größere Flexibilität und kleinere Ordnungssysteme zu erhalten.

Die WHO sieht einen dringenden Bedarf an einem international einheitlichen, modernen Ordnungssystem für „Gesundheitsinterventionen". Derzeit existiert aber lediglich die erste Testversion einer „International Classification of Health Interventions (ICHI)". Sie ist abgeleitet von einer australischen Klassifikation (ACHI) und ist vorerst nur für Länder gedacht, die noch kein Ordnungssystem für Prozeduren eingeführt haben. Bausteine für ein zukünftiges internationales Ordnungssystem könnten neben dem ICD-10-PCS und der ACHI die Canadian Classification of Interventions (CCI) und die französische Classification des Actes Médicaux (CCAM) sein.

3.2.2 Operationen- und Prozedurenschlüssel (OPS)

Bedeutung

Der *Operationen- und Prozedurenschlüssel (OPS)* wird in Deutschland seit 1994 vom DIMDI herausgegeben und gepflegt. Er wird jährlich aktualisiert. Der OPS ist die offizielle Prozedurenklassifikation für Leistungsnachweis und -abrechnung der deutschen Krankenhäuser. Er spielt eine bedeutende Rolle in der Definition und Zuweisung von Fallgruppen nach dem DRG-System (siehe Abschnitt 3.5).

Aufbau

Der OPS übernimmt nur einen Teil der Kapitel der WHO-Ausgabe der ICPM (ursprünglich vor allem die chirurgischen Prozeduren, siehe Tabelle 3.2). Innerhalb dieser Kapitel allerdings wurden die Einträge spezifiziert und erweitert, insbesondere im Zusammenhang mit der Einführung der Fallgruppierungssysteme.

Umfang

Der OPS ist eine monohierarchische Klassifikation. Er ist unterteilt in
- 5 Prozedurenkapitel (z.B. Kapitel 5: Operationen; siehe Tabelle 3.2);
- 60 Bereichsüberschriften (z.B. 5-29 bis 5-31: Operationen an Pharynx, Larynx und Trachea);
- 219 Prozedurenklassen in der dreistelligen Systematik (z.B. Klasse 5-31: Andere Larynxoperationen und Operationen an der Trachea);
- mehr als 1300 Prozedurenklassen in der vierstelligen Systematik (z.B. Klasse 5-314: Exzision, Resektion und Destruktion (von erkranktem Gewebe) der Trachea);
- mehr als 7300 Prozedurenklassen in der fünfstelligen Systematik (z.B. Klasse 5-314.1: Resektion);
- mehr als 16 000 zusätzliche Prozedurenklassen in der sechsstelligen Systematik (z.B. 5-314.11: Mit End-zu-End-Anastomose);

Für „nicht-amtliche" Zwecke bietet das DIMDI eine Erweiterung der Klassifikation mit weiter spezifizierten Klassen an.

Notation

Die verwendete Notation ist in den ersten vier Stellen numerisch, in der fünften und sechsten Stelle alphanumerisch. Ein *x* an der 5. bzw. 6. Stelle bezeichnet beispielsweise immer *sonstige Prozeduren,* ein *y* *nicht näher bezeichnete Prozeduren.*

Tab. 3.2 Prozedurenkapitel des OPS, Version 2005 (DIMDI, 2004). Die Lücken spiegeln die Auslassungen im Hinblick auf die ICPM der WHO wider.

1	Diagnostische Maßnahmen
3	Bildgebende Diagnostik
5	Operationen
8	Nichtoperative therapeutische Maßnahmen
9	Ergänzende Maßnahmen

Anmerkungen
- Die Gliederung ist topographisch orientiert, auf eine Orientierung am Fachgebiet wurde verzichtet.
- Es sind nicht alle Positionen der vierstelligen Systematik besetzt. Die Lücken wurden zugunsten der Vergleichbarkeit mit der WHO-Ausgabe der ICPM in Kauf genommen.
- Komplexe Eingriffe (z.B. mit einem Wechsel des OP-Gebietes) erfordern gelegentlich eine Mehrfachnotierung. In diesem Falle ist der „inhaltlich leitende" Begriff relevant für die Klassierung.
- Eine zusätzliche Notation ist auch im Falle der Versorgung intraoperativer Komplikationen, mehrfacher Verletzungen sowie bei mikrochirurgischen oder vorzeitig abgebrochenen Eingriffen und Reoperationen vorgesehen.
- Zur korrekten Anwendung der Klassifikation sind Ein- und Ausschlussregeln sowie weitere Hinweise formuliert, die jeweils auf der höchstmöglichen Hierarchieebene angegeben sind (siehe Beispiel).

Auszug

Auszug aus der sechsstelligen Systematik des OPS:

Operationen an Pharynx, Larynx und Trachea (5-29...5-31)

Hinweis: Die Anwendung mikrochirurgischer Technik ist, sofern nicht als eigener Kode angegeben, zusätzlich zu kodieren (5-984).
Die Durchführung der Operation im Rahmen der Versorgung einer Mehrfachverletzung ist zusätzlich zu kodieren (5-981).

[...]
5-31 Andere Larynxoperationen und Operationen an der Trachea
  [...]
  5-314 Exzision, Resektion und Destruktion (von erkranktem Gewebe) der Trachea
    5-314.0   Exzision
    5-314.1   Resektion
      5-314.11 Mit End-zu-End-Anastomose
      5-314.12 Mit Anlegen eines Tracheostoma
      5-314.13 Mit Plastik (Stent)
      5-314.1x Sonstige

5-314.2 Destruktion
5-314.x Sonstige
5-314.y Nicht näher bezeichnet (n.n.bez.)

[...]

3.2.3 ICD-10-PCS Prozedurenklassifikation

Bedeutung

Im Auftrag der US Health Care Financing Administration (HCFA, heute Centers for Medicare & Medicaid Services, CMS; www.cms.gov) begann die Firma 3M Health Information Systems 1995 damit, ein vollständig neues Ordnungssystem für medizinische Prozeduren unter dem Namen ICD-10-Procedure Coding System (ICD-10-PCS) zu entwickeln. Es soll als neuer Band 3 der ICD-10-CM erscheinen (siehe Abschnitt 3.1).
Ziel der Entwicklung war ein korrektes, eindeutiges, erweiterbares und effizientes Ordnungssystem für alle medizinischen Prozeduren nach den neuesten methodischen Erkenntnissen. Der Entwicklungsphase folgten umfangreiche Anwendungstests und Verbesserungszyklen. Andere Länder prüfen die Möglichkeit, das ICD-10-PCS langfristig in ihre Gesundheitssysteme zu übernehmen.

Aufbau

Das ICD-10-PCS bildet eine mehrachsige Klassifikation. Die Notation ist alphanumerisch (auf die Buchstaben I und O hat man verzichtet, um eine Verwechslung mit 1 und 0 zu vermeiden). Jeder Prozedurencode hat 7 Stellen. Der Buchstabe Z zeigt an, dass eine Stelle für eine bestimmte Prozedur nicht zutrifft.

Tab. 3.3 Abschnitte des ICD-10-PCS (US Centers for Medicare and Medicaid Services, CMS, Final Draft 1/2005).
Der *Identifier* liefert die erste Stelle der Notation.

Identifier	Section
0	Medical and Surgical
1	Obstetrics
2	Placement
3	Administration
4	Measurement and Monitoring
5	Extracorporeal Assistance and Performance
6	Extracorporeal Therapies
7	Osteopathic
8	Miscellaneous
9	Chiropractic
B	Imaging
C	Nuclear Medicine
D	Radiation Oncology
F	Physical Rehabilitation and Diagnostic Audiology
G	Mental Health

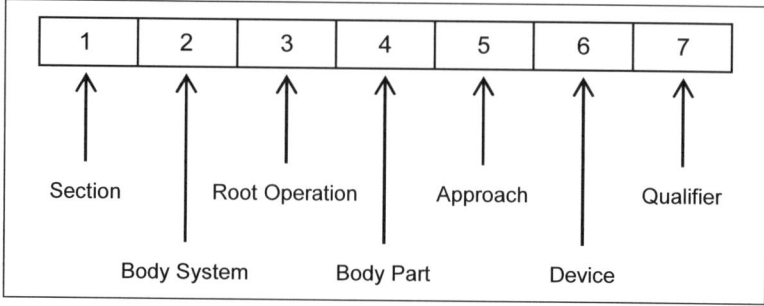

Abb. 3.1 PCS Stellenzuordnung für die Abschnitte *Medical and Surgical* sowie *Obstetrics* (CMS, Final Draft 1/2005).

Abschnitte
- Das Ordnungssystem ist in 16 Abschnitte eingeteilt, die durch die erste Stelle der Notation repräsentiert werden (siehe Tabelle 3.3).
- Die Bedeutung der weiteren Stellen variiert von Abschnitt zu Abschnitt. Für die ersten beiden Abschnitte, 0 und 1, sind die Zuordnungen in Abbildung 3.1 dargestellt.

Body system
- Außer in den Abschnitten *Rehabilitation* und *Mental Health* wird hier das betroffene Körpersystem benannt. Beispiele: Zentrales Nervensystem (0), obere Arterien (3), Auge (8), Atmungssystem (B), untere Extremitäten (Z) etc.

Root operation
- Der Basiseingriff, dritte Stelle bei den 13 operativen Abschnitten, kennzeichnet das grundlegende Ziel der Operation. Es gibt 30 exakt definierte Basiseingriffe, auf die sich alle Operationen abbilden lassen, z.B. Bypass (1), Dilatation (7), Exzision (B), Verschluss (L), Resektion (T), oder Transplantation (Y).

Body part / region
- Der Körperteil bzw. die Körperregion, wo die Maßnahme durchgeführt wird; die Auswahl wird beschränkt sowohl durch das Körpersystem als auch durch den Basiseingriff. Beispielsweise kann im Körpersystem *Herz und große Gefäße (2)* eine *Drainage (9)* nur am Körperteil *Perikard (P)*, eine *Dilatation (7)* dagegen an den Arterien, Venen, Herzklappen etc. vorgenommen werden.

Approach
- Der operative Zugang zum betroffenen Körperteil. Es gibt Zugänge durch die Haut (perkutan, perkutan endoskopisch etc.) oder durch eine Körperöffnung; unter Umständen ist auch kein Zugang erforderlich (z.B. bei Hautexzisionen).

Devices
- Hier werden solche Hilfsmittel vermerkt, die nach Beendigung der Prozedur im Körper verbleiben, z.B. Drainagen oder synthetischer Gewebeersatz.

Qualifier
- Zusatzinformation, spezifisch für die jeweilige Prozedur.

Beispiele

Beispielnotationen aus dem Abschnitt 0, Medical and Surgical Procedures:
  097H1DZ   Ear, Nose, Sinus (9): Dilation (7): Eustachian Tube, right (H): Open Intraluminal (1): with Intraluminal Device (D): no qualifier (Z)
  04100ZH   Lower Arteries (4): Bypass (1), Abdominal Aorta (0), Open (0): no device (Z): to Femoral Artery, right (H)

0KQ007Z   Muscles (K): Repair (Q): Head Muscles (0): Open (0) with Autograft (7): no qualifier (Z)

Weitere Informationen

Eine nähere Beschreibung der Klassifikation und Trainingsmaterial finden Sie bei den US Centers for Medicare & Medicaid Services (CMS; http://cms.hhs.gov).

Codierprozess

Wegen der mehrachsigen Struktur der Klassifikation erfolgt das Notieren in einem sequentiellen Prozess. Sieben Entscheidungen müssen getroffen werden, beginnend mit der Auswahl des Abschnitts, des Körpersystems, des Basiseingriffs etc.

Index

Für die ersten drei Entscheidungen steht ein alphabetischer Index zur Verfügung, den allerdings ein geübter Codierer nicht benötigt.

Tabellen

Die Festlegung der ersten drei Stellen führt auf eine meist einseitige Tabelle, aus der alle möglichen weiteren Codes abzulesen sind.

Anmerkungen

Zum Schluss noch einige Anmerkungen zum ICD-10-PCS:
- Im Gegensatz zu konventionellen Klassifikationen, wie der ICD, versucht das PCS die Restklassen „sonstige" und „nicht näher spezifiziert" zu vermeiden, um die Spezifität der Klassierung zu erhöhen. In der praktischen Anwendung kommt es aber nicht ohne solche Restklassen aus.
- Die Spezifität wird weiterhin durch das mehrachsige Design erhöht, ohne dass die Größe der Klassifikation übermäßig ansteigt. Allerdings erscheint die inhaltliche Differenzierung vor allem der anatomischen Achse (body part) als nicht ausreichend.
- Die präzisen Begriffsdefinitionen machen die Klassierung reproduzierbar und verbessern damit die Ergebnisse von Recherchen und Statistiken. Allerdings ist die Anwendung des Systems nicht ganz einfach und erfordert einen erheblichen Schulungsaufwand.
- Der Codierprozess kann durch Computerunterstützung erheblich vereinfacht werden, es bleibt aber zunächst bei der Notwendigkeit bewusster Entscheidungen auf den genannten 7 Stufen.
- Bestimmte Auswertungsziele, wie der Vergleich von Versorgungseinrichtungen oder das Bilden von Fallgruppen für die pauschale Vergütung, setzen die Einteilung der Fälle in eine ausreichend kleine Anzahl von Klassen voraus. Wegen der hohen Spezifität des PCS müssen diese Klassen für alle möglichen PCS-Notationen in Form einer Abbildungsfunktion definiert werden. Mit dieser Abbildungsfunktion kann die Klassenbildung – ähnlich wie im DRG-System – automatisch erfolgen. Bei jeder Änderung des PCS muss dafür allerdings auch die Abbildungsfunktion revidiert werden.

3.3 Systematisierte Nomenklatur der Medizin (SNOMED)

Bedeutung und Zielsetzung

Die Systematisierte Nomenklatur der Human- und Veterinärmedizin (SNOMED) ist die wichtigste allgemeine Nomenklatur in der Medizin. Ihr Ziel ist es, medizinische Aussagen so zu kennzeichnen bzw. zu indexieren, dass ihre inhaltlichen Elemente möglichst vollständig erfasst sind. Damit können auch sehr spezielle Suchanfragen bearbeitet und mit hohem Recall (siehe Vollzähligkeitsrate) und hoher Präzision (siehe Relevanzrate) beantwortet werden. Es können gezielte Querverbindungen zu anderen Informations- und Wissenssammlungen (Fallsammlungen, Literaturdatenbanken) hergestellt werden. Die formalen Indizes ermöglichen es spezialisierten Programmen, die Entscheidungen zum weiteren klinischen Vorgehen differenziert zu unterstützen.

Die SNOMED-Indexierung stellt eine detaillierte, sprachunabhängige Repräsentation der medizinischen Aussage dar. Wenn Übersetzungen derselben SNOMED-Ausgabe verwendet werden, können die Aussagen automatisch in eine andere Sprache übersetzt werden.

Entstehung

Die SNOMED stellt eine Erweiterung der Systematized Nomenclature of Pathology (SNOP) dar, die erstmals 1965 erschienen ist. Beide Nomenklaturen werden in ihrer US-amerikanischen Version vom College of American Pathologists (CAP) herausgegeben.

Eine erste Version der *Systematized Nomenclature of Medicine* erschien in den Vereinigten Staaten im Jahr 1975. Ihr folgte 1979 eine überarbeitete Version (SNOMED 2nd edition). Daraus entwickelte Friedrich Wingert eine erweiterte, deutschsprachige Fassung (SNOMED II). Diese wiederum beeinflusste die vom CAP im Jahr 1993 vorgestellte Version *SNOMED International* oder SNOMED III. SNOMED international wurde in eine Reihe von Sprachen übersetzt und wird in mehr als 30 Ländern weltweit genutzt.

Im Jahr 2000 hat das CAP die *SNOMED Reference Terminology* (SNOMED RT) veröffentlicht. Bereits im Jahr 2002 erschien dann die *SNOMED Clinical Terms* (SNOMED CT), eine gemeinsame Entwicklung mit dem britischen National Health Service (NHS), in der SNOMED RT mit den britischen *Clinical Terms, Version 3* (CTV3, auch Read Codes) zu einer umfassenden klinischen Nomenklatur zusammengeführt wurden.

3.3.1 SNOMED II

Aufbau

Die SNOMED II wurde ausschließlich in deutscher Sprache herausgegeben. Sie enthält 7 Achsen, die jeweils eigene semantische Bezugssysteme widerspiegeln: Topographie (Abkürzung T), Morphologie (M), Ätiologie (E = etiology), Funktion (F), Krankheit (D = disease), Prozedur (P) und Beruf (J = job).

Einzelne Begriffe dieser Bezugssysteme können durch folgendes Aussagemodell zu einer medizinischen Aussage verknüpft werden (P. steht für P1, P2, ..., M. für M1, ... etc.):

„Die morphologischen Veränderungen M. an den Lokalisationen T. wurden hervorgerufen durch die Wirkfaktoren E. Sie haben zu den Funktionsstörungen F. geführt. Ein Zusammenhang mit den Berufen J. des Patienten ist zu erwägen.

Die Störungen werden mit den Krankheitsbegriffen D. kategorisiert. Sie haben die Durchführung der Prozeduren P. veranlasst."

Tab. 3.4 Anzahl der Einträge in die jeweiligen Bezugssysteme der aktuellen deutschen Fassung der SNOMED (SNOMED II).

Abkürzung	Semantisches Bezugssystem	Anzahl der Einträge
T	Topographie	17 718
M	Morphologie	13 951
E	Ätiologie	16 265
F	Funktion	11 240
D	Krankheit	14 600
P	Prozedur	5473
J	Beruf	1439
	(Informationsqualifikatoren und syntaktische Verknüpfungen)	56
	Summe:	80 742

Beispiel

Ein Schiffskoch (J53150) wird mit den Symptomen Fieber (F03003), Schüttelfrost (F03260) und Diarrhöe (F62400) als Notfall in ein Krankenhaus aufgenommen (P00300). Dort wird eine akute Entzündung (M41000) des Magens (T63000) und des Duodenums (T64300), hervorgerufen durch Salmonella cholerae-suis (E16010), festgestellt und als Gastroenteritis paratyphosa (D01550) diagnostiziert.

Besonderheiten

Innerhalb ihrer Achsen ist die SNOMED II hierarchisch strukturiert. Synonyme Bezeichnungen werden angegeben, ebenso wie Querverweise auf andere Achsen. Die deutsche Fassung der Nomenklatur enthält insgesamt etwa 81 000 Einträge (siehe Tabelle 3.4).

Die Notation der SNOMED II setzt sich aus dem Achsenbezeichner (z.B. T für Topographie) und einer duodezimalen, 5-stelligen Zahl zusammen (X und Y stehen für 10 und 11). Beispiele: T8X500, MY3310, F80000.

Alle medizinischen Aussagen können weiter qualifiziert werden: Es stehen „Informationsqualifikatoren" wie FH (Familienvorgeschichte von ...), TR (Behandlung notwendig von ...), CC (Hauptbeschwerde), LD (Labordiagnose), SD (Verdachtsdiagnose), HR (großes Risiko bezüglich ...) und andere zur Verfügung. Beispiele: FH D73540 (Koronarsklerose in der Familienanamnese), CC F71500 (Angina pectoris als Hauptbeschwerde).

Mehrere medizinische Aussagen können durch so genannte syntaktische Links miteinander verknüpft werden. Solche Links sind AW (assoziiert mit), DT (infolge), CW (in Übereinstimmung mit), IO (unabhängig von) und andere. Beispiel: T26000 M34000 DT T28000 M80103 (obturierter Bronchus infolge Lungenkarzinom).

Manche Einträge einer Achse sind per Definition mit einem bestimmten Eintrag oder einer Gruppe von Einträgen anderer Achsen verbunden. Auf diese Querverbindungen wird jeweils hingewiesen. Beispiel: D01820 (Kardiovaskuläre Syphilis) {T30 (Syst. cardiovasculare), E26010 (Treponema pallidum)}.

Auszug

Auszug aus dem Bezugssystem *Topographie* der SNOMED II:

T32 Cor
T32000 Cor
    syn.: Cardium
        Herz ...
T32010 Cor dex.
    syn.: Cor venosum
T32020 Cor sin.
    syn.: Cor arteriosum
T32030 Basis cordis
[...]

Auszug aus dem Bezugssystem *Morphologie* der SNOMED II:

M515 Lysis
    5. Stelle (515):   1 akut, 2 chron., 3 prim., 4 sek.
M51500 (Zyto)lyse
    beisp.:   Lipolyse {T1X010: Textus adiposus}
    syn.:   Lysis ...
M51520 Kollagenolyse
[...]

3.3.2 SNOMED Clinical Terms (SNOMED CT)

SNOMED RT + CTV3

SNOMED CT ist ein gemeinsames Produkt des College of American Pathologists (CAP) und des britischen National Health Service (NHS). Es verbindet die beiden umfassenden und erfolgreichen Systeme SNOMED RT des CAP und Clinical Terms Version 3 (CTV3) des NHS, die so genannten Read Codes. Ziel der Kooperation war es, die jeweiligen Kenntnisse und Erfahrungen zusammenzubringen, die Entwicklungskosten zu teilen, die Systeme gegenseitig zu evaluieren und zu internationalisieren. SNOMED CT ist als universelle, einheitliche klinische Terminologie konzipiert. Die erste Version wurde im Februar 2002 freigegeben.

Umfang, Abbildungsfunktionen und Sprachen

SNOMED CT enthält derzeit mehr als 360 000 Begriffe, über 980 000 englischsprachige Benennungen und ungefähr 1,45 Millionen explizite Relationen oder Begriffsbeziehungen. Durch die Integration weiterer Ordnungssysteme wächst die Nomenklatur ständig an. SNOMED CT bietet Abbildungsfunktionen unter anderem zur ICD-10 und zur ICD-O-3. Mit Hilfe der SNOMED CT-Indizes können also Sachverhalte automatisch klassiert werden – vorausgesetzt, sie wurden zuvor vollständig indexiert und die Klassierungsregeln konnten im Abbildungsalgorithmus vollständig berücksichtigt werden.

Aufbau

Das Ordnungssystem ist weiterhin mehrachsig, die Zahl der Achsen („Hierarchies") sogar auf 18 angewachsen. Allerdings stehen die Achsen hier nicht mehr gleichwertig nebeneinander, sondern sind in ein „Semantisches Netz", also ein Netz aus Begriffsbeziehungen eingebunden. Generalisierungen („IS-A relationships") verbinden dabei

Begriffe innerhalb einer Achse. Hierzu ein Beispiel aus der Achse „Klinischer Befund":

Arthritis IS-A *Arthropathie*
        IS-A *Gelenkbefund*
                IS-A *klinischer Befund.*

Explizite „Attribut-Beziehungen" verbinden dagegen Begriffe aus unterschiedlichen Achsen, hier zum Beispiel aus „Klinischer Befund" und „Anatomie" (welche auch die früher eigenständige Achse „Morphologie" enthält):

Arthritis ASSOZIIERTE MORPHOLOGIE *Entzündung*
(Entzündung IS-A *entzündliche Morphologie* […]
        IS-A *morphologisch veränderte Körperstruktur*
                IS-A *Anatomie)*

Arthritis BEFUNDLOKALISATION *Gelenkstruktur*
(Gelenkstruktur IS-A *Muskelskelettstruktur* […]
        IS-A *Anatomische Einheit*
                IS-A *Anatomie)*

Repräsentation als relationale Datenbank

Begriffe, Beziehungen und Benennungen werden nicht mehr wie in SNOMED II als Elemente einer starren, durch hierarchische Codes repräsentierten Struktur dargestellt und z.B. als Bücher oder Textdateien veröffentlicht. Stattdessen wurde ein einfaches relationales Datenbankmodell erstellt und das Semantische Netzwerk dort abgebildet. Die Codes der Begriffe und Beziehungen sind nicht mehr „sprechend", sondern reine Surrogate. Bei dem genannten Umfang ist ohnehin nur eine rechnerbasierte Nutzung der Nomenklatur denkbar.

Mehrsprachigkeit

Jeder Begriff und jede Begriffsbeziehung ist in der Datenbank mit ein oder mehreren natürlichsprachlichen Benennungen verbunden. Durch den Eintrag von Benennungen aus mehreren Sprachen in die Datenbank kann die Nomenklatur so auf einfache Weise eine Übersetzungsfunktion erhalten.

Stand, Sprachversionen

SNOMED CT wird laufend überarbeitet; halbjährlich wird ein neues „Release" veröffentlicht. In Großbritannien sollen alle medizinischen Versorgungseinrichtungen SNOMED CT sowohl für administrative Zwecke als auch als Basis einer NHS-weiten elektronischen Krankenakte verwenden. SNOMED CT unterstützt bisher die Sprachen (oder „Dialekte") US-Englisch, britisches Englisch und Spanisch. Die überwiegende Anzahl der Benennungen wurde auch ins Deutsche übersetzt.

3.4 Das TNM-System

Einleitung

Das TNM-System dient der einheitlichen Klassifizierung der anatomischen Ausdehnung maligner Tumorerkrankungen. Damit stellt es eine standardisierte Stadieneinteilung (Staging) für Krebserkrankungen bereit. Das TNM-System dient als Ergänzung zur topographischen und

Entstehung

histologischen Beschreibung der Tumoren, wie sie mit der ICD-O möglich ist, der onkologischen Zusatzklassifikation zur ICD.

Im Jahre 1953 einigte sich die *Unio Internationalis Contra Cancrum (UICC)* mit der *International Commission on Stage-Grouping in Cancer and Presentation of the Results of Treatment of Cancer* auf eine allgemeine Methode zur Klassifikation der Ausbreitung maligner Tumoren. Diese Methode, das TNM-System, war von Pierre Denoix seit dem Jahr 1943 entwickelt worden.

Im Laufe der nächsten Jahre präsentierte das *Committee on Clinical Stage Classification and Applied Statistics* der UICC eine Reihe von Klassierungsvorschlägen für verschiedene Krebslokalisationen, die 1968 in einem Handbuch zusammengefasst und nach und nach in 11 Sprachen übersetzt wurden.

Im Jahr 2002 erschien die 6. internationale Auflage der UICC, auch in deutscher Übersetzung (siehe Literaturverzeichnis).

Basisklassifikation

Die Ausdehnung einer (zuvor benannten) Tumorerkrankung wird durch Ziffern beschrieben, die jeweils einer von 3 Komponenten zugeordnet werden.

T (tumor) – Ausdehnung des Primärtumors: T0 bis T4;
N (nodule) – Vorhandensein bzw. Ausdehnung regionärer Lymphknotenmetastasen: N0 bis N3;
M (metastasis) – Vorhandensein von Fernmetastasen: M0 und M1.

Notationsbeispiele: T2N1M0, T3N1MX (X für „nicht beurteilbar").

Das TNM-System stellt damit im Wesentlichen eine dreiachsige Klassifikation dar.

Klassierungsregeln

Welche Klasse in der jeweiligen Beschreibungsachse anzugeben ist, ist in detaillierten Klassierungsregeln vorgegeben. Auf diesem Wege soll die Reproduzierbarkeit der Klassierung gesichert werden. Die Regeln gelten nicht allgemein, sondern nur bezogen auf einzelne *anatomische Regionen und Bezirke*, die nach dem topographischen Teil der ICD-O angegeben werden. Die Topographie der ICD-O orientiert sich am Kapitel *Neubildungen* der ICD-10. Ein Auszug:

Auszug

Definition des T2-Stadiums am Larynx (Kehlkopf):
Supraglottis (ICD-O Topographie C32.1):
 T2: Tumor infiltriert mehr als einen Unterbezirk der Supraglottis oder Glottis, mit normaler Stimmbandbeweglichkeit.
Glottis (ICD-O Topographie C32.0):
 T2: Tumor breitet sich auf Supraglottis und/oder Subglottis aus und/oder Tumor mit eingeschränkter Stimmbandbeweglichkeit.
Subglottis (ICD-O Topographie C32.2):
 T2: Tumor breitet sich auf ein Stimmband oder beide Stimmbänder aus, dies mit normaler oder eingeschränkter Beweglichkeit.

Verfeinerungen

Wenn in einzelnen Bereichen eine größere Spezifität nötig ist, sind die Hauptkategorien weiter unterteilt (z.B. T2a, T2b).

Über die drei Basisachsen der Klassifikation (also T, N, und M) hinaus kann jede Notation mit Präfixen und Zusatzklassen versehen werden. Präfixe werden in Kleinbuchstaben notiert und können auch kombiniert werden. Wichtige Präfixe sind

Präfixe

- *c* (clinical) für das vor der Behandlung ermittelte Stadium, das zur Auswahl der Behandlung beiträgt (c wird angenommen, wenn kein Präfix angegeben ist)
- *p* (pathologic) für das nach einer operativen Therapie mit histopathologischen Methoden ermittelte Stadium, das für die Prognose und Auswahl unterstützender Therapien verwendet wird.
- *r* für ein Tumorrezidiv des Primärtumors nach einer krankheitsfreien Zeit.

Folgende wichtige Zusatzklassifikationen sind vorgesehen:

Zusatzklassifikationen

Der *Certainty-Faktor C* drückt die diagnostische Sicherheit aus, abhängig von den eingesetzten diagnostischen Verfahren. Die möglichen Notationen sind C1 (diagnostische Standardverfahren, z.B. Palpation oder Standard-Röntgenaufnahmen), C2 (spezielle diagnostische Verfahren, z.B. CT, MRT, Endoskopie), C3 (operative Diagnostik, Biopsie und Zytologie), C4 (pathologische Untersuchung des operativ entfernten Tumors) und C5 (Autopsie).

Mit dem *histopathologischen Grading G* kann der Differenzierungsgrad bzw. Malignitätsgrad des Primärtumors spezifiziert werden; die Klassen sind G1 (gut differenziert), G2 (mäßig differenziert), G3 (schlecht differenziert) und G4 (anaplastisch = undifferenziert).

Die *Residualtumor-Klassifikation R* kennzeichnet einen ggf. nach der Operation verbliebenen Residual- oder Resttumor; die Klassen sind R0: Tumor vollständig entfernt, R1: nur mikroskopisch nachweisbarer Residualtumor (Resektionsrand), R2: makroskopisch nachweisbarer Residualtumor bzw. nicht-resektierbare Metastasen.

Die Angabe von Präfixen und Zusatzklassen ist zwar optional; um das aktuelle Krankheitsstadium möglichst vollständig darzustellen, sollten jedoch alle Angaben gemacht werden, die durch die vorliegenden Informationen gestützt werden.

Hier zwei Klassierungsbeispiele, welche die Mächtigkeit des TNM-Systems verdeutlichen:

Beispiele

Larynx-Karzinom:
ICD-O Topographie C32.0, TNM pT1aG2 pN2b M0C2 R0C4

Mit dieser Notation wird ein histopathologisch gesichertes Karzinom (pT) der Glottis (C32.0) klassiert, das histologisch mäßig differenziert ist (G2), auf nur ein Stimmband begrenzt ist und dieses normal beweglich lässt (T1a). Befallen sind – ebenfalls histopathologisch gesichert (pN) – multiple ipsilaterale Lymphknoten, keiner mehr als 6 cm in größter Ausdehnung (N2b). Es wurden keine Fernmetastasen gefunden (M0), wobei spezielle (z.B. bildgebende) diagnostische Verfahren angewandt wurden (C2). Nach einer Resektionsoperation (C4) verblieb kein Residualtumor (R0).

Mamma-CA:

ICD-O Topographie C50.4, TNM cT4aC2 N3C2 M1C2

> Die Notation beschreibt ein präoperativ beurteiltes Karzinom (cT) im äußeren oberen Quadranten der Mamma (C50.4) mit direkter Ausdehnung auf die Brustwand (T4a). In den ipsilateralen Lymphknoten entlang der A. mammaria interna (N3) und weiter entfernt (M1), z.B. im Knochen, wurden Metastasen festgestellt. Alle drei Feststellungen wurden mit Hilfe spezieller diagnostischer Verfahren getroffen (C2), die Tumorausdehnung und der Lymphknotenbefall z.B. mit einer CT-Untersuchung und die Knochenmetastasen z.B. mit einer Skelettszintigraphie.

Beachten Sie, dass wegen der unterschiedlichen Bedeutung derselben Notation an verschiedenen Lokalisationen ein TNM-Code nur in Kombination mit der Angabe der Lokalisation des Primärtumors interpretierbar ist.

3.5 Diagnosen- und therapieorientierte Fallgruppensysteme

3.5.1 Einleitung

Zielsetzung

Im Gegensatz zu den bisher dargestellten Ordnungssystemen geht es bei den Fallgruppensystemen nicht darum, einen medizinischen Sachverhalt zu beschreiben (die Diagnose, die Pflegebedürftigkeit, das Krankheitsstadium oder eine Behandlungsprozedur), sondern vielmehr darum, einen gesamten Behandlungsfall zu klassieren – und zwar mit dem Ziel seiner pauschalen und trotzdem bedarfsgerechten Vergütung.*

Gestaltungs-rahmen

Die Anzahl der Haupt- und Zusatzdiagnosen und der medizinischen Prozeduren und vor allem die Anzahl der möglichen Kombinationen daraus ist viel zu groß, um darauf aufbauend ein überschaubares System für die Finanzierung, aber auch für die Beobachtung und Steuerung im Krankenhauswesen zu entwickeln. Hinzu kommen noch zahlreiche weitere Faktoren, welche die Kosten eines stationären Aufenthaltes wesentlich beeinflussen können, wie z.B. Alter, Verweildauer, Multimorbidität, Aufenthalt auf einer Intensivstation, Schweregrad usw. Es erscheint jedoch möglich, durch geeignete Klassifikationsverfahren basierend auf Haupt- und Zusatzdiagnosen, medizinischen Prozeduren und einigen weiteren Merkmalen eines Patienten eine relativ kleine Anzahl von Fallgruppen zu bilden, die sowohl nach medizinischen Gesichtspunkten als auch im Hinblick auf die Kosten homogen sind. Diese Gruppen müssen – wie in jeder Klassifikation – einerseits vollständig sein, d.h. sie müssen das gesamte stationäre Leistungsspektrum abdecken und sie müssen andererseits disjunkt

---

* Im Gegensatz zur Pauschalvergütung besteht bei der Einzelleistungsvergütung die Gefahr, dass von der Versorgungseinrichtung mehr als die medizinisch notwendigen Leistungen erbracht werden, um den Erlös zu maximieren.

sein. Ein Fall darf also nur genau einer einzigen Fallgruppe zugeordnet werden können.

Ziel der Fallgruppenbildung ist es, basierend auf wenigen aber sehr spezifischen Merkmalen des Behandlungsfalles eine möglichst kleine Anzahl von kostenhomogenen Gruppen für eine adäquate Finanzierung der an einem Patienten erbrachten Leistungen zu finden. Jede Fallgruppe erhält ein relatives Kostengewicht, welches die Höhe der Finanzierung bestimmt. Entscheidend für die Qualität eines derartigen Finanzierungssystems ist, dass die Kostenrelationen zwischen den einzelnen Fallgruppen richtig sind. Da jedoch das Leistungsspektrum bei stationären Aufenthalten in Krankenanstalten verschiedener Länder sehr unterschiedlich ist, müssen die Kostengewichte auch dem jeweiligen Land angepasst werden. **Ziel: homogene Gruppen aus wenigen Merkmalen**

Diagnosen- und therapieorientierte Fallgruppensysteme sind eng mit dem Begriff der DRGs, der Diagnosis Related Groups, bzw. mit den Begriffen Patientenklassifikation und Case-Mix verknüpft. Die Grundidee aller Patienten- bzw. Fallklassifikationssysteme ist, dass eine möglichst kleine Anzahl von Merkmalen in einer standardisierten und strukturierten Form erfasst werden und dass die Fälle mittels eines Klassierungsalgorithmus kostenhomogenen Gruppen zugeordnet werden – eine Art automatische Klassierung. Die Merkmale werden zu jedem Behandlungsfall in einem so genannten Basisdatensatz erfasst (siehe Basisdokumentation). Dieser Datensatz ist zwar von Staat zu Staat verschieden, aber einige wesentliche Variable werden nahezu in allen Ländern erfasst. Es sind dies: **Prinzip der DRGs**

- Hauptdiagnose(n) und Zusatzdiagnosen: klassiert z.B. nach ICD-10
- Medizinische Prozeduren: in den einzelnen Staaten werden sehr unterschiedliche Ordnungssysteme für Prozeduren verwendet
- Alter
- Geschlecht
- Verweildauer oder Belegung- bzw. Belagstage im Krankenhaus
- Datum und Art der Aufnahme sowie der Entlassung
- Geburtsgewicht bei Neugeborenen
- Aufenthalt auf einer Intensivstation bzw. Beatmungstage

Da die Kosten im Bereich der Intensivmedizin besonders hoch sind, wurden in Deutschland und Österreich für die Dokumentation des intensivmedizinischer Leistungsumfangs spezielle Ordnungssysteme eingeführt: TISS (Therapeutic Intervention Scoring System) und SAPS (Simplified Acute Physiological Score).

Hinzu kommen noch administrative und demografische Daten.

Der oben angesprochene Klassierungsalgorithmus ist auf den ersten Blick lediglich ein Werkzeug für das automatische Klassieren der Behandlungsfälle, das in Form eines so genannten Grouper-Programms zur Verfügung steht. Es benötigt als Eingabe die genannten Merkmale und liefert die resultierende Fallgruppe. Beachten Sie aber, dass hier der Algorithmus auch die formale Methode ist, mit der die Klasseninhalte der Klassifikation festgelegt werden – und nicht wie z.B. bei der ICD durch verbale Definitionen und die Position in einer Begriffshierarchie. **Zum Klassierungs-algorithmus**

Einsatzbereiche Neben der Finanzierung stellen diese Daten zusammen mit der restlichen Basisdokumentation eine wichtige Grundlage für die Gesundheitsberichterstattung aber auch für die Versorgungsforschung dar.

3.5.2 Entwicklung der Diagnosis Related Groups (DRGs)

Um das Leistungsgeschehen in Krankenhäusern abbilden zu können, wurden bereits 1977 in den USA an der Yale Universität die Diagnosis Related Groups (DRG) entwickelt. Daraus entstanden 1983 die DRGs der US Health Care Financing Administration (HCFA) mit ca. 480 Fallgruppen. Diese Fallgruppen werden bis heute für die Finanzierung von Patienten im Medicare und Medicaid System, dem Krankenversicherungssystem für sozial schwächere Gruppen und Pensionäre in den USA verwendet.

Schon sehr bald zeigte sich, dass der Detaillierungsgrad der ersten DRGs nicht ausreichend war, um die Komplexität des medizinischen Geschehens mit einer ausreichenden Präzision abzubilden, und es wurden Verfeinerungen vorgenommen. Daraus entstanden die so genannten Refined DRGs (R-DRGs), bei welchen vor allem eine bessere Darstellung der Multimorbidität durch die Berücksichtigung von Begleiterkrankungen und Komplikationen möglich ist. In den letzten Jahren wurde die Verwendbarkeit der verschiedenen DRG-Versionen in verschiedenen Ländern überprüft und es ergaben sich mehr oder weniger starke länderspezifische Modifikationen sowohl bezüglich der Klassierungsalgorithmen als auch insbesondere für die Kostengewichte.

3.5.3 Klassifikationskriterien

Qualitätsanforderungen DRGs sind ein datenbasiertes Modell zur Patienten- oder Fallklassifikation. Mittels einer sehr kleinen Zahl an Merkmalen muss ein Patient eindeutig einer Fallgruppe zugeordnet werden. Der Qualität der erfassten Daten kommt daher eine besonders hohe Bedeutung zu. Nur wenn die Daten vollständig, richtig, präzise und konsistent sind, stimmt auch das Klassifikationsergebnis. Die Datenqualität soll einerseits durch Kodierrichtlinien und andererseits durch verschiedene Verfahren zur Datenqualitätsprüfung sichergestellt werden.

Stufenweise Klassierung Die Einordnung oder Klassierung eines Falles erfolgt in mehreren Stufen. Die erste Stufe basiert bei den meisten DRG-Systemen auf der Hauptdiagnose oder auf ausgewählten, meist teuren operativen Prozeduren. In dieser Stufe werden ähnliche Diagnosen oder Prozeduren zu Hauptgruppen zusammengefasst. In weiteren Stufen werden die Hauptgruppen, falls dies im Hinblick auf die Kostenhomogenität erforderlich ist, aufgrund weiterer Prozeduren, Diagnosen oder auch nach dem Alter unterteilt.

Bedeutung der Hauptdiagnose Das wichtigste Klassifikationskriterium bei allen DRGs ist die Hauptdiagnose, die pro stationärem Aufenthalt nur einmal dokumentiert werden darf. Da Spielräume in der Auswahl der Hauptdiagnosen genutzt werden können, um höhere Vergütungen zu erzielen, muss sie sehr präzise definiert sein. Die deutschen Kodierrichtlinien definieren beispielsweise diejenige Diagnose als Hauptdiagnose, die „(…) hauptsächlich für die Veranlassung des stationären Krankenhausaufenthaltes (…) verantwortlich ist." Sie muss also keineswegs identisch sein mit der Entlassungsdiagnose, die zum Ende des Aufenthalts im Vordergrund stand, und auch nicht mit der Aufnahmediagnose, wenn diese sich z.B. nicht bestätigt hat. Weitere wichtige Klassifikationsmerkmale sind das Geburtsgewicht bei Neugeborenen, die Zahl der Tage, an denen der Patient künstlich beatmet wurde, die Behandlungsdauer auf einer Intensivstation oder die Art der Entlassung (z.B. Verlegung in ein anderes Krankenhaus oder auch ein Versterben des Patienten).

Jede Fallgruppe wird durch ihr Kostengewicht – cost weight, CW(DRG(i)) – charakterisiert. Diese so genannten Relativ-Gewichte werden dann mit einem Faktor, der so genannten Basis Rate, multipliziert und ergeben den Euro-Betrag der Vergütung. Zusätzlich sind in vielen Klassifikationssystemen zu den Fallgruppen noch Ober- und Untergrenzen bzw. Mittelwerte der Verweildauer vorgegeben. Ein Unterschreiten der Untergrenze führt zu Abschlägen, ein Überschreiten kann zu geringfügigen Zuschlägen führen. Ziel ist es, keine Anreize für zu lange Verweildauern zu schaffen. **Kostengewicht, Verweildauer**

3.5.4 Der Case-Mix-Index (CMI)

Patientenklassifikationssysteme dienen nicht nur der Finanzierung, sondern sie sind auch ein wichtiges Instrument für das Management von Gesundheitseinrichtungen. Durch die Klassifikation von Patienten und die Bewertung mit Kostengewichten wird eine Vergleichbarkeit von Gesundheitseinrichtungen angestrebt. **Bedeutung**

Der Case-Mix-Index (CMI) ist ein Maß für die mittleren Kosten einer Abteilung oder eines Krankenhauses, wie sie aufgrund einer regionalen oder nationalen Vorauskalkulation zu erwarten sind: **Definition**

$$CMI = \sum_{i=1}^{N} n(i) * CW(DRG(i)) / \sum_{i=1}^{N} n(i)$$

n(i): Anzahl der Fälle mit DRG(i)
CW(DRG(i)): Kostengewicht der DRG(i)
N: Anzahl der DRGs insgesamt.

Der CMI kann dann mit den tatsächlichen Kosten pro Fall oder dem CMI in anderen Krankenanstalten verglichen werden und gibt somit Auskunft über die Effizienz der Leistungserbringung. In diagnosen- und therapieorientierten Fallgruppensystemen bestimmt der CMI die Höhe der Vergütung.

3.5.5 Anwendungen von DRGs

DRGs werden heute weltweit zur Finanzierung und zur Untersuchung von Krankenhaussystemen eingesetzt.

Deutschland Basis für das deutsche G-DRG-System (G, German) ist das australische AR-DRG-System (AR, Australian Refined) in der Version 4.1. Seit der Einführung im Jahr 2003 wurde das G-DRG-System kontinuierlich weiterentwickelt und an die deutschen Gegebenheiten angepasst. Im Jahr 2006 umfasst es bereits 954 Fallgruppen. Im Basisdatensatz wird zur Dokumentation der Haupt- und Zusatzdiagnosen die ICD-10-GM eingesetzt und zur Dokumentation der operativen und konservativen Prozeduren der OPS (siehe Abschnitte 3.1.2 und 3.2.1). Weitere Merkmale, die für die Klassifikation eines Falles eine Rolle spielen können, sind die Beatmungsdauer, das Geburtsgewicht bei Neugeborenen, Angaben zu tagesklinischen Behandlungen, die Entlassungsart und Angaben über eine eventuelle Zwangseinweisung.

Für einige Behandlungsbereiche wurden Ausnahmeregelungen bzw. spezielle DRGs eingeführt, um den hohen Behandlungsaufwand angemessen vergüten zu können. Zu diesen Bereichen gehören die Pädiatrie, die Onkologie, Polytraumata, die Intensivstationen und Langzeitabteilungen wie z.B. Stroke Units. Spezielle Regelungen gibt es auch für teilstationäre Leistungen.

Wird ein Patient innerhalb eines bestimmten Zeitraumes wieder aufgenommen und fällt er in die gleiche Hauptdiagnosengruppe (MDC, siehe unten), so müssen die beiden Aufenthalte unter bestimmten Umständen zu einem Fall zusammengeführt werden. Sonst könnte das Krankenhaus ja durch eine „Aufteilung" der Behandlung die Fallpauschale mehrfach kassieren.

Außerhalb des G-DRG-System werden ca. 80 ausgewählte Leistungen durch „Zusatzentgelte" vergütet, die zwischen Krankenhaus und Krankenkassen individuell vereinbart werden.

Klassierung Die Klassierung eines Falles erfolgt in folgenden drei Stufen:
- Zuordnung zu einer der 23 Hauptdiagnosengruppen (Main Diagnostic Categories, MDCs) aufgrund der Hauptdiagnose. Für einige besonders teure Prozeduren aus dem Bereich Transplantation und bei Langzeitbeatmung gibt es 8 Sondergruppen. Für nichtklassifizierbare Fälle gibt es noch Fehlergruppen, z.B. für inakzeptable Hauptdiagnosen oder unplausible Operationen.
- Unterteilung in operative, nicht-operative und medizinische Untergruppen.
- Weitere Unterteilung nach Alter oder nach 5 Schweregraden (Patient Complication and Comorbidity Level, PCCL, einer ganzen Zahl zwischen 0 und 4). Die Berechnung erfolgt durch eine gewichtete Summenbildung der Komorbiditäts- und Komplikationsklassen aller für die jeweilige Basispauschale relevanten Zusatzdiagnosen. 353 DRGs sind im Modell 2006 nicht nach Schweregrad unterteilt und 137 nur einmalig.

Insgesamt ergibt dies 578 Basis-DRGs, die aufgrund des Schweregrades weiter unterteilt werden und somit zusammen mit den Ausnahme-DRGs 954 abrechenbare Gruppen für das Jahr 2006 ergeben. Für die Gruppierung der Fälle stehen entsprechende Softwareprodukte, so genannte Grouper, zur Verfügung.

Wegen der großen Bedeutung der vollständigen und korrekten Angabe von Hauptdiagnosen, Zusatzdiagnosen und Prozeduren für die Einstufung eines Falles im G-DRG-System wurden sehr umfangreiche Kodierrichtlinien erarbeitet (siehe Literaturverzeichnis). Weitere Informationen finden Sie unter www.dimdi.de und www.g-drg.de.

Kodier-richtlinien, weitere Informationen

In Österreich wurde 1989 verpflichtend die Dokumentation eines Basisdatensatzes für jeden stationären Aufenthalt eingeführt. Haupt- und Zusatzdiagnosen werden seit 2001 mittels ICD-10 codiert. Die Prozeduren werden nach einem österreichischen Katalog medizinischer Einzelleistungen (MEL) erfasst, einer eigenständigen Klassifikation operativer, chemotherapeutischer, intensivmedizinischer sowie anderer häufiger und kostenintensiver Prozeduren. Das so genannte Minimum Basic Data Set (MBDS) umfasst neben einer Hauptdiagnose, den für einen Aufenthalt relevanten Zusatzdiagnosen, den Leistungen und deren Anzahl noch die Aufnahme- und Entlassungsart, die Verlegungen innerhalb eines Krankenhauses, den Kostenträger, sowie einige demografische und administrative Daten.

Österreich

Um die Besonderheiten des österreichischen Krankenhauswesens für die Finanzierung adäquat abzubilden, hat man ein eigenes Klassifikationssystem, die Leistungsorientierte Krankenanstaltenfinanzierung (LKF) entwickelt. Dieses System wurde 1997 in Österreich für alle öffentlichen Krankenhäuser eingeführt. Die Entwicklungen und vor allem die jährlichen Weiterentwicklungen werden im Auftrag des für Gesundheit zuständigen Ministeriums durchgeführt. Es umfasst derzeit ca. 900 Fallgruppen und spezielle Regelungen für Aufenthalte auf Intensivstationen und Langzeitbehandlungen.

LKF

In den Grundzügen ist das österreichische Klassifikationssystem den DRG-Systemen sehr ähnlich. Durch die konsequente Verwendung binärer Splits erscheint es sehr transparent und auch leicht wartbar. Wesentliche Unterschiede zu anderen Fallgruppierungssystemen bestehen darin, dass bereits in der ersten Stufe die Klassierung nach medizinischen Prozeduren oder der Hauptdiagnose erfolgen kann, dass es eine spezielle Finanzierung für Intensivstationen basierend auf einem therapeutischen Scoring-System (TISS) gibt und dass auch Langzeitpatienten der Geriatrie, der Psychiatrie und der Palliativmedizin innerhalb dieses Modells abgerechnet werden. Weitere wichtige Klassifikationsmerkmale sind das Alter und einige wenige Gruppen von Diagnosen und Prozeduren. Zusatzdiagnosen, Schweregrad oder Pflegedokumentation spielen derzeit für die Klassifikation keine Rolle.

Der Datenqualität kommt im österreichischen LKF-System eine besonders hohe Bedeutung zu. Daher wurden seit Einführung des Systems Verfahren implementiert, die einerseits die formale Richtigkeit der Daten überprüfen und andererseits auch die Konsistenz des MBDS

Formale Prüfverfahren

**Verwendungs-
bereiche,
weitere
Informationen**

analysieren. So muss es unter anderem zu jeder operativen Prozedur eine entsprechende Diagnose geben und es gibt eine Obergrenze, wie oft eine Prozedur höchstens durchgeführt werden kann.

Da die Kostengewichte auf österreichischen Daten basieren und eine kontinuierliche Wartung des Modells z.B. durch Hinzunahme neuer Prozeduren möglich ist, spiegelt das LKF-Modell sehr gut die österreichische Situation wieder. Die Daten werden aber nicht nur für die Finanzierung verwendet, sondern sie dienen auch der Planung der Krankenhausstruktur und sind ein wichtiges Element für die Beobachtung des Gesundheitswesens. Weitere Informationen zum österreichischen LKF-System finden Sie unter www.bmgf.gv.at.

Schweiz

In der Schweiz gibt es aufgrund der hohen Autonomie der Kantone kein einheitliches Finanzierungssystem für die stationäre Versorgung. (Im ambulanten Bereich wird allerdings sowohl im Spital wie in der freien Praxis nach dem einheitlichen Tarif TARMED abgerechnet.) 1997 wurde für die ganze Schweiz die Medizinische Statistik der Krankenhäuser eingeführt, für die pro stationärem Fall Diagnosen nach der ICD-10 und Prozeduren nach der Schweizerischen Operationsklassifikation CHOP (siehe Abschnitt 3.2.1) erhoben werden, sowie weitere Merkmale, welche für die Gruppierung mit einem DRG-System relevant sind.

Der schweizerische Basisdatensatz wird derzeit primär für statistische und epidemiologische Zwecke verwendet, in einigen Kantonen (z.B. Waadtland, Zürich, Tessin, Schwyz) aber auch zur Leistungsvergütung in einem DRG-Modell. Mit der Auswahl und Einführung eines Systems für die gesamte Schweiz befasst sich die Organisation swissDRG (www.swissdrg.org).

3.5.6 Ausblick

Die zunehmende Komplexität medizinischer Behandlungen und der medizinische Fortschritt erfordern eine systematische Weiterentwicklung der Fallgruppen. Dies bedeutet einerseits, dass für eine leistungsgerechte Finanzierung eine noch höhere Differenzierung der Fallgruppen, wie sie bereits in den R-DRGs angedeutet wurde, erforderlich ist. Dazu ist es aber auch notwendig, zusätzliche Informationen, wie z.B. die Pflegedokumentation, Aufnahme- und Entlassungsart zu berücksichtigen und vor allem die Kataloge für die Prozeduren systematisch weiter zu entwickeln. Hierbei wäre es sehr wünschenswert, einen einheitlichen internationalen Standard zu finden.

Ein weiteres Zukunftspotenzial liegt darin, alle an der Diagnose und Therapie eines Patienten beteiligten Leistungserbringer durch entsprechende Finanzierungssysteme stärker zu integrieren. Die derzeitigen DRG-Systeme berücksichtigen nur den stationären und teilstationären Bereich und haben keine Schnittstellen zu den ambulanten Bereichen der Krankenanstalten bzw. zu den niedergelassenen Ärzten. Durch die Einführung einer einrichtungsübergreifenden elektronischen Krankenakte sollte es aber möglich werden, die notwendigen Daten für eine leistungsbezogene Finanzierung der gesamten Krankheitsepisode zu erhalten.

3.6 Übungen

Wozu dienen die ICD, die ICPM, die SNOMED und das TNM-System? **Übung 1**

Wie viele Achsen hat die ICD-10? Wie viele semantische Bezugssysteme hat sie? **Übung 2**

Welche Vorteile, welche Nachteile hätte eine mehrachsige, allgemeine Prozedurenklassifikation wie das ICD-10-PCS gegenüber der einachsigen ICPM? **Übung 3**

In der SNOMED II können Diagnosen mit den Achsen T, M, E und F beschrieben werden. Beispiel: Hepatitis wird indexiert mit T56000 (Leber) und M40000 (Entzündung). Ist damit die D-Achse nicht redundant und somit überflüssig? Begründen Sie Ihre Antwort. **Übung 4**

Keine Übung 5 in diesem Kapitel. **Übung 5**

Nach welchem Prinzip funktionieren diagnose- und therapieorientierte Fallgruppierungssysteme? Warum ist die Datenqualität hier von besonderer Bedeutung? **Übung 6**

4 Typische medizinische Dokumentationen

Einleitung

Bevor wir im nächsten Kapitel den Nutzen und Gebrauch medizinischer Dokumentationen auf allgemeiner und methodischer Ebene diskutieren, wollen wir hier zunächst eine kleine Auswahl typischer Dokumentationsformen vorstellen, wie sie in vielen Einrichtungen des Gesundheitswesens zu finden sind. Als erstes beschreiben wir Inhalt und Aufbau der Krankenakte, verbunden mit einer einführenden Beschreibung der Krankenaktenarchive, die man für ihre Ablage braucht. Zu typischen medizinischen Dokumentationen gehören aber auch beispielsweise die klinische Basisdokumentation, die Tumordokumentation, medizinische Register, Dokumentationen für klinische Studien und für Arztpraxen sowie Dokumentationen, die auf Auswertungen für das Qualitätsmanagement ausgerichtet sind. Auch diese wollen wir kurz vorstellen. Viele der genannten Beispiele sind Teil der umfangreichen Dokumentation in Krankenhäusern. Wir werden deshalb auch auf die Dokumentation in Krankenhausinformationssystemen eingehen.

Was sollen Sie lernen?

In diesem Kapitel sollen Sie
- typische medizinische Dokumentationen kennen lernen und erfahren,
- wie sie aufgebaut sind und
- wie sie ausgewertet werden können.

4.1 Die Krankenakte

Begriff

Die Krankenakte umfasst alle Daten und Dokumente, die im Zusammenhang mit der medizinischen Versorgung eines Patienten an einer Einrichtung (siehe medizinische Versorgungseinrichtung) erstellt werden.
Die konventionelle Krankenakte besteht physisch meist aus einem oder mehreren Heftordnern, in Arztpraxen und Ambulanzen oft aus Karteikarten oder -taschen. Eine elektronische Krankenakte ist auf den Speichermedien eines oder mehrerer Rechner (siehe Rechnersystem) abgelegt. Häufig kommen auch Kombinationen dieser Formen vor. Andere Bezeichnungen für die Krankenakte sind Patientenakte, Krankengeschichte oder Krankenblatt. Spezifische Aspekte der elektronischen Krankenakte behandeln wir in Abschnitt 7.3.
Die Krankenakte umfasst eine ganze Reihe von Teildokumentationen (Anamnese- und Befunddokumentation, zusammenfassende Berichte, Übersichten usw.) mit unterschiedlichen Aufgaben und Eigenschaften (vgl. Abschnitt 2.3.1). All diese Teile zusammengenommen ist die Krankenakte in den meisten Fällen eine patientenbezogene, nur in Teilen standardisierte, direkte und häufig einrichtungszentrierte Dokumentation.

Inhalt

Zu den Informationen, die man gewöhnlich in einer Krankenakte findet, gehören insbesondere:
- sichere Identifikation des Patienten durch Name und Geburtsdatum, nötigenfalls zusätzlich durch Geburtsname und Adresse;
- weitere Angaben zum Patienten, wie z.B. Familienstand, Hausarzt, Kostenträger usw.;
- Angaben zur Anamnese, zu den Beschwerden und zum Anlass einer Behandlung;
- Angaben über diagnostische Untersuchungen und deren Befunde sowie die daraus abgeleiteten Diagnosen;
- Beschreibung der durchgeführten Therapie wie z.B. Medikation, Operationen, physikalische Behandlung usw.;
- Darstellung des Krankheitsverlaufs, des Ansprechens auf die Therapie, der aufgetretenen Komplikationen und deren Behandlung;
- Angaben zur Bewertung des Therapieerfolges, zum Zustand des Patienten bei Entlassung und zu weiteren therapeutischen Empfehlungen;
- Epikrisen, d.h. rückblickende und interpretierende Darstellungen eines ganzen Behandlungsabschnittes, in der Regel als Teil des Briefes an den weiterbehandelnden Arzt (Arztbrief), ggf. auch in Form eines Obduktionsbefundes.

Eine einzige Akte

Grundsatz der klinischen Dokumentation ist es, alle Informationen zu einem Patienten zusammenzufassen (siehe Abschnitt 1.3.1). Deshalb sollte jeder Patient in einer medizinischen Versorgungseinrichtung (bzw. in einer Fachabteilung eines größeren Krankenhauses) nur eine einzige Krankenakte haben. Die Aufteilung in eine ambulante und eine stationäre Akte oder z.B. in eine chirurgische und eine anästhesiologische Akte erschwert den Zugriff auf wichtige Informationen. Vor allem aufgrund des Formats lassen sich allerdings Sonderakten wie z.B. Röntgenbildtüten nicht völlig vermeiden. In der Hauptakte muss es einen deutlichen Verweis auf diese Sonderakten geben. (Die Hauptakte wird unter diesem Aspekt zur indirekten Dokumentation.)

Innere Struktur

Durch das Zusammenfassen mehrerer Behandlungsabschnitte in einer Krankenakte können diese sehr umfangreich und komplex werden. Um trotzdem schnell und verlässlich Informationen auffinden zu können, ist eine vernünftige Ordnung innerhalb der Akte sehr wichtig. Zum einen besteht die Möglichkeit, mehrere stationäre und ambulante Behandlungen z.B. durch Trennblätter zu separieren. Weiterhin werden Krankenakten oft nach Kategorien in mehrere Fächer unterteilt, die sich nach den Anforderungen der jeweiligen Klinik richten. Typische Kategorien sind „Arztbriefe", „Konsiliaruntersuchungen", „Laborbefunde", „Pflegedokumentation" usw. Innerhalb dieser *quellenbezogenen* Kategorien wird meistens *chronologisch* sortiert.

Es gibt eine ganze Reihe von Überlegungen, wie man den Quellenbezug in der Sortierung durch einen inhaltlichen, z.B. problemorientierten Bezug ablösen könnte. Mit keiner dieser Neuerungen konnte allerdings eine nachweislich bessere Krankenversorgung erreicht werden. Außerdem besteht in der Praxis die kaum überwindbare Neigung,

Dokumente in der Reihenfolge ihres Eintreffens an die oberste Stelle der Akte einzuheften.

Elektronische Krankenakte

Schon heute enthalten die konventionellen Krankenakten viele Computerausdrucke, wie z.B. Labor-, Spirometrie- oder Szintigraphiebefunde, sowie mit Textverarbeitungssystemen erstellte Arztbriefe, Operationsberichte usw. Der Anteil der mit dem Rechner erstellten Dokumente wird weiter zunehmen. Deshalb wird daran gearbeitet, zukünftig die gesamte Krankenakte nicht mehr auf Papier, sondern auf elektronischen Dokumententrägern zu führen: Man arbeitet an der elektronischen Krankenakte. Dafür müssen nun allerdings auch alle manuell erstellten Dokumente (oft z.B. der Befund einer körperlichen Untersuchung, die Anamnese oder die Fieberkurve) mit einigem Aufwand in den Rechner eingegeben werden (man kann sie z.B. einscannen). Auf elektronische Krankenakten wird man schneller zugreifen können, sie werden seltener verloren gehen, man kann sie bequemer kopieren, und sie werden weniger Archivplatz beanspruchen. Ob man allerdings mit ihnen genauso leicht und vielseitig umgehen kann wie mit konventionellen Akten und ob sie gar übersichtlicher sein werden als diese, hängt wesentlich von der Gestaltung der entsprechenden rechnerbasierten Anwendungsbausteine ab. Mehr zu diesem Thema erfahren Sie in Abschnitt 7.3.

4.2   Krankenaktenarchive

Umfang

Ein Großteil der ärztlichen Erfahrung ist in den Krankenakten und damit in den Krankenaktenarchiven gespeichert. Trotzdem werden Akten und Archive oft stiefmütterlich behandelt.

Wenn man davon ausgeht, dass Krankenakten 30 Jahre lang aufbewahrt werden, so sind für jedes (ausgelastete) Krankenhausbett je nach Fachgebiet zwischen 4 und 8 laufende Meter Regal für die Archivierung vorzusehen. Das sind für ein 500-Betten-Haus rund 3000 laufende Meter Regal oder 400 000 Krankenakten. An großen Universitätsklinika ist der Bestand an Krankenakten manchmal größer als der medizinische Bestand der Universitätsbibliothek.

Organisation

In größeren Archiven werden die Krankenakten sinnvoller Weise nach dem Geburtsdatum des Patienten und innerhalb des Geburtsdatums nach seinem aktuellen Nachnamen abgelegt. Das Geburtsdatum ist fast immer bekannt, selektiert sehr gut und ist unveränderlich; es gewährleistet die Auffindbarkeit der Akte auch nach längerer Zeit. Sortiert man außerdem nicht primär nach dem Geburtsjahr, sondern zunächst nach dem Geburtsmonat, innerhalb des Monats nach dem Geburtstag und erst zuletzt nach dem Geburtsjahr, so sind die Akten auch sehr gleichmäßig über das Archiv verteilt.

Falsch einsortierte Krankenakten lassen sich – von Zufallsfunden abgesehen – praktisch nicht mehr wiederfinden. Akten müssen deshalb mit farbigen Reitern oder Aufklebern so gekennzeichnet werden, dass eine falsch einsortierte Akte gleich ins Auge fällt.

Das *Alter* einer Krankenakte ist definiert als die Zeit seit der letzten Entlassung des Patienten. (So dass eine Krankenakte, im Gegensatz zu den meisten anderen Dingen, durch Gebrauch jünger werden kann.) Je länger die letzte Entlassung zurückliegt, desto geringer ist erfahrungsgemäß die Wahrscheinlichkeit eines Zugriffs auf die Akte. Oft ist es deshalb zweckmäßig, Akten ab einem bestimmten Alter in ein *Altarchiv* auszulagern, wo sie billiger gelagert werden können. Es dauert zwar wesentlich länger, eine Akte aus dem Altarchiv zu besorgen, aber so häufig ist das ja nicht nötig, und das aktuelle Archiv wird spürbar entlastet.

Kein Krankenaktenarchiv einer größeren Klinik, das Wert auf die Vollzähligkeit seines Bestandes legt, kann auf eine *Ausleihkontrolle* verzichten. In größeren Archiven wird man ohne ein rechnerunterstütztes *Krankenakten-Auskunfts- und -Nachweissystem* nicht zurechtkommen.

Alternative Speichermedien

Die *Mikroverfilmung* von Krankenakten – vor allem sinnvoll für das Altarchiv – ergibt eine enorme Platzersparnis. Oft kann das gesamte Altarchiv in einem einzigen Umlaufschrank untergebracht werden – das spart Lagerplatz und Wege. Die Mikrofilme (Mikrofiche oder Filmtaschen) werden wie Karteikarten zu einer Kartei zusammengestellt und verwaltet.

Anstatt einer Mikroverfilmung kann die Krankenakte auch auf dem *digital-optischen Speicher* eines Rechners archiviert werden (ähnlich einer Musik-CD oder DVD). Dazu müssen allerdings alle Dokumente in elektronischer Form (siehe Dokumententräger) vorliegen, d.h. zumindest ein Teil muss erst eingescannt werden. Wichtig für die nötige Permanenz (bis zu 30 Jahre Aufbewahrungsfrist!) und Unveränderbarkeit (Anerkennung als Beweismittel!) ist die Verwendung eines nur einmal beschreibbaren Speichermediums (WORM: Write once – read many).

Die Vorteile der digital-optischen Archivierung wachsen mit dem Anteil der rechnerunterstützt erstellten Dokumente, die bereits in elektronischer Form vorliegen.

4.3 Klinische Basisdokumentation

Begriff

Die klinische Basisdokumentation ist eine standardisierte Dokumentation einer relativ kleinen Anzahl von Merkmalen (typischerweise Diagnosen und aufwändige Therapien sowie einige grundlegende Merkmale) aller Patienten einer medizinischen Versorgungseinrichtung. Sie ermöglicht den Zugriff auf die Krankenunterlagen von Patienten mit bestimmten Diagnosen, Therapien oder anderen, zusätzlich erfassten Merkmalen. Außerdem können zu diesen Merkmalen Statistiken erstellt und z.B. nach Alter und Geschlecht gegliedert werden.

Motivation

Die Motivation für die Durchführung einer klinischen Basisdokumentation in Krankenhäusern ergibt sich vor allem aus folgenden Umständen:

- Gesetzliche Bestimmungen erfordern zunehmend die Zusammenstellung und Weiterleitung von Leistungsdaten der Krankenhäuser.
- Entwicklungen in der Krankenhausfinanzierung erfordern die Transparenz des Betriebsgeschehens im Krankenhaus und seinen Fachabteilungen.
- Für eine Reihe planerischer Aufgaben benötigt das Krankenhaus einen aktuellen Überblick über die Charakteristika seiner Patienten (den „Case-Mix").
- Für wissenschaftliche Untersuchungen anhand von Krankenakten müssen Einzelfälle nach gewissen Grundmerkmalen selektiert werden.

Inhalt

Wesentliche Elemente der klinischen Basisdokumentation sind – neben einigen wenigen Angaben zur Person des Patienten und zu den organisatorischen Umständen seines Krankenhausaufenthalts wie Alter, Geschlecht, Verweildauer und Entlassungsart – die Angabe von Diagnosen und medizinischen Maßnahmen (siehe medizinische Versorgungsmaßnahme).

Bei den Diagnosen ist zu unterscheiden zwischen Aufnahme-, Verlegungs-, Entlassungs- und epikritischen Diagnosen. Epikritisch sind die Diagnosen, die im Arztbrief stehen; sie werden rückblickend unter Würdigung des gesamten Krankheitsverlaufs und aller Einzelbefunde gestellt und sind in der Regel zuverlässiger als die anderen Diagnosearten.

Bei der Dokumentation von Maßnahmen beschränkt man sich in den meisten Fällen auf aufwändige diagnostische und therapeutische Prozeduren – der Aufwand für die strukturierte Aufzeichnung aller erbrachten Leistungen ist nämlich enorm.

Um Patienten mit bestimmten Diagnosen oder Therapien zuverlässig wiederfinden zu können und um statistische Auswertungen dieser Merkmale zu ermöglichen, müssen die entsprechenden Angaben verschlüsselt (siehe Notieren) werden. Dazu gibt es auch eine Reihe gesetzlicher Vorgaben (siehe Abschnitt 9.3).

MBDS

Auf europäischer Ebene wurden einheitliche Merkmale für die Basisdokumentation der ambulanten und stationären Patientenversorgung vorgeschlagen, so genannte Minimum Basic Data Sets (MBDS).

4.4 Befunddokumentation

Inhalt

Im Gegensatz zur Basisdokumentation enthält die Befunddokumentation Detailangaben zu vielen, vielleicht sogar allen Einzelbefunden, die während einer Versorgungsepisode für einen Patienten erstellt wurden. Dazu gehören Laborbefunde, Befunde körperlicher Untersuchungen, Röntgenbefunde, EEG-Befunde usw. Eine Befunddokumentation ist wesentlicher Bestandteil jeder Krankenakte.

Strukturen

Zu einem Patienten kann eine große Zahl verschiedenartiger Befunddokumente vorliegen. Ihre Strukturierung reicht von stark strukturierten Dokumenten (z.B. tabellierte Laborwerte) bis zu frei formulierten Texten (z.B. radiologische Befunde). Wegen dieser Menge und Vielfalt ist es praktisch unmöglich, eine standardisierte Befunddokumentation für alle Patienten einer Einrichtung durchzuführen. Ist eine standardisierte Befunddokumentation zur Beantwortung einer bestimmten Fragestellung notwendig, so wird man eine Spezialdokumentation mit einem relativ kleinen Untersuchungskollektiv in Form eines klinischen Registers einrichten, das eine prolektive Auswertung ermöglicht (siehe Abschnitt 6.2.3).

Verlaufs-dokumentation

Ein wesentliches Merkmal jedes klinischen Befundes ist der Zeitpunkt innerhalb des Krankheits- oder Behandlungsverlaufs (siehe Krankheitsverlauf), zu dem er erstellt wurde. Umgekehrt enthält der *zeitliche Verlauf der Befunde* eines Patienten mehr Information als die Einzelbefunde für sich. Die Aufzeichnung bzw. Präsentation dieses zeitlichen Verlaufs erfolgt in der Verlaufsdokumentation.

Gleichartige quantitative Befunde (siehe Skalenniveau) können als *Verlaufskurve* graphisch dargestellt werden. Beispiele sind die Fieberkurve, der Verlauf des Blutzuckerspiegels beim Glukosetoleranztest oder der Blutdruckverlauf. Bei der Gestaltung einer Verlaufskurve muss man bedenken, wie lange und in welchen Abständen ein Parameter beobachtet werden soll.

Im Falle qualitativer Befunde oder wenn eine graphische Präsentation nicht nötig ist, können *Verlaufstabellen* eingesetzt werden. Es werden die Werte mehrerer Merkmale (die Zeilen der Tabelle) für unterschiedliche Zeitpunkte (die Spalten) dargestellt. Kumulative Laborbefunde sind typische Verlaufstabellen.

Die einfachste Form der Verlaufsdokumentation sind die *Verlaufsnotizen*, ein fortzuschreibendes Dokument, in dem neben dem jeweiligen Kalenderdatum bzw. auch der Uhrzeit freitextliche Eintragungen gemacht werden.

4.5 Klinische Tumordokumentation

Motivation

Der Dokumentationsbedarf im Rahmen einer Tumorbehandlung ist aus mehreren Gründen besonders hoch:
- Diagnostik und Therapie sind stark interdisziplinär ausgelegt. Oft sind neben der Fachrichtung des befallenen Organs (z.B. die Gynäkologie) die Chirurgie (operative Tumorentfernung), die Innere Medizin (Chemotherapie) und die Radiologie (Diagnostik, Strahlentherapie) beteiligt.
- Die Behandlung erstreckt sich im Allgemeinen über eine lange Zeit und bedarf einer ständigen Balance zwischen erwünschten und unerwünschten Wirkungen.
- In der Tumornachsorge ist ein engmaschiges diagnostisches Monitoring erforderlich, um Rezidive und Metastasen rechtzeitig zu erkennen.
- Die klinische Forschung ist auf detaillierte Daten aus patientenbezogenen Langzeitbeobachtungen angewiesen.

Aufgaben

Die Fragestellung an klinische Tumordokumentationen ist in erster Linie patientenbezogen. Ihre wichtigsten Aufgaben sind die Koordination und Organisation der diagnostischen und therapeutischen Versorgungs- und Nachsorgetätigkeiten aller Beteiligten. Dazu werden die wichtigsten Daten aus allen Behandlungsepisoden des Patienten in Ambulanzen, Kliniken und Arztpraxen gesammelt und dienen als Übersicht für die Planung der Weiterbehandlung. Aufgrund der Daten können auch organisatorische Hilfen bereitgestellt werden wie eine Terminüberwachung oder die automatische Erstellung von Erinnerungsschreiben.

Darüber ist die Tumordokumentation eine zentrale Informationsquelle der Forschung im Bereich der Krebsepidemiologie. Viele Tumordokumentationssysteme haben deshalb direkte Kommunikationsschnittstellen zu überregionalen Krebsregistern.

Die Tumordokumentation stellt – im Kontext der onkologischen Behandlung – eine Basisdokumentation dar. Sie kann für ausgewählte Patienten um spezielle Angaben zu einer Spezialdokumentation erweitert werden, meist, um wissenschaftliche Fragestellungen zu verfolgen. Unverzichtbare Bestandteile jeder Tumordokumentation sind der Zeitpunkt der Diagnose, Angaben zur Art, Lokalisation, Histologie und zum TNM-Stadium (siehe Abschnitt 3.4) des jeweiligen Tumors, Angaben zu den wichtigsten therapeutischen Maßnahmen und ggf. das Todesdatum des Patienten. Da verschiedene Tumorerkrankungen sehr unterschiedliche Charakteristika und Verläufe aufweisen, müssen tumorspezifische Dokumentationsvarianten vorgesehen werden.

Inhalt

Die Datenaufzeichnung erfolgt in der Versorgungseinrichtung, in der Regel durch den behandelnden Arzt. Die weitgehend standardisierten Daten werden an ein regionales Onkologisches Zentrum oder eine andere Einrichtung weitergeleitet, welche die weitere Versorgung der Patienten auf regionaler oder nationaler Ebene koordiniert. Unter Umständen gibt diese Einrichtung auch ausgewählte Patientendaten an ein epidemiologisches Krebsregister weiter.

Organisation

Eine logische Datenintegration mit dem Informationssystem der Versorgungseinrichtung sollte verhindern, dass Daten für die Tumordokumentation doppelt aufgezeichnet werden müssen. Allerdings ist die Überschneidung mit den Daten z.B. der heute gängigen Krankenhausinformationssysteme so gering, dass sich die Vorteile der Datenintegration oft auf eine zuverlässigere Patientenidentifizierung und auf eine verbesserte Vollständigkeitskontrolle beschränken.

4.6 Dokumentation für das Qualitätsmanagement

In den meisten Ländern besteht eine gesetzliche und standesrechtliche Pflicht zur Sicherung einer angemessenen Qualität der medizinischen Versorgung (siehe Abschnitt 9.3.4). Medizinische Versorgungseinrichtungen müssen aber auch unter ökonomischen Gesichtspunkten alle Anstrengungen unternehmen, die Qualität ihrer Dienstleistungen nicht nur zu sichern, sondern zu „managen" (siehe Qualitätsmanagement).

Motivation

Drei Aspekte der Qualität

Im Qualitätsmanagement unterscheidet man Strukturqualität, Prozessqualität und Ergebnisqualität. Die Strukturqualität bezieht sich auf die räumlichen Gegebenheiten, die apparative und technische Ausstattung sowie auf das Personal und dessen Ausbildungs- und Kenntnisstand. Die Prozessqualität beschreibt die Übereinstimmung des ärztlichen oder pflegerischen Vorgehens mit den anerkannten Grundsätzen der klinischen Praxis. Um eine hohe Prozessqualität zu erreichen, könnte man z.B. sicherstellen, dass ein Tumorpatient von Vertretern aller für ihn relevanten medizinischen Fachrichtungen (etwa Internist, Chirurg, Strahlentherapeut) gesehen und beurteilt wird. Die Ergebnisqualität schließlich bewertet den erzielten Therapieerfolg. Lässt man betriebswirtschaftliche Aspekte außer Acht, so ist es im Grunde nur der Therapieerfolg, definiert über Lebenszeit und Lebensqualität des Patienten, der die Qualität einer Behandlung ausmacht.

Die genannten langfristigen Erfolgskriterien sind sehr schwer messbar und noch schwieriger auf eine bestimmte Behandlung zurückzuführen. Deshalb beurteilt man die Qualität der Behandlung häufig danach, ob sie nach der gängigen Lehrmeinung oder auch im Vergleich mit anderen Versorgungseinrichtungen angemessen war.

Die Rolle der Dokumentation

Die medizinische Dokumentation ist ein Teil der Strukturqualität. Sie kann wertvolle Informationen vor allem zur Beurteilung der Prozess- und der Ergebnisqualität liefern. Ihre Aufgabe besteht einerseits darin, eine lückenlose *nachträgliche Beurteilung* einzelner Krankheitsverläufe in einem so genannten Review-Prozess zu ermöglichen. Andererseits kann der *Qualitätsstandard* z.B. einer Fachabteilung dadurch überwacht werden, dass einzelne Qualitätsindikatoren bei einer definierten Auswahl von Behandlungsfällen laufend beobachtet und aufgezeichnet werden (Qualitätsmonitoring).

Qualitätsindikatoren

Die Qualitätsindikatoren müssen sorgfältig danach ausgewählt werden, ob sie mit angemessenem Aufwand und reproduzierbar gemessen werden können und ob sie ausreichend valide sind. Beispiele für Qualitätsindikatoren sind der Verbrauch bestimmter Arzneimittel (wie Antibiotika oder Psychopharmaka), das Auftreten von Komplikationen (z.B. nach Operationen) und Erfolgsraten bestimmter Therapieformen. Die Dokumentation und Interpretation längerfristiger Erfolgskriterien wie Überlebenszeiten, Veränderungen der Lebensqualität oder Remissionsraten stößt auf erhebliche methodische und organisatorische Probleme. Merkmale der subjektiven Zufriedenheit des Patienten mit der Behandlung sollten in keiner Qualitätsbeurteilung fehlen.

Externe Verpflichtungen

Neben den Qualitätssicherungsmaßnahmen, welche im Rahmen des Qualitätsmanagements einer Einrichtung – sozusagen mit interner Motivation – durchgeführt werden, gibt es auch solche, zu denen eine Einrichtung von außen verpflichtet wird. In der Regel wird im Rahmen pauschaler Leistungsvergütungen ein externes Qualitätssicherungsverfahren durchgeführt. Es soll sicherstellen, dass die zum Festpreis erbrachte Behandlungsleistung qualitative Mindeststandards erfüllt (siehe Abschnitt 9.3.4).

4.7 Klinische und epidemiologische Register

Begriff

Als Register kann man allgemein jede standardisierte Dokumentation von Daten eines definierten Untersuchungskollektivs bezeichnen, das Vollzähligkeit innerhalb dieses Kollektivs anstrebt. Ein Register dient der systematischen, patientenübergreifenden Auswertung von Krankheitsverläufen, in der Regel zur Beantwortung einer klinisch-wissenschaftlichen oder epidemiologischen Fragestellung.

Klinische Register

In einem klinischen Register beschränkt sich das Untersuchungskollektiv auf die Klientel einer oder weniger medizinischer Versorgungseinrichtungen. Daher muss man sehr vorsichtig sein, wenn man die aus einem klinischen Register gewonnenen Erkenntnisse auf die gesamte Bevölkerung übertragen will. Typische Auswertungsfragen sind die nach den Einflussfaktoren (wie Alter, Geschlecht oder einzelne Befunde) für den Erfolg einer Therapie oder ganz allgemein für die Prognose des Patienten, sowie Fragen nach der Inzidenz einer bestimmten Komplikation oder eines anderen unerwünschten Ereignisses innerhalb der Versorgungseinrichtung(en).

Epidemiologische Register

Epidemiologische Register versuchen mit ihrem Untersuchungskollektiv eine bestimmte Region (z.B. ein Bundesland oder einen Kanton) möglichst vollzählig zu erfassen. Epidemiologische Register dienen meist der Erforschung einer bestimmten, meist schweren und oft seltenen Krankheit (es gibt Mukoviszidoseregister, Krebsregister, Echinokokkose-Register etc.). Eine typische Fragestellung ist die nach der Inzidenz oder Prävalenz einer Krankheit in der Region, gegliedert nach Differentialdiagnosen, Geschlecht, Altersklasse etc., sowie das Erkennen einer zunehmenden Inzidenz oder Prävalenz (z.B. von Leukämien in der Nähe von kerntechnischen Anlagen) oder abnehmenden Inzidenzen (z.B. nach Impfkampagnen).

Vorsicht vor kausalen Schlüssen!

Einen wichtigen Punkt muss man bei der statistischen Auswertung von Registern beachten: Im Gegensatz zu experimentellen klinischen Studien handelt es sich hier um eine *Beobachtung* von Krankheitsverläufen, die in der Regel keine kausalen Schlussfolgerungen erlaubt. Man kann z.B. mit einem epidemiologischen Register feststellen, dass unter Bluthochdruckpatienten mehr Raucher sind als in der Normalbevölkerung. Damit hat man aber noch keinen statistischen Nachweis erbracht, dass das Rauchen zur Entstehung der Hypertonie beiträgt: Der „typische" Raucher (oder die Raucherin) hat vielleicht einige Eigenschaften, die ihn vom Rest der Bevölkerung unterscheiden und die ebenfalls für die Hypertonie verantwortlich sein könnten (z.B. beruflicher Stress oder Bewegungsmangel). Bei der Interpretation der Auswertungsergebnisse ist also Vorsicht angezeigt. Ohne sorgfältige Planung und Durchführung der Dokumentation kann eine Vielzahl möglicher Verzerrungen die Ergebnisse sogar gänzlich unbrauchbar machen.

Unterstützung bei Planung und Organisation

Außer Prävalenz- und Inzidenz-Schätzungen liefern Register auch wertvolle Planungsdaten für klinische und epidemiologische Studien zu Fragen, die durch die Registerdaten unter Umständen erst aufgeworfen wurden. Aber auch für organisatorische Aufgaben (wie z.B. die Nachsorge bei chronischen Krankheiten) können Register eingesetzt werden. Sehr spezielle organisatorische Aufgaben haben z.B. Transplantationsregister, welche die Auswahl geeigneter Empfänger für die verfügbaren Transplantate in einem möglichst großen Gebiet vereinfachen und optimieren.

4.8 Dokumentation bei klinischen Studien

Klinische Studien

Klinische Studien dienen der überzeugenden Beantwortung zweier Arten von Fragen:
- Wie zuverlässig ist ein bestimmtes diagnostisches Verfahren?
- Ist eine bestimmte Therapieform bei gegebener Indikation wirksam und ist sie genauso gut („äquivalent") oder besser als eine bereits etablierte Therapieform?

Eine klinische Studie läuft nach einem detaillierten Studienplan ab, der die Untersuchungszeitpunkte, Untersuchungsverfahren usw. detailliert festlegt. Durch die Verwendung von Erhebungsbogen oder Bildschirmmasken, die für jede Studie neu entwickelt werden, entsteht ein gut strukturierter, standardisierter Datensatz (siehe standardisierte Dokumentation). Zu erfassen und zu klassieren sind neben den eigentlich interessierenden Zielgrößen auch Begleiterkrankungen, Begleitmedikationen und unerwünschte Ereignisse.

Die Rolle der Dokumentation

Bei Studien, deren Ergebnisse für die Arzneimittelzulassung herangezogen werden sollen, und bei anspruchsvollen wissenschaftlichen Studien müssen bei der Datenqualität besonders hohe Maßstäbe angelegt werden. Jede Einzelangabe muss sorgfältig nachgeprüft werden und ihre Richtigkeit glaubhaft gemacht werden können *(Monitoring)*. Zweifelhafte Daten werden dem behandelnden Arzt in einer Datenrückfrage *(data query)* zur Korrektur vorgelegt. Auch der Vorgang der Datenkorrektur wird dokumentiert. Schließlich werden die Daten zur Auswertung freigegeben und statistisch ausgewertet. Alle Unterlagen einer Studie werden als *Trial-Master-File* archiviert.

Vorschriften und Regelwerke

Bei der Planung, Durchführung und Auswertung klinischer Studien müssen die gesetzlichen Vorschriften der Länder beachtet werden, in denen die Studien durchgeführt werden und in denen das neue Arzneimittel zugelassen werden soll. Viele dieser Vorschriften orientieren sich an international anerkannten Leitlinien, vor allem an denen der Good Clinical Practice (GCP). Für die konkrete Ausführung der einzelnen Tätigkeiten werden schriftliche Arbeitsanweisungen (Standard Operating Procedures, SOPs) erstellt.

Siehe Kapitel 8

Die Dokumentation bei klinischen Studien wird ausführlich in Kapitel 8 behandelt.

4.9 Dokumentation in Krankenhausinformationssystemen

Als Krankenhausinformationssystem wird das gesamte Teilsystem eines Krankenhauses bezeichnet, in dem Informationen verarbeitet und gespeichert werden. Es besteht aus den informationsverarbeitenden Prozessen und den an ihnen beteiligten menschlichen und maschinellen Handlungsträgern.

Wesentliches Ziel eines Krankenhausinformationssystems ist die Bereitstellung von Information über den Patienten, die Qualität der Patientenversorgung, das Kosten- und Leistungsgeschehen im Krankenhaus sowie die Bereitstellung medizinischen Wissens.

Die Dokumentation spielt in einem Krankenhausinformationssystem eine ganz besondere Rolle. Die Informationen, die von einem Krankenhausinformationssystem bereit gestellt werden sollen, müssen zunächst einmal gesammelt, erschlossen, geordnet und abgelegt, das heißt: dokumentiert werden. Alle in diesem Kapitel beschriebenen typischen Dokumentationssysteme können Bestandteil eines Krankenhausinformationssystems sein. Eine Ausnahme bildet natürlich die Dokumentation in der ärztlichen und zahnärztlichen Praxis, aber selbst hier sind Parallelen zur Dokumentation in den Ambulanzen eines Krankenhauses vorhanden.

Im Zuge der kooperativen Patientenversorgung ist eine gezielte Öffnung des Krankenhausinformationssystems für den Datenaustausch mit anderen Versorgungseinrichtungen notwendig. Es muss möglich sein, auf sichere Weise patientenbezogene Daten und Dokumente mit ausgewählten Behandlungspartnern auszutauschen oder diesen evtl. einen gezielten Zugriff auf die krankenhausinterne Dokumentation zu erlauben. Die Anforderungen an ein vernetztes Dokumentationssystem finden Sie in Abschnitt 4.11.

Aufgrund ihrer Bedeutung und Vielschichtigkeit wird die Dokumentation in Krankenhausinformationssystemen ausführlich in Kapitel 7 behandelt.

Krankenhausinformationssysteme

Die Rolle der Dokumentation

Öffnung für externe Partner

Siehe Kapitel 7

4.10 Dokumentation in der ärztlichen und zahnärztlichen Praxis

Die Dokumentation in der ärztlichen oder zahnärztlichen Praxis unterscheidet sich im Prinzip nicht von der Dokumentation im Krankenhaus. Der Umfang der Aufzeichnungen in der ambulanten Behandlung ist allerdings im Allgemeinen geringer als in der stationären Behandlung, weshalb statt Krankenakten meist Karteikarten oder Karteitaschen verwendet werden. In die Karteitaschen lassen sich z.B. einzelne Befunddokumente oder Arztbriefe einlegen. Die Aufzeichnungen auf einer Karteikarte haben in der Regel die Form einer Verlaufsdokumentation über die einzelnen Vorstellungstermine des Patienten.

Neben der Unterstützung der Patientenversorgung haben Praxisinformationssysteme auch die Aufgabe, alle Informationen für eine korrekte

Besonderheiten

Ziele

und vollständige Abrechnung der erbrachten Leistungen bereitzustellen. Die Daten werden in der Regel gesammelt an eine Abrechnungsinstitution übermittelt, welche die Leistungen dem Patienten oder einer Krankenversicherung in Rechnung stellt.

Weiterhin dient die Dokumentation auch hier der rechtlichen Absicherung des Arztes.

Aus der Behandlungsdokumentation können auch Statistiken über die verordneten Arzneimittel oder über andere Betriebsgrößen abgeleitet werden. Diese Möglichkeit stellt insbesondere im Rahmen einer budgetierten Leistungsvergütung ein wichtiges Instrument für den Arzt dar.

Der Praxiscomputer

Vor allem die Arbeitsersparnis und die höhere Vollständigkeit bei der Abrechnung der erbrachten Leistungen war für viele niedergelassene Ärzte ausschlaggebend für die Anschaffung eines Praxiscomputers. Deshalb stellt die Abrechnung auch eine Kernkomponente fast aller Praxisinformationssysteme dar.

Die Erstellung von Betriebsstatistiken, z.B. über die Anzahl der Patientenbesuche, über die Verordnungskosten oder über die Praxisauslastung pro Quartal oder nach Wochentagen und Tageszeiten, ist in effizienter Weise nur mit Rechnerunterstützung möglich. Allein für die Abrechnung ist jedoch ein Praxiscomputersystem heute unabdingbar, da die Kosten einer manuellen Quartalsabrechnung mit unter Umständen mehrtägigen Praxisschließungen nicht mehr vertretbar sind. Außerdem ist die Fehlerquote dabei oft so hoch, dass sich ein Praxiscomputersystem insgesamt schon mit der ersten Quartalsabrechnung amortisieren kann.

Im Sinne der multiplen Datenverwendung sollte die gesamte patientenorientierte Praxisdokumentation (siehe patientenbezogene Fragestellung), einschließlich der Patienten-Karteikarten Teil des rechnerbasierten Dokumentationssystems sein.

Öffnung für externe Partner

Für ein Praxisinformationssystem stellt die Vernetzung mit anderen Einrichtungen im Zuge der kooperativen Patientenversorgung oft eine besondere Herausforderung dar, da in der Arztpraxis in der Regel keine aufwändigen Einrichtungen für die Netzwerksicherheit oder zur Datentransformation betrieben werden können. Hier sind einheitliche Kommunikationsstandards und eine gemeinsame Sicherheitsinfrastruktur entscheidende Erfolgsvoraussetzungen (siehe auch Abschnitt 4.11).

4.11 Dokumentation in Versorgungsnetzwerken

Motivation

Wie in Abschnitt 2.1.3 erläutert, ergibt sich aus der Zunahme chronischer Erkrankungen und aus der voranschreitenden Spezialisierung bei der Patientenversorgung das Bestreben, Netzwerke von Krankenhäusern, Arztpraxen und anderen Versorgungseinrichtungen für die gemeinsame, kooperative Versorgung von Patienten zu bilden. Der Patient selbst und seine Angehörigen sollen enger in den Versorgungsprozess eingebunden und an der Dokumentation der Behandlung beteiligt werden.

4.11 Dokumentation in Versorgungsnetzwerken

Bei der kooperativen Versorgung ist statt einer einrichtungszentrierten eine patientenzentrierte oder zumindest einrichtungsübergreifende Aufzeichnung und Nutzung von Daten erforderlich (vgl. Abschnitt 2.3.1.6). Das bedeutet, dass sich die Dokumentation nicht allein z.B. an den Anforderungen eines Krankenhauses orientiert, sondern an den Erfordernissen eines übergreifenden Behandlungsprozesses aus der Sicht des Patienten. Es bedeutet auch, dass alle an der Versorgung des Patienten beteiligten Personen im Rahmen ihrer Berechtigung und unabhängig von der Institution, zu der sie gehören, auf alle behandlungsrelevanten Daten zugreifen können. Auch der Patient selbst sollte die Möglichkeit der Datennutzung und Auswertung erhalten. Daten, üblicherweise in Form von Dokumenten zusammengefasst, können Verlaufsberichte, Arztbriefe, Befunde oder auch Bilder und Bildserien sein. Um dieses Ziel zu erreichen, müssen verschiedene Voraussetzungen erfüllt sein:

Patientenzentrierte Dokumentation

Die Möglichkeit, von verschiedenen Orten und durch Personen mit unterschiedlichem Blickwinkel – je nach Rolle, Berechtigung und Zeitpunkt – auf die Behandlungsdaten eines Patienten zuzugreifen, erfordert eine logisch kohärente, einrichtungsübergreifende und patientenbezogene elektronische Krankenakte (siehe Abschnitt 2.3.1.6). Dies setzt nicht unbedingt eine physisch zentrale Speicherung voraus – aus Datenschutzgründen versucht man das in der Regel sogar zu vermeiden. Die Akte kann auch aus elektronischen Verweisen, so genannten Patientenindizes, auf mehrere Teilakten bei unterschiedlichen Einrichtungen bestehen. Auf jeden Fall aber erfordert eine gemeinsam genutzte Krankenakte gemeinsame Dokumentationsstrukturen und -prinzipien, eine weitgehend einheitliche Terminologie und gemeinsame – oder genauer: kompatible – Berechtigungs- und Sicherheitskonzepte. Die Dokumentation in Versorgungsnetzwerken wird erheblich vereinfacht, wenn in der betreffenden Versorgungsregion bereits eine Telematik-Infrastruktur aufgebaut wurde. Bei einem weiter zusammenwachsenden Europa und bei einer zunehmenden Globalisierung der Krankenversorgung werden die sprachunabhängige Aufzeichnung und die hierzu eingesetzten Ordnungssysteme eine wichtige Rolle spielen. Die EU hat in ihrem Aktionsplan eHealth ebenso wie die WHO in ihrer eHealth Strategy ihre Mitgliedsländer aufgefordert, eine langfristige strategische Planung für nationale Telematik-Infrastrukturen im Gesundheitswesen zu entwickeln und ihre Komponenten auf internationaler Ebene zu standardisieren.

Voraussetzungen

Eine elektronische Kranken- oder Gesundheitsakte in dieser weit reichenden Form bedingt, dass entsprechende kostengünstige und leicht bedienbare Geräte zur Aufzeichnung und Nutzung von Daten, zur Kommunikation unter den an der Versorgung Beteiligten und zur Organisationsunterstützung verfügbar sind.

Als langfristiges Ziel wird eine lebenslange, weltweit nutzbare elektronische Gesundheitsakte für jeden Bürger diskutiert, welche alle relevanten Informationen für weitere Behandlungsmaßnahmen, aber auch für die Prävention und Gesundheitsförderung enthält.

4.12 Übungen

Übung 1 Welche Informationen sollte eine Krankenakte enthalten? Welche Auswertungen sollten möglich sein?

Übung 2 Welche zusätzlichen Auswertungsmöglichkeiten hat man bei einer elektronischen Krankenakte im Vergleich zu einer konventionellen Akte?

Übung 3 Was versteht man unter Qualitätsindikatoren? Welche Eigenschaften sollten sie haben?

Übung 4 Nennen Sie Bedingungen für klinische Register, die für eine Verallgemeinerung von Auswertungsergebnissen auf eine Bevölkerung wichtig sind.

Übung 5 Eine Übung 5 gibt es in diesem Kapitel nicht.

Übung 6 Welchen Nutzen hat eine Tumordokumentation, deren Daten den jeweils aktuellen Stand der Behandlung widerspiegeln
- für den Patienten?
- für den aktuell behandelnden Arzt?
- für die medizinische Wissenschaft?

Übung 7 Worin bestehen die besonderen Herausforderungen der Dokumentation in Versorgungsnetzwerken?

5 Nutzen und Gebrauch medizinischer Dokumentationssysteme

Einleitung

Bereits zu Anfang (siehe Abschnitt 1.1) haben wir betont, dass es nicht das eigentliche Ziel der medizinischen Dokumentation ist, Informationen *zu sammeln*, sondern die gesammelten Informationen sinnvoll *zu nutzen*.

In diesem Kapitel wollen wir Probleme beschreiben, die sich bei der Nutzung einer Dokumentation häufig stellen, und wir wollen Methoden für ihre Lösung einführen.

Das Kapitel ist nach drei grundsätzlichen Nutzungsarten gegliedert, die jeweils eine typische Problematik aufweisen und typische Methoden erfordern: die kasuistische Nutzung, das patientenübergreifende Berichtswesen und die Nutzung für klinisch-wissenschaftliche Studien. Diese Einteilung bedeutet allerdings nicht, dass die für eine bestimmte Nutzungsart eingeführten Methoden nur dort gewinnbringend eingesetzt werden können.

Was sollen Sie lernen?

Sie sollen in diesem Kapitel
- die wesentlichen Aufgaben kennen lernen, die mit einer kasuistischen oder mit einer klinisch-wissenschaftlichen Auswertung der medizinischen Dokumentation oder mit dem patientenübergreifenden Berichtswesen verbunden sind;
- Probleme kennen lernen, die typischerweise bei diesen Aufgaben auftreten;
- Hinweise auf Methoden erhalten, mit denen Sie diesen Problemen systematisch begegnen können.

5.1 Kasuistische Nutzung

Aufgaben der Dokumentation

Bei der kasuistischen Nutzung einer medizinischen Dokumentation ist man an Informationen über einen bestimmten Patienten interessiert. In der Regel werden diese Informationen benötigt, um seine weitere medizinische Versorgung sinnvoll *planen und organisieren* zu können. Dazu gehört die Auswahl der nächsten diagnostischen und therapeutischen Schritte ebenso wie die laufende Kontrolle ihrer Anwendung. Beispielsweise könnte das Ergebnis einer Laboruntersuchung zusammen mit allen weiteren bisher vorhandenen Erkenntnissen zu einer Diagnosestellung und zum Beginn (oder auch zum Abbruch) einer Therapie führen; oder aber, falls noch keine Diagnose gestellt werden kann, zur Anordnung weiterer diagnostischer Maßnahmen. Die in der Dokumentation enthaltenen Informationen können auch Grundlage einer fundierten *Prognose* über den weiteren Krankheitsverlauf sein, beispielsweise im Rahmen eines Gutachtens.

Auf der anderen Seite kann eine kasuistische Auswertung der Dokumentation hilfreich für die nachträgliche *Beurteilung* des medizinischen Vorgehens sein:

- Im Qualitätsmanagement, insbesondere auch im Rahmen der Fortbildung medizinischen Personals, kann die Dokumentation Rückschlüsse auf die Angemessenheit der Maßnahmen und die Sorgfalt ihrer Durchführung geben.
- Die Dokumentation wird in Gerichtsverfahren herangezogen, um Behandlungsfehler nachzuweisen oder auszuschließen.

Im wissenschaftlichen Bereich dienen (anonymisierte) Fallbeschreibungen, so genannte Kasuistiken, der Präsentation besonders typischer oder besonders untypischer Krankheitsverläufe.

Probleme und Anforderungen

Wenn bei der kasuistischen Nutzung Probleme auftreten, dann meist deshalb, weil wichtige Anforderungen an die Dokumentation nicht erfüllt sind:
- Die zu einem Patienten dokumentierte Information lässt sich nur schwer oder nicht vollständig wiederfinden, wenn die Daten keinen eindeutigen, unveränderlichen Patientenbezug aufweisen. Ein Nachname kann sich ändern, ein Geburtsdatum kann falsch eingegeben werden und beide zusammen verweisen nicht notwendigerweise auf eine einzige Person.
- Notwendige Informationen fehlen, wenn sie entweder gar nicht aufgezeichnet wurden, oder wenn sie an einer Stelle abgelegt sind, auf die kein Zugriff besteht. Gerade in der heute üblichen, hochgradig spezialisierten Medizin sind die Informationen zu einem Patienten gewöhnlich auf viele Stellen verteilt.
- Die zu einem Patienten verfügbare Information lässt sich nicht effizient nutzen, wenn sie unübersichtlich präsentiert wird oder ganz einfach zu umfangreich ist: Die für eine Aufgabe *relevante* Information ist im Allgemeinen nur ein Teil der insgesamt *vorhandenen* Information.
- Bei der Behandlung eines Patienten ist es von entscheidender Bedeutung, *wer* eine bestimmte Beobachtung gemacht, Schlussfolgerung getroffen oder eine Maßnahme angeordnet bzw. durchgeführt hat – und dass dies aus der Dokumentation auch ersichtlich ist. In Papier-Dokumentationen verwendet man dazu Unterschriften und Handzeichen. In rechnergestützten Dokumentationssystemen müssen aufwändige Mechanismen installiert werden, um die *Authentizität* der Dokumentation so weit sicherzustellen, dass sie auch in Gerichtsverfahren Bestand hat.
- Vorschriften, vor allem zum Datenschutz und zur ärztlichen Schweigepflicht, begrenzen die Zulässigkeit einer patientenbezogenen Auswertung der Dokumentation. In einem Dokumentationssystem müssen also technische und organisatorische Vorkehrungen getroffen sein, um jede unerlaubte kasuistische Auswertung soweit wie möglich zu verhindern.

Wichtige Methoden

Es stehen eine Reihe von Methoden zur Verfügung, mit denen ein Dokumentationssystem den oben genannten Anforderungen gerecht werden kann. Zu den wichtigsten gehören die Folgenden:
- Die Korrektheit des Patientenbezugs von Informationen kann durch die Verwendung so genannter Surrogate unterstützt werden.

Wenn man gleichzeitig die Patienten-Stammdaten an zentraler Stelle vorhält, kann damit die referenzielle Integrität verteilter Patientendaten systematisch kontrolliert werden. Die früher gebräuchliche I-Zahl (siehe Surrogat) hat sich dafür – wegen ihrer Abhängigkeit von veränderlichen Merkmalen – nicht bewährt.
- Die Standardisierung der Dokumentation kann ihre Vollständigkeit erhöhen. Dabei kann es unter Umständen schon ausreichen, wenn z.B. für einen Anamnesebogen folgende Struktur (verbindlich) vorgegeben wird: „1. Patientenidentifikation und demographische Daten, 2. Aktuelle Anamnese, 3. Frühere Erkrankungen, 4. Familienanamnese, 5. Sozialanamnese".
- Verfahren der Datenintegration ermöglichen die Zusammenführung verteilter Informationen über einen Patienten aus den verschiedenen Bereichen einer Versorgungseinrichtung. Aktuelle Laborbefunde können z.B. über eine Kommunikationsverbindung vom Labor zur anfordernden Station gelangen.
- Für die rechnerbasierte Präsentation medizinischer Information gibt es eine Reihe von Vorschlägen (siehe Kapitel 4). Allgemein gesagt besteht die Herausforderung darin,
  - Ähnlichkeiten durch gleichartige Darstellung zu unterstreichen sowie
  - Unterschiede und Ausnahmen besonders kenntlich zu machen;
  - die Nachbildung bekannter Formulare und anderer Gegenstände der realen Welt (z.B. Notizblöcke, Karteikästen oder Diktiergeräte – so genannte Metaphern) am Bildschirm erleichtert dem Benutzer die Orientierung und den Umgang mit der Anwendungssoftware;
  - die Information muss übersichtlich strukturiert werden, ohne durch überflüssige Strukturen von den Inhalten abzulenken.
- Die Authentizität der Dokumente in einem rechnergestützten Dokumentationssystem kann durch eine elektronische Signatur sichergestellt werden. Mit kryptographischen Verfahren, oft unterstützt durch persönliche Chipkarten, können elektronisch gespeicherte oder übermittelte Dokumente von Mitarbeitern einer Versorgungseinrichtung digital unterschrieben werden. Der Inhalt z.B. eines elektronischen Arztbriefes oder Rezeptes ist damit vor unbemerkten Veränderungen geschützt und seine Urheberschaft nachweisbar.

Zusammenfassung

Die kasuistische Analyse ermittelt versorgungsrelevante Informationen zu einzelnen, identifizierbaren Patienten, um den Behandlungsprozess medizinisch angemessen und rationell organisieren zu können. Die Dokumentation dient dabei als Erinnerungs- und Kommunikationshilfe zwischen allen an der Versorgung Beteiligten. Retrospektive Beurteilungen des Behandlungsprozesses stützen sich ebenfalls regelmäßig auf kasuistische Auswertungen der Dokumentation.

Um diese Aufgaben erfüllen zu können, muss die Dokumentation vollständig sein und jede Information muss zugänglich, verständlich und eindeutig mit einem einzelnen Patienten verbunden sein. Datenschutz, Schweigepflicht und Authentizität wichtiger Inhalte sind sicherzustellen.

Klassierung

Mit Blick auf unsere Klassifikation medizinischer Dokumentationssysteme in Abschnitt 2.3 können wir sagen, dass für die kasuistische Nutzung einer Dokumentation Systeme benötigt werden, die
- vornehmlich klinische Fakten enthalten (Klasse I1) und
- eine patientenbezogene Fragestellung vorsehen (P1 oder P3).

Keine der anderen Eigenschaften ist durch die kasuistische Nutzung vorherbestimmt.

Typische Dokumente

Die kasuistische Auswertung orientiert sich stark an Dokumenten. Diese fördern mit ihren zumeist einheitlichen, bekannten Strukturen die Übersichtlichkeit der präsentierten Information.

Einige typische Dokumente für die kasuistische Nutzung sind Anamnesebogen, klinische Untersuchungsbefunde, apparative Befunde (Labor, Röntgen etc.), Pflegedokumentationsbogen, Operationsberichte, Verlaufsbogen bzw. Fieberkurven, Arztbriefe (siehe auch Kapitel 4).

Merkliste kasuistische Nutzung

Aufgabe

Bei der kasuistischen Nutzung geht es darum, berechtigten Personen gesundheitsrelevante Informationen über einen bestimmten Patienten zu präsentieren.

Ziele

Wesentliche Ziele der kasuistischen Auswertung sind
- den Versorgungsprozess eines Patienten zu organisieren, ihn zu planen und zu kontrollieren;
- den zukünftigen Krankheitsverlauf zu prognostizieren;
- Versorgungsaktivitäten im Nachhinein zu beurteilen;
- prototypische (oder sehr untypische) Krankheitsverläufe zu wissenschaftlichen Zwecken darzustellen.

Probleme

Probleme beim Auffinden dieser Informationen in der Dokumentation entstehen durch
- fehlenden oder nicht eindeutigen Patientenbezug der Daten,
- unvollständige Aufzeichnung oder unkontrollierte Verteilung der Daten,
- unübersichtliche Präsentation der Daten,
- unklare Urheberschaft der Daten (fehlende Authentizität), vor allem bei rechnerbasierten Dokumentationen.

Methoden

Gängige Methoden umfassen
- die Verwendung von Surrogaten zur Identifikation von Datenobjekten, verbunden mit anderen Methoden zur Kontrolle der referenziellen Integrität,
- die Standardisierung der Dokumentation,
- Verfahren der logischen Datenintegration, z.B. durch systematische Kommunikation zwischen Anwendungsbausteinen,
- Herstellung der Authentizität in rechnerbasierten Dokumentationen durch digitale Signaturen.

5.2 Patientenübergreifendes Berichtswesen

Aufgaben der Dokumentation

Das patientenübergreifende Berichtswesen liefert Information zu einer definierten Gruppe von Patienten (oder zu allen Patienten) einer medizinischen Versorgungseinrichtung. Diese Information besteht z.B. aus der Häufigkeit bestimmter Ereignisse oder Zustände (Komplikationshäufigkeiten, Diagnosehäufigkeiten etc.) oder aus Maßzahlen zur Beschreibung quantitativer Merkmale (z.B. Durchschnitt, Standardabweichung oder Median der Behandlungsdauer). Es gibt verschiedene Aufgaben, die ein patientenübergreifendes Berichtswesen erfordern:

- Gesetze und Verordnungen fordern die Weitergabe von Angaben zu Diagnosen, Therapien, Behandlungsdauer etc. an Krankenkassen oder statistische Ämter. In der Regel werden dazu genaue Datensatzformate beschrieben, in denen die Daten zu festgelegten Zeitpunkten zu übermitteln sind (vgl. Abschnitt 9.3).
- Das Management einer Versorgungseinrichtung benötigt für eine effektive Kostenplanung und -kontrolle sehr detaillierte Angaben, die im Wesentlichen den Zusammenhang zwischen den behandelten Krankheiten und den für sie erbrachten medizinischen Leistungen aufzeigen.
- Im Rahmen des Qualitätsmanagements kann ein patientenübergreifendes Berichtswesen zur laufenden Überwachung definierter Qualitätsindikatoren eingerichtet werden (Qualitätsmonitoring, z.B. der Komplikationsraten bei Patienten mit Hüft-Endoprothesen).

Probleme und Anforderungen

Probleme im patientenübergreifenden Berichtswesen gehen oft auf unerfüllte Anforderungen in folgenden Bereichen zurück:

- Die Ermittlung patientenübergreifender Information setzt eine standardisierte Dokumentation unter vergleichbaren Bedingungen voraus, mithin die Beobachtungsgleichheit. Die Häufigkeit z.B. von Diagnosen lässt sich nur vergleichen, wenn sie nach einheitlichen Kriterien gestellt und mit einer einheitlichen Klassifikation nach einheitlichen Regeln klassiert werden.
- Eine unvollständige Datenaufzeichnung kann unangenehme Folgen haben: Durch nicht dokumentierte Leistungen geht bei der leistungsbezogenen Vergütung Geld verloren; wenn schwerwiegende Befunde, Komplikationen oder Begleiterkrankungen nicht dokumentiert werden, können sie nicht zur Rechtfertigung eines überdurchschnittlichen Behandlungsaufwandes herangezogen werden und der Kostenträger verweigert unter Umständen die Bezahlung.
- Auch wenn patientenübergreifende Berichte lediglich beschreibenden Charakter haben, so legen sie doch oft bestimmte Interpretationen nahe. Neben den oben genannten Defiziten können auch unübersichtlich präsentierte und unvollständig erläuterte Ergebnisse zu falschen Schlussfolgerungen führen.
- Zur Dokumentation für das Berichtswesen besteht meist nur eine geringe Motivation. Mitarbeiter wissen oft nicht, welche nachteiligen Folgen eine mangelhafte Datenaufzeichnung haben kann. Dies

gilt dann um so mehr, wenn Daten ausschließlich für das Berichtswesen aufgezeichnet werden müssen.

Wichtige Methoden

Der Aufbau eines patientenübergreifenden Berichtswesens erfordert eine systematische Planung, die folgende Schritte enthalten sollte:
- Entwurf des Layouts für eine übersichtliche, eindeutig interpretierbare Ergebnispräsentation.
- Ableitung der Merkmale, die man standardisiert dokumentieren muss, um diese Ergebnisse erzielen zu können, sowie ihrer Wertemengen.
- Prüfung, ob die benötigten Daten nicht eventuell in einem anderen Zusammenhang bereits aufgezeichnet wurden (vielleicht mit besserer Motivation und daher in höherer Qualität) und verwendet werden können. Z.B. haben Entlassungsdiagnosen, die im Arztbrief angegeben sind, in der Regel hohe Qualität und können gut für das Berichtswesen verwendet werden.
- Entwicklung organisatorischer Vorkehrungen und Regeln, um die Vollständigkeit und Reproduzierbarkeit der Dokumentation zu gewährleisten. Die Leitung einer Einrichtung könnte z.B. festlegen, dass Diagnosen unmittelbar vom behandelnden Arzt dokumentiert und verschlüsselt werden. Der Arzt erhält die notwendige Schulung und geeignete (Software-)Werkzeuge, um diese Aufgabe schnell und zuverlässig erfüllen zu können.
- Auswahl angemessener computer-basierter Werkzeuge, um neben der Datenaufzeichnung auch die Datenintegration und das Berichtswesen zu unterstützen.

Zusammenfassung

Um ein patientenübergreifendes Berichtswesen zu ermöglichen, muss das Dokumentationssystem aggregierte Informationen zu definierten Patientengruppen liefern. Diese Information wird benötigt, um externe Vorschriften zu erfüllen, um die Arbeitsprozesse innerhalb einer Versorgungseinrichtung planen und steuern zu können, und um das Qualitätsmanagement zu unterstützen. Valide Berichte müssen auf vollständigen und zuverlässigen Daten basieren, die unter vergleichbaren Bedingungen aufgezeichnet wurden. Die Berichte selbst müssen eindeutig und klar strukturiert sein. Bei der Komplexität des heutigen Berichtswesens und dem Bedarf an Datenintegration sind computerbasierte Werkzeuge unverzichtbar.

Klassierung

Entsprechend der Klassifikation medizinischer Dokumentationssysteme in Abschnitt 2.3 bestehen für Dokumentationssysteme, die das patientenübergreifende Berichtswesen unterstützen sollen, folgende Anforderungen:
- sie enthalten klinische Fakten (Klassen I1 oder I4);
- sie erlauben patientenübergreifende Auswertungen (Klassen P2 oder P3);
- die Daten sind zumindest in Teilen standardisiert (Klassen S2 bis S4);
- die Dokumentation ist zumindest teilweise direkt (Klassen D2 oder D3);
- das System ist rechnerunterstützt (Klassen R1 oder R2).

Es seien hier beispielhaft einige typische patientenübergreifende Berichte genannt, die zum Teil im Kapitel 4 bereits angesprochen wurden: Berichte für Kostenträger und statistische Ämter zur Häufigkeit von Diagnosen, Behandlungsleistungen oder Fallgruppen; Berichte für das Management der Versorgungseinrichtung, z.B. zur Anzahl von Patientenkontakten in einer Ambulanz, zur durchschnittlichen Dauer der Kontakte, zum Ressourcenverbrauch für bestimmte Patientengruppen etc.; Berichte für das Qualitätsmanagement über die Ausprägung von Qualitätsindikatoren wie Wartezeiten, Komplikationsraten usw. (siehe Qualitätsmonitoring).

Typische Berichte

Merkliste patientenübergreifendes Berichtswesen

Bereitstellung aggregierter Information über definierte Patientengruppen (oder über alle Patienten) einer Versorgungseinrichtung, meist in Form von Häufigkeiten und anderen statistischen Maßzahlen.

Aufgabe

Die Ziele bestehen typischerweise darin,

Ziele

- externe Vorschriften zu erfüllen, die oft mit der Leistungsvergütung oder Akkreditierung verbunden sind;
- dem Management einer Einrichtung Informationen über Kosten-Leistungs-Struktur und die Arbeitsprozesse zur Verfügung zu stellen;
- Qualitätsindikatoren der Arbeitsprozesse zu verfolgen, um Probleme frühzeitig zu entdecken und um die Wirkung von Gegenmaßnahmen zu beurteilen.

Probleme entstehen hier häufig dadurch, dass

Probleme

- die Dokumentation Unterschiede in der Versorgung einzelner Patienten (hinsichtlich der Qualität oder der Kosten) nicht deutlich macht, weil entweder die Datenaufzeichnung unvollständig oder ihr Detaillierungsgrad zu gering ist;
- die Dokumentation Ähnlichkeiten der Versorgungsprozesse mehrerer Patienten verschleiert, weil der Dokumentationsprozess zu stark variiert, z.B. weil unterschiedliche Untersuchungsmethoden, Erhebungsbogen oder Ordnungssysteme verwendet werden.
- relevante Ergebnisse und Schlussfolgerungen übersehen werden, weil sie unübersichtlich oder missverständlich präsentiert werden.

Gängige Methoden umfassen

Methoden

- die Standardisierung der Dokumentation,
- die systematische Planung der Dokumentation im Hinblick auf die angestrebte Präsentation der Ergebnisse,
- die Erhöhung der Vollständigkeit durch multiple Datenverwendung, organisatorische Vorkehrungen und geeignete Anwendungssoftware.

5.3 Klinisch-wissenschaftliche Studien

Aufgaben der Dokumentation

Im Zusammenhang mit der Durchführung klinisch-wissenschaftlicher Studien können sich einem medizinischen Dokumentationssystem vor allem folgende Aufgaben stellen:
- Die Patientenauswahl anhand definierter Merkmale zu unterstützen (z.B. alle Männer über 60 Jahre mit Blasenvorderwandkarzinom). Die ausgewählten Patienten bilden dann das Untersuchungskollektiv für eine separat geplante Untersuchung.
- Weitere Informationen bereitzustellen, die für die Planung einer solchen Untersuchung nützlich sind, beispielsweise zur Variabilität potentieller Zielgrößen, zum Erkennen wichtiger Störgrößen (Confounder) oder zur Struktur des Untersuchungskollektivs.
- In definiertem Umfang verallgemeinerbare Aussagen über eine Menge von Patienten zu liefern, die zum medizinischen Erkenntnisgewinn beitragen. Beispielsweise seien Patienteneigenschaften gesucht, die den über- oder unterdurchschnittlichen Erfolg einer bestimmten Therapie erwarten lassen. Die Verallgemeinerung erfolgt in aller Regel mit Hilfe statistischer Methoden.

Um die letzte Art von Aufgaben erfüllen zu können, muss das Dokumentationssystem entweder die Dokumentation einer Klinischen Studie enthalten, oder sie nimmt die Form eines Klinischen Registers an. Diese beiden wichtigen Konzepte der klinischen Forschung wollen wir kurz betrachten.

Klinische Register

Klinische Register sind klinische Dokumentationen mit einer klaren Aufgabenstellung im Bereich der klinisch-wissenschaftlichen Forschung, in denen über einen längeren Zeitraum hinweg (meistens „bis auf weiteres") bestimmte Merkmale zu allen Patienten einer oder mehrerer Versorgungseinrichtungen erfasst werden, welche zuvor festgelegte Einschlusskriterien erfüllen. Die Menge von Merkmalen, die zu jedem Patienten aufgezeichnet wird, wird vor dem Hintergrund einer bestimmten Forschungsfragestellung definiert, kann aber im Laufe der Zeit erweitert werden, wenn sich neue Fragen stellen. Die Auswertung von Registern erfolgt wiederholt (z.B. im jährlichen Abstand), um auf diese Weise zeitliche Trends ermitteln zu können.

Interventionsstudien

Klinische Studien laufen dagegen nur über einen begrenzten, in der Planung festgelegten Zeitraum. Sie dienen der Untersuchung einer sehr konkreten und meist eng gefassten Fragestellung. Klinische Studien im engeren Sinne sind so genannte Interventionsstudien, in denen die Diagnostik oder Therapie durch die Studie systematisch variiert wird (z.B. durch Randomisierung, s.u.). Der Dokumentation bei Interventionsstudien (vor allem bei Therapiestudien) widmen wir uns ausführlich in Kapitel 8.

Beobachtungsstudien

Im weiteren Sinne gehören zu den klinischen Studien auch die so genannten Beobachtungsstudien, in denen der Behandlungsverlauf bei Patienten eines Krankenhauses oder einer Arztpraxis beobachtet, dokumentiert und ausgewertet wird – möglichst ohne dass der Ablauf durch die Beobachtung beeinflusst wird. In ihrer retrospektiven Form werden Patienten, bei denen ein bestimmtes Zielereignis eingetreten ist (z.B. eine Erkrankung oder Komplikation), ausgewählt und man versucht, Faktoren zu ermitteln, die zu diesem Ereignis geführt haben könnten. Als Kontrolle dienen dabei Patienten, bei denen das Zielereignis (noch) nicht eingetreten ist. Hier spricht man auch von Fall-Kontroll-Studien. Bei der Ermittlung der Einflussfaktoren kann man die Patienten speziell für die Studie noch einmal untersuchen und befragen – und auf diese Weise sicherstellen, dass alle notwendigen Untersuchungen durchgeführt und Fragen gestellt werden. Einfacher ist es allerdings, ihre Krankenakten unter dieser Fragestellung zu analysieren. Eine solche Untersuchung ist jedoch retrolektiv, d.h. der Einschluss in die Studie erfolgte erst nach der Dokumentation (siehe Abschnitt 6.2.3). Deshalb muss man damit rechnen, Hinweise auf Einflussfaktoren in der Dokumentation nicht zu finden, obwohl sie in Wirklichkeit vorlagen – nur weil niemand daran gedacht hat, danach zu fragen. Für prospektive Beobachtungsstudien wählt man Patienten mit einer bestimmten Eigenschaft aus (z.B. das Vorliegen eines Risikofaktors, oder die Durchführung eines diagnostischen oder therapeutischen Verfahrens) und beobachtet den weiteren Verlauf, um mögliche Folgeereignisse festzustellen (z.B. das Auftreten einer Erkrankung, einer Komplikation oder auch der Tod des Patienten). Als Kontrolle dienen hier Patienten ohne die jeweilige Eigenschaft (man nennt eine solche Studie auch Kohorten-Studie). Auch diese Art von Untersuchung kann man retrolektiv, also ausschließlich anhand der vorliegenden Behandlungsaufzeichnungen durchführen. Zuverlässigere Ergebnisse erhält man allerdings mit einer behandlungsbegleitenden Dokumentation speziell für die Studie.

Probleme und Anforderungen

Für korrekte, vollständige und interpretierbare Ergebnisse bei der Auswertung eines klinischen Registers oder einer klinischen Studie muss eine Reihe von Anforderungen erfüllt sein:

- Die Merkmale aller betrachteten Datenobjekte müssen standardisiert dokumentiert werden. Aber auch eine standardisierte Dokumentation kann ungültige Ergebnisse liefern, wenn die Beobachtungsgleichheit nicht gewährleistet ist.
- Vergleichende Untersuchungen an zwei oder mehreren Gruppen von Patienten lassen sich nur korrekt interpretieren, wenn Strukturgleichheit zwischen diesen Gruppen besteht. Dies stellt eine starke Einschränkung dar, da dem Eintrag in ein Register in der Regel keine randomisierte Zuteilung von Versorgungsmaßnahmen vorausgeht.
- Sollen Aussagen über die untersuchte Patientengruppe hinaus verallgemeinert werden, so muss das Untersuchungskollektiv repräsentativ für die Zielgrundgesamtheit sein.
- Eine allgemeine Forderung, die hier besondere Bedeutung hat, ist die nach der Validität der verwendeten Merkmale: Lassen ihre Ausprägungen (siehe Merkmalsausprägungen) tatsächlich einen Schluss auf diejenigen Patienteneigenschaften zu, auf die es ankommt?
- Verlässliche wissenschaftliche Erkenntnisse lassen sich grundsätzlich nur aus solchen Untersuchungen gewinnen, die von der Frage-

stellung bis zu den Auswertungsmethoden systematisch geplant, durchgeführt und ausgewertet wurden. Die nähere Untersuchung dieses Aspektes ist Gegenstand der Medizinischen Biometrie.

Wichtige Methoden

Der Erfolg jeder klinisch-wissenschaftlichen Studie hängt vom Einsatz angemessener Methoden ab. Folgende Punkte sind grundsätzlich zu beachten:
- Merkmale und Wertemengen für eine standardisierte Dokumentation sind im Hinblick auf eine *exakte Fragestellung* festzulegen. Damit werden die Reproduzierbarkeit der Daten und die Vergleichbarkeit der Datenobjekte gefördert.
- Weiterhin sollte man sich zum Erreichen der Beobachtungsgleichheit möglichst auf objektiv beobachtbare Merkmale beschränken; andernfalls sind spezielle Methoden notwendig, um die Vergleichbarkeit der Daten zu sichern.
- Die Strukturgleichheit zwischen Vergleichsgruppen ist zuverlässig nur durch eine randomisierte Zuteilung zu erreichen. Bis zu einem gewissen Grad können ersatzweise – z.B. in Registern – auch Verfahren zur Paarbildung (Matching) oder zur geschichteten Auswertung herangezogen werden.
- Nur eine sorgfältige Definition des Untersuchungskollektivs und der Zielgrundgesamtheit in der Planungsphase einer Studie gewährleistet ihre Repräsentativität. Die Aussagen klinischer Registerstudien sind sehr oft auf die Zielgrundgesamtheit der zukünftigen Patienten der betreffenden medizinischen Versorgungseinrichtung beschränkt.
- Für die systematische Planung klinischer Register bzw. kontrollierter klinischer Studien müssen *Studienpläne* (so genannte Studienprotokolle) erstellt werden, deren Einhaltung die Interpretierbarkeit der Ergebnisse wesentlich verbessert.

Zusammenfassung

Ein Dokumentationssystem kann klinisch-wissenschaftliche Untersuchungen dadurch unterstützen, dass es die Auswahl von Patienten mit bestimmten Merkmalen ermöglicht, dass es Informationen bereitstellt, die für die Planung einer klinischen Studie nützlich sind, oder dass es die Informationsbasis für eine Studie liefert, durch die neue medizinische Erkenntnisse aus den Beobachtungen gewonnen werden. Für alle diese Aufgaben muss die Beobachtungsgleichheit der Behandlungsfälle gewährleistet sein. Die aufgezeichneten und analysierten Parameter müssen ein valides Äquivalent der klinischen Merkmale sein, auf die es ankommt. Werden Patientengruppen verglichen, um die Wirkung bestimmter Interventionen oder Risiken zu prüfen, so müssen diese Gruppen strukturgleich sein.

Klassierung

Mit Blick auf Abschnitt 2.3 haben Dokumentationssysteme, die für die Unterstützung klinisch-wissenschaftlicher Studien geeignet sind, folgende Eigenschaften:
- Sie enthalten klinische Fakten (Klassen I1 oder I4);
- sie erlauben eine patientenübergreifende Fragestellung (Klassen P2 oder P3);
- sie enthalten standardisierte Daten (Klassen S2 bis S4);

- die Dokumentation ist zumindest in Ausschnitten „direkt" (Klassen D2 oder D3);
- das System ist rechnerunterstützt (Klassen R1 oder R2).

Typische Fragestellungen

Hier noch einmal einige typische Fragestellungen an klinische Register (andere haben Sie ja bereits im Abschnitt 4.7 kennen gelernt):
- Wie häufig sind bestimmte Zustände (Krankheiten, Risikofaktoren etc.) oder Ereignisse (Neuerkrankungen, Komplikationen etc.) in einer Patientengruppe?
- Wie sind bestimmte quantitative Merkmale (siehe Skalenniveau) in einer Patientengruppe verteilt? (Wie hoch ist der mittlere systolische Blutdruck? Wie stark variiert die Leukozytenzahl in der gesunden Bevölkerung?)
- Welche Merkmale bestimmen in welchem Maß die Prognose des Patienten bzw. sein Ansprechen auf eine bestimmte Therapie?

Merkliste klinisch-wissenschaftliche Studien

Aufgabe

Aufgabe ist die Bereitstellung von Informationen, um klinisch-wissenschaftliche Studien vorzubereiten und zu unterstützen.

Ziele

Die Ziele der Auswertung von Dokumentationssystemen zur Unterstützung klinisch-wissenschaftlicher Studien bestehen darin,
- gezielt Patienten nach inhaltlichen Gesichtspunkten für eine bestimmte Studie auszuwählen,
- eine Studie aufgrund bisheriger Beobachtungen effizient zu planen,
- die Dokumentation im Hinblick auf eine konkrete Fragestellung auszuwerten.

Probleme

Auswertungen liefern verzerrte oder falsche Ergebnisse bei
- mangelnder Beobachtungsgleichheit der Behandlungsfälle,
- mangelnder Strukturgleichheit der verglichenen Patientengruppen, oder
- mangelnder Repräsentativität der untersuchten Patientengruppe für die Zielgrundgesamtheit.

Methoden

Zu den wichtigsten Methoden gehören
- eine systematische Studienplanung von der Fragestellung bis zur Auswertung (Studienplan), verbunden mit einer laufenden Kontrolle während der Durchführung,
- randomisierte Zuteilung von Interventionen in experimentellen Studien (unter Umständen durch Matching-Verfahren ersetzbar),
- standardisierte Behandlungs- und Dokumentationsmethoden.

5.4 Gütekriterien für das Wiederfinden von Information

Relevanz- und Vollzähligkeitsrate

Ziel der Dokumentation ist das Wiederfinden der gespeicherten Information. Wichtig zur Beurteilung ihrer Güte ist daher, ob sich die gewünschte Information vollständig, aber ohne Ballast wieder finden lässt. Dafür wurden Maßzahlen eingeführt, die man Relevanzrate (engl. Precision) und Vollzähligkeitsrate (engl. Recall) nennt.

Angenommen, ein Benutzer stellt eine Suchanfrage an ein Dokumentationssystem, in dem eine Menge D von Datenobjekten (z.B. Behandlungsfälle) gespeichert ist. Nehmen wir weiterhin an, dass eine Teilmenge R der Menge D relevant für den Benutzer sei (d.h. die Menge R ist genau das, was der Benutzer gerne finden würde). Tatsächlich jedoch liefert das System als Ergebnis der Suchanfrage (es selektiert) eine Menge S von Objekten (oder Fällen).

Die genannten Mengen sind in der Abbildung 5.1 veranschaulicht.

Die Relevanzrate beschreibt nun, welcher Anteil der selektierten Objekte tatsächlich relevant für den Benutzer ist; sie berechnet sich zu $|R \cap S| / |S|$, wobei $|X|$ für die Anzahl der Elemente einer Menge X steht.

Relevanz- und Vollzähligkeitsrate sind Gegenspieler oder Antagonisten: Die eine lässt sich oft nur auf Kosten der anderen erhöhen.

		selektiert: ja	nein	zusammen
relevant:	ja	$R \cap S$	Verlust	R
	nein	Ballast		
	zusammen	S		D

Abb. 5.1 Vierfeldertafel zur Veranschaulichung der für die Relevanz- und Vollzähligkeitsrate bedeutsamen Mengen.
D: die Menge der Datenobjekte insgesamt;
R: die Menge der in Bezug auf eine bestimmte Suchanfrage relevanten Objekte;
S: die Menge der durch die Suchanfrage selektierten Datenobjekte (Ergebnismenge).

5.5 Übungen

Bei klinisch-wissenschaftlichen Studien ist die Beobachtungsgleichheit von Bedeutung. Wie erzielt man diese? **Übung 1**

Bei klinisch-wissenschaftlichen Studien kann, neben der Beobachtungsgleichheit, auch die Strukturgleichheit eine wichtige Rolle spielen. Welche Art von Studien sind das und wie kann man Strukturgleichheit erzielen? **Übung 2**

Was versteht man unter einem klinischen Register? **Übung 3**

Dient eine Dokumentation der kasuistischen Nutzung, so ist es im Allgemeinen nicht nötig, Informationen standardisiert aufzuzeichnen. Nennen Sie Gründe, warum auch bei einer rein kasuistischen Auswertung Elemente einer standardisierten Dokumentation sinnvoll sein können. **Übung 4**

(nimmt Bezug auf die Übungen 5 im Kapitel 2)
An welche Nutzungsart(en) denken Sie bei Ihrer Krankenhausdokumentation? Beschreiben Sie, wie Sie die entsprechenden Anforderungen und Methoden berücksichtigt haben. **Übung 5**

Warum ist es in der Praxis viel schwieriger, die Vollzähligkeitsrate einer Suchanfrage zu ermitteln als ihre Relevanzrate? **Übung 6**

6 Zur Planung medizinischer Dokumentations- und Ordnungssysteme

Einleitung

Medizinische Ordnungssysteme und medizinische Dokumentationssysteme können ziemlich komplexe Gebilde sein. Ob sie die angestrebten Ziele erfüllen, hängt von der angemessenen Auswahl und vom richtigen Einsatz der verfügbaren Methoden und Konzepte ab.
Geht man bei der Entwicklung solcher Systeme intuitiv oder planlos vor, so besteht die Gefahr, dass die Dokumentationstätigkeiten eine erhebliche Belastung für die Mitarbeiter darstellen und die Ergebnisse trotzdem unbefriedigend ausfallen.

Was sollen Sie lernen?

Sie sollen in diesem Kapitel
- die Argumente für die Notwendigkeit der systematischen Planung medizinischer Dokumentations- und Ordnungssysteme kennen lernen;
- wichtige Grundlagen für die Gestaltung medizinischer Ordnungssysteme erkennen und verstehen;
- in die Lage versetzt werden, bestehende Ordnungssysteme zu bewerten und selbst einfache Ordnungssysteme zu erstellen;
- das Prinzip der systematischen Planung medizinischer Dokumentationssysteme und ein beispielhaftes Schema für ihre Durchführung kennen lernen.

6.1 Zur Planung medizinischer Ordnungssysteme

6.1.1 Allgemeine Grundsätze

Grundlegende Entscheidungen ...

Wenn Sie ein neues medizinisches Ordnungssystem planen, sollten Sie zunächst klären, ob Sie eine Klassifikation oder eine Nomenklatur benötigen, ob Sie also Sachverhalte primär *einordnen* oder *beschreiben* wollen. Unabhängig von dieser Entscheidung sollten Sie jedoch folgende Grundsätze beherzigen:
- Halten Sie sich an ein einheitliches semantisches Bezugssystem. Reicht ein Bezugssystem für die gestellten Aufgaben nicht aus, so müssen Sie eine mehrdimensionale Klassifikation oder Nomenklatur entwerfen. Die Bezugssysteme sollten unabhängig voneinander sein.
- Die Auswahl der verwendeten Begriffe und ihrer Deskriptoren muss sich nach der Dokumentationsaufgabe richten, die Sie mit dem Ordnungssystem lösen wollen.
- Die Begriffe müssen klar eingegrenzt sein.

Tab. 6.1 (Negativ-)Beispiel zur Überschneidung von Klasseninhalten (vgl. dazu auch die Krankheitskapitel der ICD).

Notation	Vorzugsbezeichnung
K1	Infektiöse Erkrankung
K2	Fehlbildung
[...]	
K6	Erkrankung des Kreislaufsystems
K7	Erkrankung der Atmungsorgane
[...]	

Wo würden Sie eine bakterielle Lungenentzündung einordnen? Oder eine Fehlbildung des Herzens? Die Überschneidung der Klasseninhalte entsteht hier durch uneinheitliche semantische Bezugssysteme (Ätiologie, Morphologie und Topographie).

Mit folgender Klassierungsregel in K7 kann die reproduzierbare Zuordnung gesichert werden:

K7	Erkrankung der Atmungsorgane
	excl.: infektiöse Erkrankungen der Atmungsorgane (→ K1)

Es ist klar, dass in einer umfangreichen Klassifikation (wie z.B. der ICD), in der das Bezugssystem nicht einheitlich ist, eine Vielzahl solcher Klassierungsregeln notwendig ist (was die Anwendung nicht gerade einfacher macht). Um die Zahl der Regeln zu begrenzen, formuliert man Grundsatzregeln, wie z.B. die, dass die Lokalisation bei der Klassierung immer Vorrang vor dem pathologischen Prozess erhält (oder auch umgekehrt).

... bei Klassifikationen

Im Falle einer Klassifikation müssen Sie zusätzlich darauf achten,
- dass die gewählten Klassen das semantische Bezugssystem vollständig abdecken (um sicherzugehen, nehmen Sie auf allen Hierarchiestufen die Klasse „Sonstige" hinzu), und
- dass sich die Klassen gegenseitig ausschließen. Notfalls müssen Sie Klassierungsregeln aufstellen, um die Klassierung reproduzierbar zu machen (siehe Tabelle 6.1).

6.1.2 Grundsätze zur Ordnung qualitativer Daten

Wohldefinierte Begriffe

Grundsatz 1:
Bei Nomenklaturen ist es im Gegensatz zu Klassifikationen nicht notwendig, dass sich die Begriffe gegenseitig ausschließen. Trotzdem sollten sie inhaltlich klar eingegrenzt sein (siehe Tabelle 6.2).

Tab. 6.2 Beispiel Risikofaktoren: nicht-disjunkte Begriffe in Nomenklaturen.

Notation	Vorzugsbezeichnung
I1	kein Risikofaktor
I2	Adipositas
I3	arterielle Hypertonie
I4	Nikotinabusus
I5	Alkoholabusus

Im Gegensatz zum Klassieren muss man sich beim Indexieren nicht für einen einzigen Begriff innerhalb einer Dimension (siehe Semantisches Bezugssystem) entscheiden. Ein adipöser Kettenraucher kann durch die Notation (I2, I4) beschrieben werden.

Für eine reproduzierbare Eingrenzung der Begriffe könnte man z.B. festlegen, dass eine arterielle Hypertonie bei einem systolischen Wert von über 21,3 kPa oder einem diastolischen Wert von über 12,6 kPa vorliegt.

Der Deskriptor *I1: kein Risikofaktor* stellt einen Sonderfall dar: Er schließt alle anderen Deskriptoren aus. Man kann dies z.B. in einer Indexierungsregel festhalten: *I1: kein Risikofaktor – schließt I2 bis I5 aus*. Man könnte *I1* auch aus der Nomenklatur streichen und aus dem Fehlen eines Deskriptors darauf schließen, dass kein Risikofaktor vorliegt. Allerdings verliert man dann die implizite Bedeutung von *I1: Es wurde nach Risikofaktoren gesucht, evtl. auch nach anderen als den genannten, und es wurden keine gefunden.*

Grundsatz 2: **Hierarchien nutzen**
Bei allen Ordnungssystemen sollten Sie als Grundlage ein hierarchisches Begriffssystem in Erwägung ziehen. Wenn zwischen den Begriffen, die Sie verwenden, eine klare hierarchische Beziehung besteht, sollte sie jedenfalls im Ordnungssystem auch dargestellt werden. Eine Begriffshierarchie ermöglicht einen Top-down-Entwurf des Ordnungssystems; später, bei seiner Anwendung zum Verschlüsseln, erleichtert sie das Auffinden der zutreffenden Deskriptoren. Außerdem ist innerhalb eines hierarchischen Begriffssystems jeder Begriff durch seine über- und untergeordneten Begriffe in einen eindeutigen inhaltlichen Zusammenhang gestellt. Dadurch wird die terminologische Kontrolle der Dokumentation gestärkt. Allerdings ist es gerade das eindeutige inhaltliche Einordnen der Begriffe, was die Erstellung eines Ordnungssystems so schwierig macht.

6.1.3 Grundsätze zur Ordnung quantitativer Daten

Für die meisten Aufgaben können quantitative Daten (siehe Skalenniveau) direkt verwendet werden. Manchmal werden sie zur Auswertung auch der Größe nach geordnet und mit Rangzahlen versehen. Gelegentlich, z.B. wenn die Beobachtungen tabelliert werden sollen, müssen quantitative Daten klassiert werden. Der Wertebereich der betreffenden Merkmalsart muss also in eine Klassifikation abgebildet werden. Die Klassen der Klassifikation entstehen durch die Unterteilung des Wertebereichs in Intervalle. Dafür gelten folgende Grundsätze:

Warum ordnen?

Tab. 6.3 Beispiel: Vollständigkeit, Disjunktivität, gleiche Intervallbreiten bei der Klassifikation quantitativer Daten.

falsch		richtig	
Notation	Klasseninhalt	Notation	Klasseninhalt
< 10	jünger als 10 Jahre	≤ 9	0 bis 9 (volle) Jahre
10–20	10 bis 20 Jahre	10–19	10 bis 19 Jahre
20–25	20 bis 25 Jahre	20–29	20 bis 29 Jahre
25–30	25 bis 30 Jahre	[…]	
30–40	30 bis 40 Jahre	60–69	60 bis 69 Jahre
40–70	40 bis 70 Jahre	≥ 70	70 Jahre oder älter
> 70	älter als 70 Jahre	k. A.	keine Angabe

Die Klassen dieser Klassifikation überlappen sich teilweise. Die unterschiedliche Klassenbreite könnte dadurch gerechtfertigt sein, dass die meisten Patienten zwischen 20 und 30 Jahre alt sind und die wenigsten älter als 40 Jahre. Vielleicht ist auch der Unterschied zwischen den 20- bis 25-Jährigen und den 26- bis 30-Jährigen von besonderem Interesse.

Die letzte Klasse ist nötig, um die Vollständigkeitsbedingung zu erfüllen. Es muss klargestellt werden, dass mit vollendeten Lebensjahren gerechnet wird und jemand auch am Tag vor seinem 20. Geburtstag in die Klasse 10–19 gehört.

Vollständig und überlappungsfrei

Grundsatz 1:
Die Intervalle müssen den Wertebereich vollständig abdecken und dürfen sich nicht überlappen (siehe Tabelle 6.3).

Äquidistante Klassengrenzen

Grundsatz 2:
Für die meisten Aufgaben ist es sinnvoll, den Wertebereich in Intervalle gleicher Länge zu unterteilen (siehe Tabelle 6.3). Man spricht dann von äquidistanten Klassengrenzen.

Offene Klassen am Skalenende

Grundsatz 3:
Am Ende kann eine offene Klasse stehen, z.B. „≥ 70 Jahre" (siehe Tabelle 6.3).

6.2 Zur Planung medizinischer Dokumentationssysteme

6.2.1 Warum systematisch planen?

Spezifische Ziele und Anforderungen ...

Am Anfang dieses Buches haben wir die möglichen Ziele der medizinischen Dokumentation erläutert. Jedes konkrete Dokumentationssystem verfolgt nur einen Teil dieser Ziele, mit jeweils eigenen Teilzielen. Zusätzlich sind immer auch gesetzliche, organisatorische, personelle oder finanzielle Randbedingungen einzuhalten.

... führen zu minimalem Aufwand

Wenn man nun ein Dokumentationssystem entwickelt oder verbessert, sollte man darauf achten, dass genau diejenigen Anforderungen berücksichtigt werden, die sich aus den individuellen Zielen und Randbedingungen ergeben: Jeder zusätzliche Aufwand wäre verschwendet, jeder geringere würde die Erfüllung der Ziele gefährden.

Bei der Planung eines Dokumentationssystems müssen also in einem ersten Schritt die Ziele und Randbedingungen so detailliert festgehalten werden, dass dann in einem zweiten Schritt die Anforderungen an das System abgeleitet und begründet werden können. Aus Gründen der Vollständigkeit, der Reproduzierbarkeit und der Verantwortbarkeit sollte diese Ableitung nach einem festen Schema erfolgen. Man spricht in diesem Fall auch von einer systematischen Dokumentationsplanung.

Systematische Planung

6.2.2 Das Dokumentationsprotokoll

Das Dokumentationsprotokoll gibt ein Schema für die systematische Herleitung von Systemanforderungen aus den Dokumentationszielen vor. Es stellt damit eine Methode der systematischen Dokumentationsplanung dar. Als Vorbild dient das *Studienprotokoll*, das sich bei der Planung und Durchführung klinischer Studien seit längerem bewährt hat.

Was ist das?

Tab. 6.4 Das Dokumentationsprotokoll: Gliederungsvorschlag.

1	**Einleitung**
1.1	Dokumentierende Einrichtung
1.2	Beteiligte
1.3	Gegenstand und Motivation
2	**Dokumentationsziele**
2.1	Problemstellung und Zielsetzung
2.2	Bewertung der Ausgangsbasis
2.2.1	Aktueller Kenntnisstand
2.2.2	Möglichkeiten und Grenzen des Systems
3	**Spezifikation der Dokumentationsaufgaben**
3.1	Frage- und Aufgabenstellung
3.2	Auswertungskollektive
3.3	Auswertungsmethodik
3.3.1	Standardisierte Aufzeichnungsmethoden
3.3.2	Biometrische Methoden
3.4	Präsentationsformulare
4	**Entwurf des Dokumentationssystems**
4.1	Datenhaltung
4.1.1	Entwurf des Dokumentationsschemas
4.1.2	Merkmalskatalog
4.2	Aufzeichnung der Daten
4.2.1	Organisation des Aufzeichnungsvorgangs
4.2.2	Entwurf der Erhebungsformulare
4.3	Rechnerunterstützte Kommunikation
4.4	Sicherheitskonzept
4.4.1	Datenschutz
4.4.2	Daten- und Programmsicherung
5	**Rahmenbedingungen**
5.1	Projektorganisation
5.2	Dokumentationswerkzeuge
6	**Änderungen gegenüber der letzten Protokollversion**

Gliederungs-vorschlag

Eine beispielhafte Gliederung für das Dokumentationsprotokoll ist in der Tabelle 6.4 dargestellt. Sie weist vier grundlegende Abschnitte auf:
- Formulierung der individuellen Dokumentationsziele, motiviert durch konkrete Probleme, die es zu lösen gilt;
- Beschreibung der konkreten Aufgabenstellung an das zukünftige System, die aus den einzelnen Zielen resultiert;
- Ableitung eines Systementwurfs, der auf der Aufgabenstellung als Ganzes basiert;
- Beschreibung organisatorischer und technischer Rahmenbedingungen für die Entwicklung, Einführung und Nutzung des Dokumentationssystems.

Im Abschnitt 6.3 finden Sie das (vereinfachte) Beispiel eines „echten" Dokumentationsprotokolls.

6.2.3 Planung kooperativer Dokumentationen

Eine kooperative Patientenversorgung kann nur dann effizient sein, wenn die Daten, die bei der gemeinsamen Behandlung entstehen, auch gemeinsam genutzt werden. Das bedeutet, dass die Daten, die zu einem Patienten entstehen, verteilt erfasst und multipel für unterschiedliche Fragestellungen auch in unterschiedlichen Einrichtungen genutzt werden. Dadurch können auch Mehrfachuntersuchungen vermieden werden. Zur Realisierung einer verteilten Erfassung und multiplen Verwendung der Daten gehören nicht nur die technischen Voraussetzungen im Sinne einer sicheren Telematik-Infrastruktur (siehe Abschnitt 2.1.3), sondern es sollte von Beginn an geplant werden, welche Daten an welchen Stellen entstehen und an welchen anderen Stellen genutzt werden können. Dabei muss das Dokumentationsprotokoll so angepasst werden, dass größeres Gewicht auf einer standardisierten, mit allen Beteiligten abgestimmten Terminologie liegt für diejenigen Daten, die einrichtungsübergreifend genutzt werden sollen. So können zum Beispiel Informationen über die „Vortherapie" eines Krebspatienten nur dann sinnvoll für klinische Entscheidungen genutzt werden, wenn Einigkeit darüber besteht, ob damit eine Therapie gemeint ist, die vor der aktuellen Behandlungsepisode durchgeführt wurde, oder ob die Bezeichnung für eine vorbereitende Medikation zur aktuellen Chemotherapie steht. Im Falle einer kooperativen Dokumentation müssen auch alle Aspekte der Kommunikation (Abschnitt 4.3 im Dokumentationsprotokoll) geplant werden, bevor die Erhebungsbogen (Abschnitt 4.2.2 im Dokumentationsprotokoll) entworfen werden. Denn der Vorteil der multiplen Verwendung von Daten besteht ja gerade darin, dass die Kooperationspartner nicht alle Daten selbst erfassen müssen, die sie auswerten wollen.
Darüber hinaus sind die Anforderungen an Datenschutz und Datensicherheit (Abschnitt 3.4 im Dokumentationsprotokoll) bei einer kooperativen Dokumentation noch umfangreicher.

6.2.4 Prolektive Auswertungen und prospektive Studien

Zu irgendeinem Zeitpunkt während der Planung oder während des Betriebes eines Dokumentationssystems entsteht der Wunsch, damit eine bestimmte Frage zu beantworten oder eine bestimmte Aufgabe zu erfüllen. Anschließend überlegt man sich, zu welchen Objekten der äußeren Wirklichkeit dafür welche Datenobjekte aufgezeichnet werden müssen – man definiert das Untersuchungskollektiv.

Situation

Nun treffen wir folgende Unterscheidung: Wird das Untersuchungskollektiv definiert, *bevor* auch nur ein Teil der Daten tatsächlich aufgezeichnet wurde, so handelt es sich um eine prolektive Auswertung der Dokumentation („mit vorheriger Auswahl"): Zuerst werden die Objekte ausgewählt und die Datenobjekttypen definiert, dann wird aufgezeichnet.

Prolektiv: zuerst die Frage

Andernfalls sprechen wir von einer retrolektiven Auswertung: erst die Aufzeichnung, dann die Auswahl. Es ist klar, dass bei einer prolektiven Auswertung die Aufzeichnung geplant und dabei gezielt auf die Fragestellung ausgerichtet werden kann, während man im retrolektiven Fall auf die Daten angewiesen ist, die ohnehin da sind: ein oft wesentlicher Unterschied!

Retrolektiv: zuerst die Daten

Verwechseln Sie prolektiv aber nicht mit prospektiv! Prospektiv („nach vorne blickend") sind wissenschaftliche Studien, die von einem gegebenen Sachverhalt (z.B. einer Risiko-Exposition) aus nach möglichen Wirkungen (z.B. Krankheiten) suchen. Beispielsweise werde bei Arbeitern, die Gummi vulkanisieren (Exposition, potentielles Risiko) beobachtet, welche Krankheiten sie in Zukunft entwickeln.

Prospektiv: was wird passieren?

Entsprechend heißen Studien, die für eine beobachtete Wirkung nach deren möglichen Ursachen forschen, retrospektiv. In Abwandlung des obigen Beispiels würde man hier Patienten mit chronischer Bronchitis befragen, ob sie früher z.B. als Vulkaniseure gearbeitet haben.

Retrospektiv: was ist passiert?

6.2.5 Weitere Anmerkungen

Wie wir eingangs erläutert haben, kann die mangelhafte Planung eines medizinischen Dokumentationssystems dazu führen, dass die gesteckten Ziele nicht oder nicht in vollem Umfang erreicht werden. Selbst wenn sie trotzdem erreicht werden, kann eine mangelhafte Planung einen unnötig hohen Aufwand verursachen. Unnötiger Aufwand entsteht z.B. dadurch, dass Daten nicht multipel verwendbar sind und mehrfach aufgezeichnet werden müssen, oder dadurch, dass sich die Bedienung des Dokumentationssystems nicht gut in die üblichen Arbeitsabläufe der Mitarbeiter einfügt. Dies ist beispielsweise dann der Fall, wenn Informationen, die im Krankenzimmer anfallen, vorläufig auf Notizzetteln festgehalten werden müssen, weil der Rechner für die Dateneingabe im Stationszimmer steht.

Folgen schlechter Planung

Diese – und weitere – Effizienzprobleme müssen bereits in der Planungsphase des Dokumentationssystems erkannt werden, denn zu diesem Zeitpunkt lassen sich die wirksamsten Gegenmaßnahmen einleiten: eine weitere Aufgabe für die systematische Dokumentationsplanung.

6.3 Ein Tumordokumentationsprotokoll

Dieser Abschnitt enthält ein Beispiel für ein Tumor-Dokumentationssystem (siehe auch Abschnitt 4.5), das systematisch nach der in Tabelle 6.4 vorgestellten Gliederung geplant wurde. Bitte beachten Sie, dass sich Dokumentationsprotokolle je nach Zielsetzung und Rahmenbedingungen deutlich unterscheiden können. Darüber hinaus werden an manchen Stellen die Inhalte nur stark verkürzt wieder gegeben, um einen für dieses Lehrbuch angemessenen Umfang zu erhalten.

Die verwendeten Namen und Daten im Beispiel sind fiktiv, die Inhalte basieren jedoch auf einem tatsächlich verwendeten Dokumentationsprotokoll.

Dokumentationsprotokoll für eine flächendeckende medizinische Tumor-Basisdokumentation des Tumorzentrums Murmelstadt/Plötzberg

1. Version November 2002, verabschiedet durch den Lenkungsausschuss des gemeinsamen Tumorzentrums des Universitätsklinikums Murmelstadt und der Medizinischen Hochschule Plötzberg am 11.11.2002.

1 Einleitung

1.1 Dokumentierende Einrichtungen

Vertragspartner des Tumorzentrums Murmelstadt/Plötzberg sind das Universitätsklinikum Murmelstadt (UKM) und die Medizinische Hochschule Plötzberg (MHP). Diese werden im Folgenden als beteiligte Krankenhäuser bezeichnet.

Alle patientenversorgenden Einrichtungen der beteiligten Krankenhäuser sind verpflichtet, Tumor-Basisdaten für alle von ihnen betreuten onkologischen Patienten zu dokumentieren und an das Tumorzentrum zu übermitteln.

1.2 Beteiligte

An der Tumor-Basisdokumentation sind beteiligt:
- die beteiligten Krankenhäuser in ihrer Rolle als dokumentierende Einrichtung
- das Institut für Medizinische Informatik der MHP mit der Aufgabe der Zusammenführung, Speicherung und Auswertung der Daten
- der Lenkungsausschuss des Tumorzentrums als Entscheidungsgremium sowie zur Beratung des Instituts für Medizinische Informatik.

1.3 Gegenstand und Motivation

Neben den Kreislauferkrankungen stellen die bösartigen Tumorerkrankungen in Deutschland die zweithäufigste Todesursache dar. Aufgrund des Schweregrads der Erkrankungen besteht ein hoher Dokumentationsbedarf, zum Beispiel um die Diagnostik, Therapie und Nachsorge zu unterstützen und um Forschungsfragen zu beantworten.

Zur Optimierung der Versorgung von Krebspatienten in der Region Murmelstadt/Plötzberg wurde das Tumorzentrum Murmelstadt/Plötzberg gegründet. Voraussetzung für eine wirkungsvolle Arbeit eines Tumorzentrums ist eine klinikübergreifende, regional vollzählige Dokumentation. Um den Anforderungen für die Unterstützung der Dokumentation gerecht werden zu können, soll ein rechnerunterstütztes Dokumentationssystem für die Tumor-Basisdokumentation („TuBa") entwickelt werden.

2 Dokumentationsziele

2.1 Problemstellung und Zielsetzung

Wichtige Aufgabe eines Tumorzentrums ist es, zu einer hohen Qualität der Patientenversorgung und Forschung in der Region beizutragen. Um diese beurteilen und verbessern zu können, braucht der Lenkungsausschuss des Tumorzentrums einen guten Überblick über die in den beteiligten Krankenhäusern behandelten onkologischen Patienten. Ebenso sollen die ärztlichen Direktoren in den beteiligten Krankenhäusern die Qualität und die Kostenentwicklung der Versorgung in ihrer Klinik überwachen können. Schließlich benötigen die in der Onkologie tätigen Forscher detaillierte und zuverlässige Daten. Die bisherige Datensituation in den beteiligten Krankenhäusern ist dafür nicht geeignet.

Mit der flächendeckenden medizinischen Tumor-Basisdokumentation des Tumorzentrums sollen konkret folgende Ziele erreicht werden:

Ziel 1: Überblick über alle in den beteiligten Krankenhäusern behandelten und betreuten Tumorpatienten
Ziel 2: Unterstützung der Patientenversorgung
Ziel 3: Unterstützung bei der Beantwortung von Forschungsfragen

2.2 Bewertung der Ausgangsbasis, vorhandenes Dokumentationssystem

In den beteiligten Krankenhäusern wird ein Teil der von der Tumor-Basisdokumentation geforderten Daten bereits in rechnerunterstützten Anwendungsbausteinen gespeichert. Da sich diese aber zwischen den verschiedenen dokumentierenden Einrichtungen unterscheiden, ist hier eine Zusammenführung nicht ohne weiteres möglich. Darüber hinaus werden die von der Tumor-Basisdokumentation geforderten Merkmale nicht vollständig erfasst. Es soll jedoch versucht werden, Daten, die bereits in anderen klinischen Anwendungskomponenten vorhanden sind, über Kommunikationsschnittstellen in das TuBa-System zu übernehmen.

3 Spezifikation der Dokumentationsaufgaben

3.1 Frage- und Aufgabenstellung

Fragen zu Ziel 1: Überblick über alle in den beteiligten Krankenhäusern behandelten und betreuten Tumorpatienten (Auswahl)
  F1.1: Wie groß ist die Zahl der Neuerkrankungen im Tumorzentrum Murmelstadt/Plötzberg und in den beteiligten Krankenhäusern pro Jahr?
  F1.2: Wie groß ist die Zahl der behandelten und dokumentierten Patienten im Tumorzentrum Murmelstadt/Plötzberg und in den beteiligten Krankenhäusern pro Jahr?
  F1.3: Für wie viele Patienten ist ein Sterbedatum dokumentiert?

Aufgabe zu Ziel 2: Unterstützung der Patientenversorgung (Auswahl)
  In TuBa sollen auch Nachsorgetermine dokumentiert werden. Eine Erinnerungsfunktion soll auf anstehende Nachsorgetermine aufmerksam machen und die Erstellung von entsprechenden Anschreiben an Patienten soll unterstützt werden.

Fragen zu Ziel 3: Unterstützung bei der Beantwortung von Forschungsfragen (Auswahl)
  Die Tumor-Basisdokumentation dient der Beantwortung folgender Forschungsfragen:
  F3.1 Wie ist die Häufigkeitsverteilung der Krebsarten nach Tumorlokalisation?
  F3.2 Wie ist die Häufigkeitsverteilung für das Auftreten mehrerer Primärtumoren bei einem Patienten?
  F3.3 Für wie viele Patienten wurden Rezidive dokumentiert?
  F3.4 Hat sich die Überlebenszeit der Patientinnen mit Mammakarzinom im Stadium X in den vergangenen 10 Jahren verlängert?

3.2 Auswertungskollektive

Das Auswertungskollektiv umfasst alle Tumorpatienten mit bösartigen Tumoren (ICD-9-Klassen zwischen 140 und 208 bzw. ICD-10-Klassen C00 bis C97 „bösartige Neubildungen"), die in den beteiligten Kliniken behandelt oder betreut werden. Maßgeblich ist hier die gesicherte Diagnose. Patienten, bei denen sich der Verdacht auf eine bösartige Tumorerkrankung nicht bestätigt, sollen nicht berücksichtigt werden.

3.3 Auswertungen

Standardisierte Aufzeichnungsmethoden
Die Diagnosen sollen nach der vierstelligen Systematik der ICD-10 und nach ICD-O verschlüsselt werden. Informationen zum Stadium maligner Tumorerkrankungen werden zusätzlich nach dem TNM-System verschlüsselt.

Es wird ein einheitliches Format für Datumsangaben vorgegeben („tt.mm.jjjj"). Für die übrigen Merkmale sollen soweit wie möglich Wertebereiche vorgegeben werden.
An bestimmten Stellen soll man auch freitextliche Kommentare eingeben können.

Regelmäßige Berichterstattung
Klinikbezogene und klinikübergreifende Auswertungen zu den Fragen zu Ziel 1 und Frage 3.1 werden regelmäßig durch das Institut für Medizinische Informatik der MHP durchgeführt. Es wird jährlich ein Bericht mit klinikübergreifenden Auswertungen erstellt und an die geschäftsführenden Direktoren aller beteiligten Kliniken und Institute und an die Verwaltungsdirektion verteilt. Die geschäftsführenden Direktoren erhalten zusätzlich einen jährlichen Bericht mit den klinikbezogenen Auswertungen ihrer Klinik. Der Berichtszeitraum soll jeweils ein Kalenderjahr umfassen und im zweiten Quartal des darauf folgenden Jahres vorliegen. Bei Bedarf (zum Beispiel bei Verdacht auf Qualitätsdefizite in der Patientenversorgung) können für einzelne Kliniken zusätzliche Berichte quartalsweise angefordert werden.

3.4 Präsentationsformulare

An dieser Stelle im Dokumentationsprotokoll sollen Formulare gestaltet werden, die alle notwendigen Informationen enthalten, um die in Abschnitt 2.1 genannten Fragen zu beantworten. Dabei müssen zwei wesentliche Aspekte bedacht werden:
– Welche Informationen sollen dargestellt werden?
– Wie sollen sie präsentiert werden?

An dieser Stelle geben wir ein kurzes Beispiel für ein Präsentationslayout zur Beantwortung der Frage 3.2. Die Zahlen in der Abbildung 6.1 sind notwendigerweise fiktiv, sie dienen der Veranschaulichung des Präsentationslayouts.

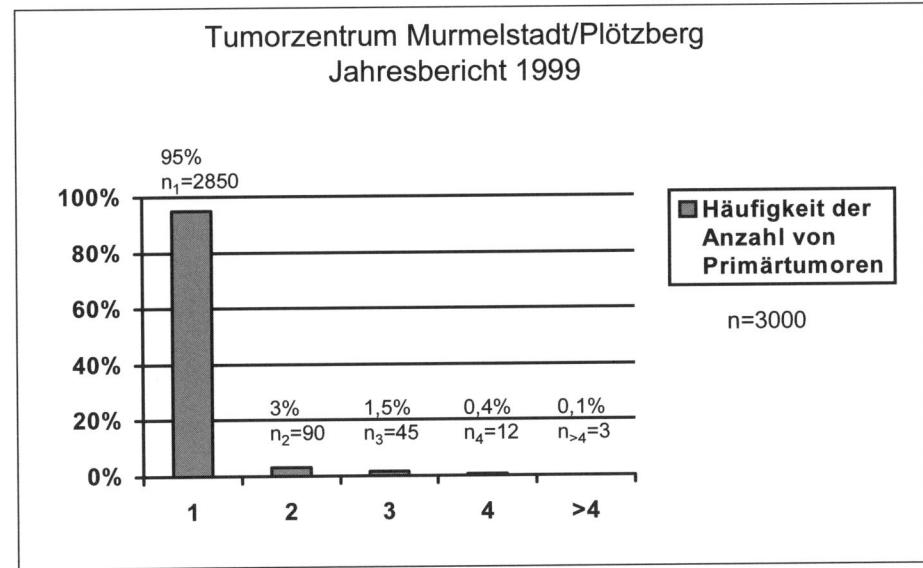

Abb. 6.1 Entwurf des Präsentationsformulars zur Beantwortung der Frage nach der Häufigkeitsverteilung der Anzahl von Primärtumoren bei einem Patienten.

4 Dokumentationssystem

4.1 Datenhaltung

4.1.1 Entwurf des Dokumentationsschemas

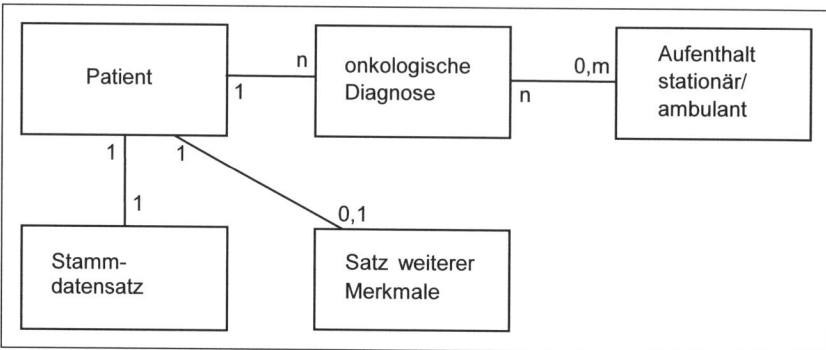

Abb. 6.2 Entwurf des Dokumentationsschemas von TuBa.
Einem Patienten können eine oder mehrere onkologische Diagnosen zugeordnet sein. Zur Behandlung einer Diagnose wird ein Patient kein Mal oder mehrere Male in den beteiligten Krankenhäusern aufgenommen. Andererseits kann ein Aufenthalt eines Patienten der Behandlung einer oder mehrerer Diagnosen dienen. Zu einem Patienten werden Stammdaten erfasst und bei Bedarf noch weitere Merkmale.

4.1.2 Merkmalskatalog

Allgemeine Merkmale zum Patienten
  Name, Adresse, Geburtsdatum, Geschlecht, eindeutige Patientenidentifikationsnummer
Weitere Merkmale zur Beantwortung von F1.1
  Onkologische Diagnose im Freitext, Onkologische Diagnose als ICD-0 Schlüssel, Tumorstadium als TNM-Schlüssel, Datum der Erstdiagnose, Erstdiagnose in den beteiligten Krankenhäusern des Tumorzentrums gestellt?
Weitere Merkmale zur Beantwortung von F1.2
  Aufnahmedatum, Entlassdatum, behandelnde Klinik, Zweck des Aufenthalts (Diagnostik, Therapie, Nachsorge)
Weitere Merkmale zur Beantwortung von F1.3
  Ist der Patient verstorben? Wenn ja: Datum des Todes. Ist die Todesursache tumorbedingt?
Weitere Merkmale zur Lösung der Aufgabe zu Ziel 2
  Therapiebeginn, Therapieende, Nachsorgetermine
Zur Beantwortung der Fragen 3.1 und 3.2 brauchen keine weiteren Merkmale erfasst zu werden
Weitere Merkmale zur Beantwortung von F3.3
  Ist ein Rezidiv aufgetreten? Wenn ja, Datum der Rezidivdiagnose

4.2 Aufzeichnung der Daten

4.2.1 Organisation des Aufzeichnungsvorgangs

Die Daten werden in den einzelnen Kliniken durch Medizinische Dokumentare bzw. Datenerfassungskräfte der jeweiligen Krankenhäuser aus den Krankenakten erhoben und dokumentiert. Die Daten sollen so aktuell wie möglich zu jedem Aufenthalt eines onkologischen Patienten erfasst werden. Bei einem stationären Aufenthalt bietet sich die Erfassung direkt im Anschluss an die Arztbriefschreibung an.

Die Liste der verantwortlichen Ärzte und der für die Dokumentation Verantwortlichen ist in Protokollanlage 1 aufgeführt. Um die Vollzähligkeit der Dokumentation kontrollieren zu können, werden die in der zentralen Patientendatenbank gespeicherten Aufnahme- und Entlassungsdiagnosen dahingehend überprüft, ob sie die Einschlusskriterien des Auswertungskollektivs erfüllen. Ist dies der Fall, werden die entsprechenden Patientenattribute an das Tumorzentrum übermittelt. Die Zustimmung der Patienten zu dieser Datenübermittlung erfolgt durch die in Protokollanlage 2 aufgeführte Vereinbarung.

4.2.2 Entwurf der Erhebungsformulare
An dieser Stelle des Dokumentationsprotokolls werden auf Basis der Ausführungen in den Protokollpunkten 3.1.1 und 3.1.2 die Bildschirmmasken des rechnerunterstützten Anwendungsbausteins TuBa im Detail entworfen. Da alle beteiligten Krankenhäuser gut mit Rechnern ausgestattet und an das Klinikumsnetz angebunden sind, kann auf den Entwurf papierbasierter Formulare verzichtet werden.

4.3 Rechnerunterstützte Kommunikation
Mittels eines Kommunikationsservers werden die Patientenstammdaten aus der zentralen Patientendatenbank über eine standardisierte Kommunikationsschnittstelle an TuBa übermittelt, damit sie dort nicht erneut erfasst werden müssen. Die TuBa-Anwendungsbausteine in den Kliniken versenden direkt nach der Eingabe die während des Aufenthalts eines Patienten neu hinzugekommenen Daten an den zentralen TuBa-Anwendungsbaustein des Tumorzentrums. Dafür soll ebenfalls der Kommunikationsserver genutzt werden. Der zentrale TuBa-Anwendungsbaustein des Tumorzentrums verschickt eine Empfangsbestätigung an die TuBa-Anwendungsbausteine in den Kliniken.

4.4 Sicherheitskonzept
4.4.1 Datenschutz
Das Institut für Medizinische Informatik der MHP sorgt dafür, dass die Daten vor unberechtigtem Zugriff geschützt sind und eine Weitergabe von Daten nur mit Zustimmung des jeweiligen Datenherrn erfolgt. Dieser ist für die Einhaltung aller weiteren datenschutzrechtlichen Bestimmungen verantwortlich.
Folgende Regelungen wurden getroffen:
- restriktiver Zugriffsschutz (differenzierte Zugriffsrechte für Mitarbeiter in unterschiedlichen Rollen und unterschiedlichen Kliniken),
- anonymisierte Auswertungen, sofern sie nicht ausschließlich an den geschäftsführenden Direktor der betroffenen Klinik gehen,
- personenbezogene Auswertungen sind innerhalb einer Klinik nur mit den in dieser Klinik dokumentierten Daten möglich.

4.4.2 Daten- und Programmsicherung
Das Institut für Medizinische Informatik der MHP speichert die Daten der Tumor-Basisdokumentation im Auftrag der jeweiligen Klinik auf dem zentralen Rechner des Tumorzentrums. Die gespeicherten Daten werden täglich gesichert.

4.5 Rechtliche Voraussetzungen
Die Speicherung und Verarbeitung der Daten erfolgt entsprechend der §§ 46–49 des für die Region geltenden Landeskrankenhausgesetzes. Die Meldung an das zuständige epidemiologische Krebsregister erfolgt nach gesetzlicher Vorschrift (hier des Gesetzes über das Epidemiologische Landeskrebsregister, LKrebsRG). Die jährliche Meldung der Tumordaten an ein nationales Tumorregister in anonymisierter Form entspricht gängigem Recht.

5 Rahmenbedingungen

5.1 Projektorganisation

Die Dokumentation (Datenerhebung und Datenerfassung) findet in den beteiligten Krankenhäusern statt.

Das Institut für Medizinische Informatik der MHP ist verantwortlich für die Bereitstellung, Wartung und Pflege des Softwareprodukts TuBa, mit dem die Dateneingabe für die Tumor-Basisdokumentation in den beteiligten Krankenhäusern durchgeführt werden soll. Die notwendige Funktionalität wird in Abstimmung mit den beteiligten Kliniken realisiert und weiterentwickelt. Weiter stellt die IT-Serviceabteilung des Universitätsklinikums die Datenqualität sicher, z.B. durch Integritäts- und Plausibilitätsprüfungen.

5.2 Dokumentationswerkzeuge

Für die Tumor-Basisdokumentation soll das Dokumentationssystem TuBa eingeführt werden. TuBa präsentiert Bildschirmmasken zur Dateneingabe. Neben der reinen Datenerfassung stellt TuBa Funktionen zur Patientendatenverwaltung, zur Übermittlung von Daten an das Institut für Medizinische Informatik der MHP und zum Ausdruck von Datensätzen zur Verfügung. Mit TuBa erfasste Daten werden verschlüsselt auf der Festplatte eines lokalen Rechners abgelegt, so dass innerhalb einer Klinik die Möglichkeit besteht, die Daten mit klinikeigenen Anwendungsbausteinen auszuwerten. Das Institut für Medizinische Informatik der MHP berät die Kliniken bei der Erstellung entsprechender Auswertungen.

Systemvoraussetzungen für den lokale TuBa-Anwendungsbaustein: Betriebssystem XYZ; mindestens xxMB Hauptspeicher- und xxGB Plattenspeicherkapazität; ABC-Netzwerkadapter und Farbdrucker.

6 Zeitraum

Ab dem 1.1.2003 und bis auf weiteres soll in den beteiligten Krankenhäusern die Tumor-Basisdokumentation nach der vorliegenden Version des Dokumentationsprotokolls durchgeführt werden.

7 Unterschriften

Vorsitzender des Lenkungsausschusses des Tumorzentrums
Leitender Ärztlicher Direktor des Universitätsklinikums Murmelstadt
Leitender Ärztlicher Direktor der Medizinischen Hochschule Plötzberg
<u>Protokollanlage 1</u>: Für die Tumor-Basisdokumentation verantwortliche Ärzte und Dokumentare
<u>Protokollanlage 2</u>: Einverständniserklärung der Patienten zur Meldung ihrer Daten an das Tumorzentrum
(Die Anlagen werden in diesem Beispiel nur erwähnt, aber nicht weiter ausgeführt.)

6.4 Übungen

Übung 1 An welchen Stellen wurde die Gliederung des Dokumentationsprotokolls im Abschnitt 6.3 im Vergleich zu dem Vorschlag in Tabelle 6.1 geändert? Überlegen Sie sich mögliche Gründe hierfür.

Übung 2 Gestalten Sie Präsentationsformulare für die Beantwortung der Fragen zu Ziel 1 des Dokumentationsprotokolls in Abschnitt 6.3.

Übung 3–4 Es gibt in diesem Kapitel keine Übungen 3 und 4.

Übung 5 (nimmt Bezug auf die Übung 5 in Abschnitt 5.5)
Erarbeiten Sie nun – weil das Protokoll jetzt erst eingeführt wurde, nachträglich – das Dokumentationsprotokoll für Ihre Krankenhausdokumentation. Korrigieren Sie gegebenenfalls vorherige Entscheidungen. Von nun an sollten Sie alle Dokumentationen im Hinblick auf die gewünschten Auswertungen – also prolektiv – planen. Die Planung sollten Sie in einem Dokumentationsprotokoll festhalten.

7 Dokumentation in Krankenhausinformationssystemen

Einleitung

Krankenhausinformationssysteme zählen zu den wichtigsten und komplexesten Informationssystemen im Gesundheitswesen. Ein Krankenhaus ohne klinische Dokumentation ist nicht vorstellbar.
Deshalb kann es auch kein Krankenhausinformationssystem ohne Elemente der klinischen Dokumentation geben. Die elektronische Krankenakte spielt in rechnerunterstützten Krankenhausinformationssystemen eine immer wichtigere Rolle.

Was sollen Sie lernen?

In diesem Kapitel sollen Sie
- eine Übersicht über die Bedeutung und den Umfang von Krankenhausinformationssystemen gewinnen;
- den engen Bezug zur medizinischen (und besonders zur klinischen) Dokumentation erkennen;
- den Nutzen und die Probleme einer elektronischen Krankenakte erkennen und Vorgehensweisen zu ihrer Einführung kennen lernen.

7.1 Das Krankenhausinformationssystem

7.1.1 Zum Begriff

Definition

Unter einem Krankenhausinformationssystem verstehen wir das Teilsystem eines Krankenhauses, welches alle informationsverarbeitenden (und informationsspeichernden) Prozesse und die an ihnen beteiligten menschlichen und maschinellen Handlungsträger in ihrer informationsverarbeitenden Rolle umfasst.
Viele der verarbeiteten und gespeicherten Informationen sind Bestandteil der medizinischen Dokumentation, die damit zum untrennbaren Bestandteil des Krankenhausinformationssystems wird.
Auch wenn Rechnersysteme und -netze (die Hardware) und die auf ihnen installierten Anwendungsbausteine (die Software) eine besondere Rolle spielen, geht es um mehr als das: Es geht um die Informationsverarbeitung, genauer gesagt, um die Verarbeitung von Daten, Informationen und Wissen in einem Krankenhaus als Ganzes.

Eigenständige Organisation

Die Informationsverarbeitung im Krankenhaus wird in der Regel gesondert organisiert. Dies liegt an ihrer Komplexität und daran, dass Krankenhäuser häufig eigenständige Einrichtungen mit entsprechend eigenständiger interner Organisation sind. Im Hinblick auf eine patientenzentrierte, einrichtungsübergreifende kooperative Versorgung ist zu berücksichtigen, dass auch Krankenhausinformationssysteme nur Komponenten einer auf die Behandlung und Pflege des Patienten ausgerichteten Informationsverarbeitung im Gesundheitswesen sind (vgl. Abschnitte 2.1.3 und 4.11).

Aufgaben

Zu den Aufgaben eines Krankenhausinformationssystems gehört im Sinne der Informations- und Wissenslogistik, wie wir sie in Kapitel 1 eingeführt haben, dass es folgende Angaben bereitstellt:
- Informationen, vor allem über Patienten. Dadurch sollen auch Arbeitsabläufe unterstützt werden.
- Wissen, vor allem über Krankheiten, aber auch zum Beispiel über erwünschte und unerwünschte Arzneimittelwirkungen und Wechselwirkungen zwischen Medikamenten.
- Informationen über die Qualität der Patientenversorgung und über das Leistungs- und Kostengeschehen im Krankenhaus.

Bei universitären Krankenhäusern kommen noch Aufgaben in Lehre und Forschung hinzu. Darüber hinaus müssen Sie, wenn Sie sich mit dem Informationssystem eines Krankenhauses befassen, alle Bereiche berücksichtigen, die wir in Abschnitt 2.1.2 genannt haben.

Gemäß der Definition in Abschnitt 2.2.3 ist Wissen ja Information im weiteren Sinne. Daher wollen wir, wenn im Folgenden von Information die Rede ist, Wissen mit einschließen.

7.1.2 Zur Bedeutung

Qualitätsfaktor

Das Informationssystem eines Krankenhauses ist ein Qualitätsfaktor. Praktisch alle Personengruppen, die in einem Krankenhaus arbeiten, haben einen immensen Informationsbedarf. Je besser dieser gedeckt werden kann, desto besser ist die Qualität der Versorgung und der Unternehmensführung.

Ein Arzt benötigt zum Beispiel bei einem neuen Patienten zunächst Informationen über den Einweisungsgrund und die jüngste Krankheitsgeschichte. Später kommen die Ergebnisse diagnostischer Untersuchungen hinzu. Unter Umständen benötigt er auch Teile des aktuellen Wissens über die Differentialdiagnostik und Therapie der fraglichen Erkrankungen. Kommen diese Informationen zu spät, sind sie veraltet oder gar falsch, dann leidet die Qualität der Versorgung. Eine aufwändige Informationssuche und auch doppelte Untersuchungen können notwendig werden, was die Behandlungskosten unnötig in die Höhe treibt..

In diesem Sinne gilt es natürlich außerdem, Informationen so aufzuzeichnen, dass weitere, an der Behandlung beteiligte Personen sie nutzen können: Dokumentation als Kommunikationshilfe! (siehe Abschnitt 1.3.2)

Auch Verwaltungskräfte im Krankenhaus müssen ausreichend informiert sein. Können aufgrund fehlender Information nicht alle abrechenbaren Leistungen auch tatsächlich in Rechnung gestellt werden, verringern sich die Einnahmen des Krankenhauses. Fließen die Informationen zu langsam und können Rechnungen erst nach Tagen oder gar Wochen gestellt werden, so entstehen dem Krankenhaus erhebliche Zinsverluste – und es bleibt weniger Geld für die eigentliche Patientenversorgung übrig.

Die Krankenhausleitung benötigt Informationen über das Kosten- und Leistungsgeschehen sowie über den Umfang und die Qualität der Patientenversorgung für die Steuerung (das Controlling) des Unternehmens Krankenhaus. Beispiele für solche Informationen sind das Diagnosenspektrum einer Abteilung oder die Komplikationsrate bei einer bestimmten Operation.

Das Informationssystem eines Krankenhauses ist aber auch ein erheblicher Kostenfaktor. Man kann davon ausgehen, dass derzeit ca. 3–5% der Kosten eines Unternehmens auf die rechnerbasierte Informationsverarbeitung fallen. Diese Kostenschätzungen schließen sowohl Investitions- als auch laufende Kosten (einschließlich Personal) ein. Betrachten wir die Informationsverarbeitung als Ganzes, so werden die anteiligen Kosten noch höher: Es gibt Untersuchungen, welche von einem Kostenanteil der Informationsverarbeitung in Krankenhäusern von ca. 25% sprechen. Die Summe ist beträchtlich, wenn man bedenkt, dass allein in Deutschland in den letzten Jahren die Gesamtkosten der Krankenhäuser, Vorsorge- und Rehabilitationseinrichtungen bei etwa 50 Milliarden € pro Jahr lagen. Anhand dieser Zahlen kann man sich leicht vorstellen, welches Potenzial an Kosteneinsparungen durch eine effiziente Informationsverarbeitung besteht.

Kostenfaktor

Die Informationsverarbeitung im Krankenhaus kann und sollte eine ganzheitliche Sicht auf den Patienten und das Krankenhaus vermitteln. Damit können unerwünschte Auswirkungen einer hochgradig spezialisierten Medizin gemindert werden. Informationen über einen Patienten können zusammengeführt und übersichtlich präsentiert werden, obwohl Sie in vielen verschiedenen Bereichen eines Krankenhauses entstehen und von vielen verschiedenen Personen erhoben werden. Davon profitiert nicht nur der Arzt bei der Behandlung seiner Patienten (vgl. kasuistische Nutzung) und die Krankenhausleitung bei der patientenübergreifenden Auswertung der aggregierten Daten aus mehreren Abteilungen, sondern letztlich fast alle Mitarbeiter des Krankenhauses.

Ganzheitliche Sicht

Im übertragenen Sinn kann das Informationssystem als das *Gedächtnis und Nervensystem* eines Krankenhauses betrachtet werden. Es nimmt Informationen auf, verarbeitet und speichert sie, um sie bei Bedarf wieder bereitzustellen. Ob ein Krankenhaus in der Lage ist, relevante Sachverhalte zu „erkennen", sie sich zu „merken", sich später wieder daran zu „erinnern" und adäquat zu „handeln"– all das hängt maßgeblich von der Qualität der Informationsverarbeitung ab.

Eine Metapher

7.1.3 Notwendigkeit einer Gesamtkonzeption

Die Notwendigkeit einer Gesamtkonzeption für die Informationsverarbeitung eines Krankenhauses ergibt sich alleine schon daraus, dass nahezu alle Personengruppen und Bereiche eines Krankenhauses davon betroffen sind und von der Güte des Informationssystems profitieren können.

Nutzerkreis

Auch der Umfang der Informationsverarbeitung im Krankenhaus macht deutlich, dass eine Gesamtkonzeption dringend erforderlich ist.

Informationsmenge

Betrachten wir zum Beispiel ein typisches Universitätsklinikum. Es ist ein Unternehmen mit ca. 5000 Mitarbeitern, mit einem Jahresbudget von ca. 500 Millionen € und mit einer Vielzahl von Aufgaben in Forschung, Lehre und Patientenversorgung. Über die jährlich ca. 50 000 stationär und 200 000 ambulant behandelten Patienten entstehen rund 20 000 Operationsberichte, 250 000 Arztbriefe, 20 000 pathologische, 100 000 mikrobiologische, 200 000 radiologische und 800 000 klinisch-chemische Befunde. Pro Jahr entstehen ungefähr 300 000 neue Krankenakten mit rund 7 Millionen Seiten Papier. Bei konventioneller Archivierung entspricht dies einem Aktenvolumen von ca. 1500 Metern pro Jahr. In der Regel sind 30 Behandlungsjahrgänge aufzubewahren. Bei digitaler Speicherung wird das Datenvolumen auf jährlich rund 5 Terabyte geschätzt.

Für die Informationsverarbeitung stehen konventionelle und rechnerbasierte Werkzeuge zur Verfügung. Die rechnerbasierten Werkzeuge der Universitätsklinika umfassen etwa eine zweistellige Anzahl größerer, interoperierender Anwendungsbausteine, eine vierstellige Anzahl von Arbeitsplatzrechnern (PCs) und sonstigen Endgeräten sowie eine zweistellige Anzahl größerer Rechnersysteme, wobei die Rechner in der Regel über ein Netzwerk verbunden sind.

Multiple Verwendbarkeit von Daten

Es ist sinnvoll, die Informationsverarbeitung in einem Krankenhaus ganzheitlich (integriert) zu betreiben. Der wichtigste Grund hierfür ist, dass die Informationsbedürfnisse der verschiedenen Personengruppen häufig auf denselben Daten beruhen. Auch um eine multiple Verwendbarkeit dieser Daten (vgl. Abschnitt 1.4) zu ermöglichen, ist eine sorgfältige Gesamtkonzeption des Krankenhausinformationssystems unabdingbar. Mehrfacherhebungen und -auswertungen würden die Kosten für die Informationsverarbeitung deutlich erhöhen.

Eine integrierte Informationsverarbeitung bringt Vorteile für die Patienten und die Beschäftigten des Krankenhauses, aber auch für die Krankenkassen und die Krankenhausträger. Eine abgeschottete Informationsverarbeitung nach Berufsgruppen oder Abteilungen führt zu Redundanzen, widersprüchlichen Informationen, unnötigen Kosten und schließlich zu einer schlechteren Patientenversorgung.

Systematische Informationsverarbeitung

Die vorangehenden Absätze sollten deutlich machen, dass es wichtig ist, die Informationsverarbeitung in einem Krankenhaus systematisch zu betreiben. Dazu gehört unter anderem auch, dass die medizinische Dokumentation systematisch und zielgerichtet geplant wird (siehe Abschnitt 6.2), dass Investitionen in das Informationssystem planmäßig und sachgerecht erfolgen, dass klare Vereinbarungen über alle Prozesse und Verantwortlichkeiten bestehen und dass die Schnittstellen zwischen allen Komponenten klar beschrieben sind.

7.1.4 Wichtige Aufgaben der Informationsverarbeitung

Einleitung

In diesem Abschnitt wollen wir Ihnen einige der wichtigsten Aufgaben eines Krankenhauses vorstellen, deren Erledigung ein Krankenhausinformationssystem unterstützt. Da sich die Informationsbedürfnisse ständig ändern und die Informationstechnologie weiter Fortschritte macht, kommen immer mehr Aufgaben hinzu.

Patientenmanagement

Kommt ein Patient in ein Krankenhaus, so wird er zunächst „administrativ" aufgenommen. Dabei werden Stammdaten für die Krankenhausverwaltung erfasst und ein eindeutiges Patienten- und Fallidentifikationskennzeichen vergeben. Darüber hinaus ist es wichtig festzustellen, ob schon Informationen über den Patienten aus früheren Aufenthalten vorliegen. In diesem Fall sollten nicht nur Identifikationskennzeichen und Stammdaten, sondern auch die entsprechende Krankenakte den an der Behandlung beteiligten Personen zugeleitet werden.

Um Stammdaten erfassen und bereitstellen zu können, ist eine Patientendatenverwaltung aufzubauen. Diese bildet sozusagen den Kern des Gedächtnisses eines Krankenhausinformationssystems, da sich jede klinische Information auf einen eindeutig identifizierbaren Patienten beziehen muss. Dafür sind Softwareprodukte auf dem Markt verfügbar, welche in der Regel auch die Abrechnung und administrative Funktionen auf Station unterstützen.

Stationsmanagement

Auf den Stationen soll das Krankenhausinformationssystem Ärzte und Pflegekräfte bei ihren Aufgaben unterstützen. Neben administrativen Aufgaben wie Verlegung und Entlassung von Patienten und neben der Anforderung von Leistungen (z.B. Labor- und Röntgenleistungen, aber auch Essen, Medikamente und Material) sind dabei dokumentarische Tätigkeiten von besonderer Bedeutung: Leistungsdokumentation, Diagnosedokumentation, Therapiedokumentation und die Dokumentation weiterer, während der Behandlung gewonnener Informationen in der Krankenakte. Hier spielen immer noch konventionelle Werkzeuge wie Papierbelege und Formulare eine wichtige Rolle. Es gibt jedoch auch Softwareprodukte für bestimmte Funktionen wie die Bestellung von Essen, Medikamenten und Material, für die Anforderung von Krankenakten oder den Zugriff auf wichtige Dokumente wie Arztbriefe, Operationsberichte und Befunde aus diagnostischen Leistungsstellen. Das Ziel sowohl konventioneller als auch rechnerbasierter Werkzeuge muss es sein, die zeitlichen und materiellen Aufwände auf den Stationen durch eine verbesserte Organisation zu minimieren, beispielsweise durch weniger Mehrfachuntersuchungen, vereinfachte Dokumentation, geringere Materialmengen vor Ort oder weniger „Fehlessen".

Ambulanzmanagement

Viele der Aufgaben, welche die Mitarbeiter auf den Stationen haben, müssen auch in den Ambulanzen erbracht werden. Zusätzlich kann hier das Krankenhausinformationssystem die Terminplanung und Ablaufsteuerung wirkungsvoll unterstützen. Da hier in der Regel das Patientenaufkommen deutlich höher ist, spielt der einfache Zugriff auf einzelne Dokumente oder die gesamte Krankenakte eine besonders wichtige Rolle.

OP-Dokumentation

Die Planung und Dokumentation von Operationen erfordern einen erheblichen Zeitaufwand. Die hierbei entstehen Informationen sind aber besonders wichtig sowohl für die Klinik (Operationsbericht) als auch für die Verwaltung (Leistungsdokumentation für die Vergütung, Materialverbrauch und andere Kosten einer bestimmten Operation usw.). Rechnerbasierte Anwendungsbausteine leisten bei Operationsplanung, -dokumentation und Schriftguterstellung wertvolle Unterstützung.

Funktionsdiagnostik
Die funktionsdiagnostischen Bereiche eines Krankenhauses, wie Labor oder Radiologie, erstellen täglich eine große Zahl von Befunden. Das Krankenhausinformationssystem kann die hier in der Regel gut strukturierten Arbeitsabläufe wirksam unterstützen und außerdem die Befunddokumentation, -übermittlung und -präsentation verbessern, beschleunigen und vereinfachen. Zu den wichtigsten Anforderungen gehört eine reibungslose Kommunikation mit den Anwendungsbausteinen der anfordernden Station und mit der Krankenhausverwaltung. Dies geht beispielsweise nicht ohne eine krankenhausweit eindeutige Identifikation des Patienten bzw. des „Abrechnungsfalles". Im Sinne der multiplen Verwendbarkeit von Daten sollte die Dokumentation der erbrachten Leistungen für die Krankenhausverwaltung sozusagen als Nebenprodukt entstehen. Für die meisten funktionsdiagnostischen Bereiche werden Softwareprodukte auf dem Markt angeboten.

Krankenaktenarchivierung
Die Datenbestände eines Krankenaktenarchivs sind sehr umfangreich, sensibel und schutzwürdig (vgl. Abschnitte 4.1 und 4.2). Daher kann hier eine effiziente Informationsverarbeitung besonders wertvolle Dienste leisten. Eine wichtige Aufgabe besteht in der Verwaltung der Akten vom Anlegen über die Ausleihe bis zur Auslagerung. Die Effizienz der Verwaltung und des Zugriffs auf die Akte ist besser, wenn alle Dokumente zu einem Patienten in einer integrierten Akte zusammengeführt sind. In diesem Sinne sollte ein rechnerbasierter Anwendungsbaustein zur Aktenverwaltung mit der zentralen Patientendatenbank integriert sein. Eine komplette Integration – verbunden mit den entsprechenden Nutzungspotenzialen – bietet die elektronische Krankenakte (siehe Abschnitt 7.3).

Administrative Aufgaben
Administrative Verfahren stellen zunächst die externe Abrechnung aller erbrachten Leistungen sicher. Darüber hinaus gehören zu den administrativen Aufgaben auch das gesamte Finanz- und Rechnungswesen, die Anlagenwirtschaft, die Kosten- und Leistungsrechnung sowie die Personal- und Materialwirtschaft. Alle diese Aufgaben benötigen in der einen oder anderen Form Daten aus den Stationen, Ambulanzen und Funktionsbereichen – mithin aus allen leistungserbringenden Stellen des Krankenhauses.

Für administrative Aufgaben gibt es Standard-Softwareprodukte auf dem Markt. Diese Funktionen werden nämlich in praktisch jedem Unternehmen, nicht nur in Krankenhäusern, benötigt.

Medizinisches Schriftgut
Viele der in einem Krankenhaus anfallenden Dokumente werden als Schriftgut von Ärzten und Schreibkräften erstellt. Dazu gehören u.a. Arztbriefe, Operationsberichte und Befunde. Die Verfügbarkeit von zahlreichen rechnerbasierten Werkzeugen zur Textverarbeitung hat hier schon eine wesentliche Erleichterung erbracht. Darüber hinaus sind in einem Krankenhausinformationssystem aber auch Funktionen zum kooperativen Erstellen von Dokumenten und zu ihrer patientenorientierten Verwaltung und Präsentation nötig, um das Schriftgut

zeitgerecht erstellen, sicher auffinden und geeignet präsentieren zu können.

Auch die Basisdokumentation (vgl. Abschnitt 4.3) ist ein wichtiger Bestandteil eines Krankenhausinformationssystems. Da hier Daten aus allen stationären Patientenaufenthalten im Krankenhaus einfließen, entsteht ein riesiges Datenvolumen, so dass rechnerbasierte Werkzeuge unumgänglich sind. Die Funktionalität zur Erfassung, Speicherung und Auswertung der Basisdatensätze ist häufig in kommerzielle Produkten für das Patientenmanagement (siehe oben) integriert. **Klinische Basisdokumentation**

Zu den Aufgaben der Krankenhausverwaltung gehört es auch, das Betriebsgeschehen zu kontrollieren, zu steuern und zu planen. Ein integriertes Krankenhausinformationssystem erhöht die Transparenz des Betriebsgeschehens zum Beispiel dadurch, dass es Daten darüber bereitstellt, wer wann welche Leistungen für welchen Patienten erbracht hat. Die auf dem Markt verfügbaren Produkte lassen sich hier nur effizient einsetzen, wenn mit ihnen der notwendige Grad an Datenintegration erreicht werden kann. **Betriebssteuerung**

Die Informationsverarbeitung spielt für das Qualitätsmanagement eines Krankenhauses eine besondere Rolle, da hier Daten des Krankenhausbetriebs, Informationen über Patienten und Wissen über diagnostische und therapeutische Standards einerseits benötigt werden und andererseits entstehen und aufgezeichnet werden müssen (vgl. Abschnitt 4.6). Eine multiple Verwendung von Daten, Information und Wissen aus der Patientenversorgung bietet also auch Unterstützung für ein effizientes Qualitätsmanagement. **Qualitätsmanagement**

Aufgrund des großen Umfangs an Wissen im medizinischen Bereich ist es für Ärzte, Pflegekräfte und Verwaltungspersonal heutzutage wichtig, von ihrem Arbeitsplatz aus direkt und möglichst einfach auf Literatur- und Wissensbanken zugreifen zu können (Beispiele: Literaturdatenbanken wie MEDLINE, Standards z.B. im Bereich der Pflege oder der Hygiene und Wissensbanken zur diagnostischen und therapeutischen Entscheidungsunterstützung). **Zugriff auf medizinisches Wissen**

7.1.5 Übungen

Vergleichen Sie die Aufgaben eines Krankenhausinformationssystems mit den Zielen der medizinischen Dokumentation. Gibt es Überschneidungen und, wenn ja, was folgern Sie daraus? **Übung 1**

Erarbeiten Sie für die vorgestellten Aufgaben, die ein Krankenhausinformationssystem unterstützen soll, welchen konkreten Bezug sie zur klinischen Dokumentation haben. **Übung 2**

7.2 Management und Betrieb

7.2.1 Einführung

Damit die im vorangegangen Abschnitt beispielhaft beschriebenen Aufgaben eines Krankenhausinformationssystems möglichst effizient durchgeführt werden können, ist in den Krankenhäusern ein Informationsmanagement zu etablieren, das auch ein strategisches Informationsmanagement und eine Rahmenkonzeption umfasst. Die Aufgaben des strategischen Informationsmanagement bestehen darin,
- die Informationsverarbeitung zu planen,
- die Weiterentwicklung des Krankenhausinformationssystems und seinen Betrieb zu steuern sowie
- die Einhaltung der Planvorgaben sowie den Betrieb zu überwachen.

Wegen der hohen Kosten sowie der langfristigen und tiefgreifenden organisatorischen Auswirkungen müssen Fragen des strategischen Informationsmanagements langfristig geplant werden. So kann zum Beispiel die Vernetzung eines Klinikums, das über viele Gebäude verteilt ist, nicht in wenigen Monaten durchgeführt werden. Auch die Umsetzung gesetzlicher Forderungen, beispielsweise bei grundlegenden Änderungen von Vergütungssystemen, und die damit verbundenen Dokumentationsaufgaben bedürfen einer umfangreichen Vorbereitung bzw. eines systematischen Managements.

Für den Betrieb des Informationssystems (operatives Informationsmanagement) ist Personal notwendig, welches u.a. den Betrieb der Anwendungsbausteine und der Netze, die Vor-Ort-Betreuung, die Schulung der Nutzer und die Planung und Durchführung von Projekten (taktisches Informationsmanagement) gewährleistet. Beispiele für Projekte des taktischen Informationsmanagements sind die Einführung eines neuen Anwendungsbausteins für die klinisch-chemischen Laboratorien oder die Überprüfung der rechtzeitigen Übermittlung von Befunden.

Organisatorische Aspekte

Eine wichtige Voraussetzung für ein systematisches Management der Informationsverarbeitung im Krankenhaus ist, dass fachkompetentes Personal verfügbar und die nötigen Kompetenzen klar zugewiesen sind, beispielsweise für Personal- und Investitionsentscheidungen. Vor Auswahl, Kauf oder Eigenentwicklung eines Anwendungssoftwareproduktes sind in der Regel Systemanalysen, Pflichtenhefte und Ausschreibungen notwendig. Nach dem Kauf werden die Produkte an die Belange der betroffenen Einrichtungen angepasst und installiert (man nennt diese Tätigkeit auch Customizing). Nachdem die betroffenen Mitarbeiter geschult wurden, kann der Anwendungsbaustein eingeführt werden.

Methodische Aspekte

An verschiedenen Stellen in diesem Kapitel haben Sie gemerkt, wie wichtig eine multiple Verwendung von Daten (siehe Abschnitt 1.4) für eine effiziente Informationsverarbeitung in einem Krankenhaus ist. Diese ist aber nur möglich, wenn die Informationen, die an verschiedenen Stellen im Krankenhaus zu einem Patienten entstehen, korrekt zusammengeführt (siehe referenzielle Integrität) und den am Versorgungsprozess beteiligten Personen bereit gestellt werden. Dazu ist es wichtig, dass die Daten jedes Behandlungsfalles im Krankenhaus ein eindeutiges Identifikationskennzeichen erhalten (siehe Surrogat). Organisationsmittel wie Etiketten oder Magnetkarten müssen dasselbe Identifikationskennzeichen verwenden wie rechnerbasierte Anwendungsbausteine.

Wegen der Vielzahl unterschiedlicher Aufgaben, die im vorangegangenen Abschnitt beschrieben wurden, werden in einem größeren Krankenhaus in der Regel mehrere Anwendungsbausteine auf mehreren Rechnersystemen eingesetzt. Diese dürfen nicht unabhängig voneinander betrachtet werden, sondern sie müssen zusammenarbeiten können (Interoperabilität): Sie sollten entweder auf eine gemeinsame Datenbank zugreifen oder über ein Kommunikationssystem Nachrichten austauschen können. Manchmal ist es sinnvoll, dass dieselben Daten redundant in verschiedenen Datenbanken gehalten werden. In diesem Fall ist sorgfältig auf die Konsistenz der Daten zu achten: Ändern sich die Daten in einer Datenbank, so müssen auch die Daten in den anderen Datenbanken aktualisiert werden (siehe Datenintegration, referenzielle Integrität).

Für den stationären und ambulanten Bereich ist anzustreben, dass möglichst alle Aufgaben der Informationsverarbeitung durch ein einziges klinisches Arbeitsplatzsystem unterstützt werden, das einfach zu bedienen ist und sowohl Ärzten als auch Pflegekräften zur Verfügung steht.

Außerdem ist bei dem Management und Betrieb von Krankenhausinformationssystemen darauf zu achten, dass alle Aspekte des Datenschutzes berücksichtigt werden (siehe Abschnitt 9.3.1.2).

7.2.2 Rahmenkonzeption

Ein Rahmenkonzept (auch bezeichnet als Rahmenplan, Strategie-Plan, IT-Strategie) hilft bei der Planung eines Krankenhausinformationssystems über einen längeren Zeitraum, indem es allgemeine Leitlinien für die Gestaltung vorgibt. Ein Rahmenkonzept für ein konkretes Krankenhausinformationssystem könnte beispielsweise folgende Aussagen enthalten:

Leitlinien

Beispiele

- Es soll innerhalb der nächsten fünf Jahre ein einheitliches Verfahren zur Unterstützung des Qualitätsmanagements eingeführt werden, das u.a. auf einer regelmäßigen, standardisierten Berichterstattung basiert.
- Der Anwendungsbaustein für die Labordatenverarbeitung ist veraltet und verursacht hohe Wartungskosten. Um sie ablösen zu können, ist ein geeignetes Softwareprodukt auszuwählen, zu adaptieren und einzuführen.
- Es sollen nach Möglichkeit nur noch Anwendungsbausteine betrieben werden, die über standardisierte Kommunikationsschnittstellen verfügen und ihre Datenbank offen legen. Damit soll die Interoperabilität verbessert werden.
- Um den Aufwand für die Systempflege gering zu halten, soll die Zahl der benutzten Betriebssysteme und Datenbanksysteme so gering wie möglich sein. Idealerweise werden nur noch ein Betriebssystem und ein Datenbanksystem eingesetzt.

7.3 Die elektronische Krankenakte

Einleitung

Die elektronische Krankenakte und ihre herausragende Bedeutung für die Patientenversorgung wird schon seit längerem national und international diskutiert. Dabei fällt auf, dass durchaus unterschiedliche Vorstellungen darüber bestehen, was eine elektronische Krankenakte ist. Wir möchten Ihnen in diesem Abschnitt eine Sichtweise vorstellen, die sich an den dokumentarischen Aufgaben orientiert, die für die elektronische ebenso wie für die konventionelle Akte gelten. Dadurch wird auch noch einmal die enge Verbindung zwischen medizinischer Dokumentation und Krankenhausinformationssystemen deutlich: Einerseits ist die elektronische Krankenakte natürlich ein wichtiger Teil des Krankenhausinformationssystems und dessen Architektur hat entscheidenden Einfluss auf ihre Qualität; andererseits hat die Methodik der Planung, Gestaltung und Auswertung von Dokumentationssystemen, die wir in diesem Buch vorgestellt haben, auch für die elektronische Krankenakte volle Gültigkeit.

Für die einrichtungsübergreifenden Aspekte der elektronischen Krankenakte verweisen wir auf die Abschnitte 2.3.1.6 und 4.11.

7.3.1 Was ist eine elektronische Krankenakte?

Eigenschaften

Um die elektronische Krankenakte definieren zu können, wollen wir uns zunächst noch einmal vergegenwärtigen, dass eine Krankenakte alle Daten und Dokumente umfasst, die im Laufe der medizinischen Versorgung eines Patienten im Krankenhaus oder in einer anderen Versorgungseinrichtung entstehen (vgl. Abschnitt 4.1). Jede Krankenakte lässt sich durch die Ausprägung folgender Merkmalsarten charakterisieren:

Trägermedium

- Daten- bzw. Dokumententräger: Der Träger kann konventionell (z.B. Papier) oder elektronisch (z.B. Festplatte) sein. Die Ablage auf dem Träger ist entweder permanent (z.B. Papier, Mikrofilm, CD) oder bedarf einer zusätzlichen, permanenten Sicherung (z.B. die Daten auf einer Festplatte oder die Aufzeichnungen auf einer Wandtafel).

Vollständigkeit

- Vollständigkeit: Bei einer partiellen Krankenakte wird nur ein Teil der Daten bzw. Dokumente auf dem Dokumententräger abgelegt, bei einer umfassenden Krankenakte alle. „Umfassend" hat innerhalb eines Krankenhauses natürlich eine andere Bedeutung als in einem Versorgungsnetzwerk (siehe Abschnitt 4.11).

Verfügbarkeit

- Verfügbarkeit: Eine Krankenakte kann zu einem bestimmten Zeitpunkt für nur eine Person oder für mehrere Personen verfügbar sein. Sie kann entweder nur am Ort ihrer physischen Aufbewahrung verfügbar sein oder auch den Zugriff von einer entfernten Stelle aus erlauben. Zwischen dem Zeitpunkt der Datenerhebung und der Verfügbarkeit dieser Daten in der Akte kann unter Umständen eine beträchtliche zeitliche Verzögerung entstehen (wenn zum Beispiel ein Laborbefund erst in die konventionelle Akte ein-

gheftet werden muss oder wenn für den Eintrag in die digitale Akte ein Papierdokument erst einzuscannen ist).
- Grad der Strukturierung: Im einfachsten Falle ist eine Krankenakte eine Ansammlung von Unterlagen (also Briefen, Formularen, Notizzetteln, Befundberichten etc.), mehr oder weniger in der Reihenfolge, in der sie im Behandlungsverlauf entstanden sind. Auf der Suche nach einem bestimmten Dokument muss man eine solche Akte von vorne nach hinten „durchblättern". Weil das zu aufwendig ist, weisen Krankenakten oft eine innere Struktur auf, indem sie bestimmte Typen von Dokumenten jeweils in Abschnitten zusammenfassen (siehe Abschnitt 4.1). Solche Abschnitte können auch für die Konstruktion einer elektronischen Akte übernommen werden. Die elektronische Krankenakte kann aber noch mehr: Sie kann einzelne Merkmale des Patienten (z.B. den Blutdruckwert) unabhängig von den Dokumenten speichern, auf denen sie eingetragen wurden (z.B. auf dem Anamnesebogen, in einer Verlaufsnotiz) und kann sie je nach Verwendungszweck in unterschiedlichen Formen wieder zusammenstellen (z.B. als Kurve, in einer Tabelle, oder im Text des Arztbriefes). Dafür bedarf es unter anderem eines anspruchsvollen internen Datenmodells.

Strukturierung

- Art der Archivierung: Nach dem Abschluss der Behandlung und ihrer Dokumentation wird die Akte archiviert (siehe Abschnitt 4.2). Papierakten werden in der Regel in einem konventionellen Archiv abgelegt, unter Umständen werden sie aber auch mikroverfilmt oder eingescannt und elektronisch archiviert. Elektronische Krankenakten werden sinnvollerweise auch elektronisch archiviert, und zwar auf einem permanenten elektronischen Dokumententräger. Mehrere partielle Krankenakten mit unterschiedlichen Dokumententrägern verhindert oft eine gemeinsame Archivierung – und erschweren ein späteres Wiederfinden.

Archivierung

Die meisten elektronischen Krankenakten sind heute noch partielle Krankenakten, die zusätzlich zur konventionellen Krankenakte existieren. In diesem Sinne enthält die Datenbank jedes rechnerbasierten Anwendungsbausteins zur klinischen Dokumentation eine partielle elektronische Akte. Viel weitergehend und anspruchsvoller ist der umfassende Ansatz: Die Daten und Dokumente zu einem Patienten liegen vollständig und ausschließlich in elektronischer Form vor und werden auf einem permanenten elektronischen Datenträger archiviert.

7.3.2 Vor- und Nachteile der elektronischen Krankenakte

Als Vorteile einer elektronischen Krankenakte gelten:

Vorteile

- Sie ist an mehreren Orten gleichzeitig verfügbar – und zwar i.a. ohne Lieferzeiten.
- Sie kann praktisch nicht verloren gehen.

- Dokumente und Daten können je nach Nutzer (z.B. Ärzte, Pflegekräfte, Verwaltung) unterschiedlich ausgewählt und in unterschiedlichen Sichten präsentiert werden – was auch dem Datenschutz zugute kommt.
- Abhängig vom Grad der internen Strukturierung (s.o.) können die Daten für bestimmte Aufgaben in unterschiedlicher Art und Weise zusammengefasst und präsentiert werden (z.B. die Berechnung von Durchschnittswerten, die Darstellung von Verlaufskurven, die Generierung von zusammenfassenden Berichten usw.). Dies fördert die multiple Verwendung der Daten, den gezielten Informationsaustausch zwischen den Beteiligten und damit die Effizienz der gesamten Dokumentation.
- Durch spezielle Sichten auf die Daten der Krankenakte kann die Organisation der Versorgung verbessert werden, z.B. mit der Zusammenstellung angeordneter Untersuchungen oder ausstehender Befunde.

Nachteile

Bei allen Vorteilen dürfen aber auch die Nachteile nicht vergessen werden. Hier ist zum einen die hohe Technikabhängigkeit zu nennen. Sie wirft Fragen auf wie die, ob die Akte wirklich zu jedem Zeitpunkt verfügbar ist, zu dem sie gebraucht wird, und ob jeder, der an der Behandlung des Patienten beteiligt ist, auch sicher damit umgehen kann. Auf der anderen Seite stehen die verhältnismäßig hohen Kosten: Bei einer umfassenden elektronischen Krankenakte dürfte eine Kostenneutralität gegenüber der konventionellen Krankenakte nur dann gegeben sein, wenn die konventionelle Archivierung komplett abgelöst wird. Dies birgt jedoch heutzutage noch organisatorische und rechtliche Probleme in sich.

7.3.3 Die Einführung einer elektronischen Krankenakte

Frühzeitige Planung

Die Einführung einer umfassenden elektronischen Krankenakte erfordert ein langfristiges, systematisches Management. Besonders dann, wenn sie die konventionelle Akte ablösen soll, ist eine schrittweise Einführung notwendig. Die einzelnen Schritte sollten in der Rahmenkonzeption (siehe Abschnitt 7.2.2) festgehalten werden. Besonders wichtig für die Akzeptanz der elektronischen Akte ist, dass die einzelnen Schritte von den späteren Nutzern mitgetragen werden.

Schrittweise Einführung

Bei einer schrittweisen Einführung einer elektronischen Krankenakte sollten zunächst wenige, aber besonders relevante Dokumente elektronisch bereitgestellt werden. Dabei kann es sich um Bilddokumente (Röntgen-, CT-, MRT-Aufnahmen), um Schriftgut (Arztbriefe, OP-Berichte) oder um Befunde handeln. Übersichten über Aufenthalte, Diagnosen und Therapien von Patienten können oft mit geringem Aufwand der Basisdokumentation entnommen werden.

Bei fortgeschrittenem Ausbau sollte man von allen Bereichen des Krankenhauses auf die elektronische Akte zugreifen können. Dies setzt eine flächendeckende Vernetzung mit ausreichender Übertragungskapazität voraus. Als Endgeräte müssen klinische Arbeitsplatzsysteme auf allen Stationen, in allen Ambulanzen, Arztzimmern, Sekretariaten und Operationssälen vorhanden sein. Diese Arbeitsplatzsysteme sollten neben der Funktionalität für die elektronische Krankenakte auch noch andere Funktionen wie Patientenmanagement, Medikamentenanforderung oder Zugriff auf medizinisches Wissen bereitstellen.

Flächendeckender Zugriff über klinische Arbeitsplatzsysteme

Die konsequente Nutzung elektronischer Krankenakten bedingt, dass auch die Prozesse zur Aufzeichnung von Daten und zum Erstellen von Dokumenten so organisiert werden, dass sie möglichst papierfrei erfolgen können. Dadurch ergibt sich unter anderem die Notwendigkeit eines Äquivalents zur handschriftlichen Unterschrift auf den Dokumenten einer elektronischen Krankenakte, einer elektronischen Signatur.

Digitale Signatur und elektronischer Mitarbeiterausweis

Als Synonyme für die „elektronische Signatur" werden auch die Benennungen „digitale Signatur" und „elektronische Unterschrift" verwendet. Das elektronische Signieren eines elektronischen Dokumentes ergibt ein elektronisch signiertes Dokument. Elektronische Signaturen sind kryptographisch erzeugte Anhänge oder Transformationen von Daten, die es dem Empfänger ermöglichen, ihre Authentizität und Integrität festzustellen und die Daten gegen Fälschung zu sichern.

Entsprechende gesetzliche Regelungen sind auf nationaler und europäischer Ebene ausgearbeitet, allerdings noch nicht in breitem Umfang praktiziert.

Für das „Unterschreiben" von elektronischen Dokumenten und zur Gewährleistung von Authentizität und Integrität können auch elektronische Mitarbeiterausweise dienen, z.B. in Form von Chipkarten. In mehreren Ländern sind solche elektronischen Ausweise für die Mitglieder von Heilberufen in Vorbereitung, die neben dem Nachweis einer bestimmten Funktion oder Rolle in der Patientenversorgung auch eine elektronische Signatur ermöglichen werden.

Trotz des ständig wachsenden Anteils elektronisch vorliegender Dokumente mag das „papierlose Krankenhaus" zur Zeit noch unrealistisch sein. Es können weiterhin papierbasierte Dokumente notwendig sein, die dann vor einer elektronischen Archivierung eingescannt und erschlossen (indexiert oder klassiert) werden müssen. Mit welchen Merkmalen Sie die Dokumente indexieren müssen, hängt weitgehend von der Struktur und Verwendung der elektronischen Krankenakte ab, Sie sollten aber auf jeden Fall die Identifikation des Patienten mit abspeichern sowie das Datum der Erstellung und des Erhalts, den Urheber und den Typ des Dokuments (z.B. externer Arztbrief von Dr. XY, datiert vom 1.4.2005, eingegangen am 4.4.2005).

Elektronische Archivierung

7.4 Methodik der medizinischen Dokumentation

Im Idealfall deckt eine umfassende elektronische Krankenakte die gesamte klinische Dokumentation in einer Versorgungseinrichtung ab. Deshalb bemisst sich ihr Erfolg daran, wie gut die in Abschnitt 1.3 formulierten Ziele einer klinischen Dokumentation erreicht werden. Aus diesem Grund sind für die erfolgreiche Einführung einer elektronischen Krankenakte neben Methoden des Managements von Informationssystemen (siehe Abschnitt 7.2) besonders auch Methoden der Dokumentationsplanung (siehe Abschnitt 6.2) notwendig.

Auch wenn Sie „nur" eine partielle elektronische Krankenakte einführen wollen, sollten Sie zuvor mit Sorgfalt ein Dokumentationsprotokoll erstellen. Wollen Sie zum Beispiel die Fähigkeit einer elektronischen Krankenakte nutzen, Daten in verschiedenen Sichten darzustellen, so müssen Sie zunächst die gewünschten Ziele, Auswertungsfragen und Rahmenbedingungen identifizieren und auf dieser Basis Präsentationsformulare und ein umfassendes Datenmodell erarbeiten. Um eine standardisierte Dokumentation zu erreichen, müssen Sie für die Merkmale Wertemengen vorgeben, die den Prinzipien einer Klassifikation oder Nomenklatur gerecht werden. Nur so wird die elektronische Krankenakte tatsächlich leichter und zuverlässiger auswertbar sein als die konventionelle Krankenakte.

Eine wichtige und aktuelle Frage ist heute, wie elektronische Krankenakten gestaltet werden müssen, damit sie die Behandlung über mehrere Einrichtungen, über die Grenze zwischen ambulanter und stationärer Versorgung, und sogar über die Grenzen einzelner Länder hinweg unterstützen können, trotz unterschiedlicher Organisations- und Abrechnungsformen und unterschiedlicher Sprachen. Die Frage ist, wie man statt einer einrichtungszentrierten eine wirklich personenzentrierte elektronische Krankenakte schafft.

8 Dokumentation bei klinischen Studien

Studienziele

Im Abschnitt 5.3 haben wir Sie mit klinischen Registern, klinischen Studien und mit der Unterscheidung von Interventions- und Beobachtungsstudien bekannt gemacht. Neben der Ermittlung von Inzidenzen, Prävalenzen, Risikofaktoren, Zusammenhängen und zeitlichen Verläufen dienen klinische Studien – und hier in erster Linie Interventionsstudien – auch der Überprüfung (neuer) diagnostischer Verfahren und (neuer) Therapien.

Studien zur Diagnostik

Bei diagnostischen Studien werden zwei oder mehr diagnostische Verfahren an denselben Personen angewandt. Existiert eine (meist aufwendige) Referenzmethode, von der nach dem derzeitigen Stand des Wissens bekannt ist, dass sie genaue und richtige Werte liefert, so kann anhand ihrer Ergebnisse die Richtigkeit und Präzision der anderen Verfahren ermittelt werden. Manchmal lässt sich die richtige Diagnose später erkennen, z.B. bei einer Infektion, während oder nach einer Operation, oder nach dem Tod durch Obduktion. Existiert keine Referenzmethode, so lässt sich nur der Grad an Übereinstimmung der diagnostischen Verfahren beurteilen – oder man wartet ab, ob der weitere Krankheitsverlauf das Testergebnis bestätigt.

Therapiestudien

Bei Therapiestudien wird bei bestimmten Patienten der Therapieerfolg einer neuen Therapie mit dem Erfolg einer Vergleichstherapie verglichen. Dabei kommt randomisierten Studien eine besondere Bedeutung und Aussagekraft zu.

Kombiniert diagnostisch-therapeutische Studien

Es gibt auch Studien, in denen der kombinierte Effekt aus diagnostischen und therapeutischen Verfahren untersucht wird. Beispiel: Der Nutzen einer Mammographie im Abstand von zwei Jahren als Krebsvorsorge bei Frauen über 40 Jahren. Dazu wird – per Randomisierung oder als Kohorte – die Hälfte der Frauen in das Vorsorgeprogramm einbezogen, die andere Hälfte nicht. Wird ein Mammakarzinom entdeckt – gleichgültig ob in der Vorsorgeuntersuchung oder anderweitig – so wird sachgerecht behandelt. Der Nutzen der regelmäßigen Mammographie wird anhand der Krankheits- und Todesraten, der Überlebenszeit und der Lebensqualität beurteilt.

Bedeutung der Dokumentation

Von allen Studientypen haben die klinischen Therapiestudien die größte praktische Bedeutung. Deshalb gehen wir im Folgenden detaillierter auf sie ein. Die Dokumentation ist jedoch bei allen Studientypen eine zentrale Aufgabe.

8.1 Klinische Therapiestudien

Ziele

Therapiestudien haben den Zweck, unter kontrollierten Bedingungen neue Therapien, insbesondere neue Arzneimittel zu erproben. Zum Nachweis der Wirksamkeit wird gegenüber Placebo, zum Nachweis der Überlegenheit gegenüber einer Standardtherapie verglichen. Au-

Methodik

ßerdem wird in jeder klinischen Studie Verträglichkeit und Sicherheit der neuen Therapie beurteilt.

Für die Entwicklung und Erprobung neuer Arzneimittel wurde eine ausgefeilte Methodik entwickelt. Insbesondere bei Studien, die den Arzneimittelbehörden für die Zulassung des neuen Arzneimittels vorgelegt werden, ist eine detaillierte und lückenlose Dokumentation notwendig. Die Arzneimittelbehörde entscheidet nach den vorgelegten Studiendokumentationen, ob das neu entwickelte Arzneimittel zugelassen wird.

Phasen

Bei der Entwicklung eines neuen Arzneimittels gibt es folgende Stufen: In Tierversuchen wird die pharmakologische, toxikologische und teratologische Wirkung einer neuen Substanz getestet. Dabei wird jeder einzelne Tierversuch detailliert dokumentiert. Für die Arzneimittelprüfung am Menschen (klinische Prüfung) werden vier Phasen unterschieden:

Phase I   Abschätzung der Verträglichkeit, der Pharmakokinetik und der Pharmakodynamik an wenigen gesunden Probanden.

Phase II   Erste Erprobung der Substanz an Patienten in dem vorgesehenen Indikationsgebiet unter enger Beobachtung. Dabei auch Ermittlung der geeigneten Zubereitung (Galenik), Dosierung und Verabreichung.

Phase III   Formaler Nachweis der Wirksamkeit (falls es für die angestrebte Indikation noch keine überzeugende Therapie gibt) oder der Überlegenheit gegenüber der bisherigen Standardtherapie unter kontrollierten klinischen Bedingungen.

– Zulassung des neuen Arzneimittels –

Phase IV   Anwendungsbeobachtungen an einer großen Zahl von Patienten zur Optimierung der Arzneimittelanwendung, und zur Beurteilung der Wirksamkeit, Verträglichkeit und Sicherheit unter wechselnden Bedingungen. Dabei wird das neue Arzneimittel z.B. auch bei Patienten mit mehreren Krankheiten und bei alten Patienten eingesetzt, d.h. bei Patienten, die üblicherweise nicht an Arzneimittelprüfstudien teilnehmen. Außerdem werden die Folgen nicht bestimmungsgemäßen Gebrauchs ermittelt.

Dokumentarische Aufgaben fallen in Studien aller Phasen an. Vor allem bei klinischen Studien der Phasen III und IV sind diese Aufgaben wegen der größeren Fallzahlen sehr anspruchsvoll; dies gilt besonders dann, wenn eine Studie nicht nur in einer, sondern in mehreren Kliniken oder Arztpraxen gleichzeitig läuft. Bei solchen multizentrischen Studien ist die notwendige Beobachtungsgleichheit besonders schwierig zu erreichen.

8.2 Good Clinical Practice (GCP)

Beschreibung

Klinische Studien, die zur Zulassung eines neuen Arzneimittels verwendet werden sollen, müssen bestimmte Anforderungen – insbesondere auch dokumentarische Anforderungen erfüllen. Die Arzneimittelbehörden haben dazu in Zusammenarbeit mit der pharmazeutischen Industrie und den Medizinischen Fakultäten das Regelwerk der Good Clinical Practice (GCP) erarbeitet. Analoge Regelwerke behandeln die Herstellung von Arzneimitteln (Good Manufacturing Practice) und Laboruntersuchungen (Good Laboratory Practice).

Die Europäische Union, USA und Japan haben die International Conference on Harmonization of Technical Requirements for Registration of Pharmaceuticals for Human Use (ICH) gegründet, welche die derzeitig gültige Fassung der GCP ausgearbeitet hat. Dies hat den Vorteil, dass die nach GCP durchgeführten Arzneimittelstudien praktisch weltweit anerkannt werden. Die wichtigsten Elemente der GCP und ihre Bezugsquelle sind in Abschnitt 9.2.6 aufgeführt.

SOPs

Leitidee der GCP ist, dass eine klinischen Studie so dokumentiert wird, dass jeder einzelne Arbeitsgang nachvollziehbar ist. Um diesen gewaltigen Dokumentationsaufwand besser zu bewältigen, werden einheitliche Arbeitsanweisungen (Standard Operating Procedures, SOPs) ausgearbeitet, die dann für viele verschiedene Studien gelten können. Bei der einzelnen Studie muss dann nur noch dokumentiert werden, welche Arbeiten nach welchen SOPs durchgeführt wurden; außerdem müssen alle Arbeiten, die nicht nach einer SOP erledigt wurden, genau beschrieben werden. Für die Dokumentation wichtige SOPs sind z.B.
- Aufnahme eines Patienten in die Studie und Randomisation
- Daten-Management
- Datenkorrekturen im Datenerhebungsbogen
- Abschließen der Studiendatenbank

Selbstverständlich legen die SOPs auch den Umfang und die Art der Dokumentation im Einzelnen fest.

8.3 Studienplan

Beschreibung

Eine klinische Studie wird heutzutage sorgfältig und in möglichst allen Details geplant. Alle planerischen Entscheidungen werden im Studienplan zusammengefasst, der deshalb auch Studienprotokoll (englisch: Study protocol) heißt. Der Studienplan enthält die gesamte gedankliche Konstruktion der Studie. Er entspricht z.B. dem Bauplan eines Hauses oder der Konstruktionszeichnung einer Maschine – und er ist Vorbild für das in Abschnitt 6.2 beschriebene Dokumentationsprotokoll.

Elemente

Wichtige Kapitel eines Studienplans sind in Tabelle 8.1 angegeben.

Tab. 8.1 Wichtige Kapitel des Studienplans einer klinischen Studie.

- Bisheriger Kenntnisstand und Fragestellung der Studie
- Studienziele
- Design der Studie
- Definition der Beobachtungs- bzw. Versuchseinheit
- Ein- und Ausschlusskriterien der Patientenselektion
- Definition der Behandlungsgruppen
- Definition der Zielgröße
- Beschreibung der Begleitvariablen oder Störgrößen und wie sie möglichst konstant gehalten werden
- Aufnahmeverfahren und Gruppenzuteilung
- Untersuchungsprogramm
- Verfahren zur Maskierung der Therapiegruppe bei verblindeten Studien
- Behandlung von Therapieabbrechern und Drop-outs
- Fallzahl und damit Power der Studie, Dauer und Aussagekraft der Studie
- Grundsätze der statistischen Auswertung
- Teilnehmer und Verantwortlichkeiten
- Satz von Datenerhebungsbogen

Persistenz

Bei der Durchführung der Studie ist der Studienplan sozusagen das gewichtige, fast unabänderliche „Grundgesetz" der Studie. Werden bei der Durchführung der Studie doch Änderungen im Studienplan notwendig, so werden die Änderungen als Amendments (Ergänzungen, Nachträge) förmlich beschlossen und dem Studienplan beigefügt.

8.4 Datenerhebungsbogen (Case Report Forms, CRF)

Verwendungszweck

Für die Datenerhebung benötigt jede Studie einen Satz von Erhebungsbogen, die englisch als Case Report Forms oder als Case Record Forms, abgekürzt CRF, bezeichnet werden. Sie erinnern den Studienarzt daran, welche Daten zu erheben sind, sie sind die Quellbelege der Studie und geben gelegentlich auch Handlungshinweise, z.B. „falls Rektaltemperatur >38,5°C, dann Blutprobe für mikrobiologische Untersuchung entnehmen".

Formulartypen

Der Formularsatz einer klinischen Studie variiert sehr stark von Studie zu Studie und kann insgesamt nur wenige Seiten umfassen oder so umfangreich sein, dass je Patient ein ganzes Buch (Case Book) ausgefüllt wird. Wichtige Formulartypen sind:
- Aufnahme in die Studie (wird einmalig ausgefüllt). Anhand dieses Formulars wird überprüft, ob ein Patient zu Recht in die Studie aufgenommen wurde, in welche Teilpopulation (Schicht) er gehört und wie das Ergebnis der Randomisierung war.
- Erstuntersuchung (wird einmalig ausgefüllt). Ausführlicher Status bei Studienbeginn.
- Tages-, Wochen- oder Monatsbericht (wird regelmäßig ausgefüllt). Enthält den Verlauf und die unerwünschten Ereignisse.

- Erhebungsbogen für besondere Ereignisse, z.B. Operation, Infektion, Rezidiv usw. Dieser Bogen wird jedes Mal beim Eintritt eines solchen Ereignisses ausgefüllt.
- Ende der stationären oder aktiven Behandlung (wird einmalig ausgefüllt), erfasst die Zielgröße und den detaillierten Status am Ende der Behandlung.
- Nachbeobachtungen (Formular wird regelmäßig zu den Nachuntersuchungszeitpunkten ausgefüllt)
- Erhebungsbogen für Daten, die an anderen Orten entstehen, z.B. in der Pathologie, in auswärtigen Labors oder an zentraler Stelle für mehrere Kliniken oder Praxen.
- Abschlussbogen (einmalig) für den Status bei Studienende und die Ausprägung der Zielgröße.

Aufbau

Jedes einzelne Formular erhält als Kopf die (Kurz-)Bezeichnung der Studie, die Bezeichnung des Formulars, den vorgesehenen Ausfüllzeitpunkt, die Patienten-Identifikation und bei multizentrischen Studien die Klinik oder Praxis. Dann folgt der Hauptteil des Formulars zur Datenerhebung. Das Formular schließt mit dem Datum des Ausfüllens und der Unterschrift des ausfüllenden Studienarztes. Damit ist jeder ausgefüllte Erhebungsbogen auch im juristischen Sinne eine Urkunde und hat Beweiskraft in gerichtlichen Auseinandersetzungen.

Remote Data Entry (RDE)

In Kliniken und Arztpraxen, die sich regelmäßig an Studien beteiligen, werden zunehmend die Erhebungsbogen nicht mehr auf Papier gedruckt, sondern als Bildschirmmaske dargestellt und die Daten direkt eingegeben. Alle Empfehlungen für Erhebungsbogen gelten sinngemäß auch für Bildschirmmasken. Die Daten werden von den Erfassungscomputern sofort, täglich oder wöchentlich auf den Datenbankrechner der Studie übertragen. Bei diesem „remote data entry" (RDE) erfolgt die maschinelle Plausibilitätsprüfung sofort bei der Eingabe. Dies hat den Vorteil, dass dem Arzt der Fall noch vertraut ist und Korrekturen formlos möglich sind. Die sekundäre Datenerfassung (siehe Abschnitt 8.7.3) entfällt. Außerdem sind die Daten schnell maschinell verfügbar.

8.5 Monitoring (Studienüberwachung)

Aufgaben

Um eine hohe Qualität der Daten und damit der Ergebnisse sicherzustellen, müssen der Studienleiter und das Studiensekretariat den Fortgang der Studie und der Datenerhebung laufend überwachen. Dazu gehören folgende Aufgaben:
- Besuch bei Studienärzten, Erläuterung des Studienplans, des Datenerhebungsschemas und der Aufgaben der Studienärzte; Beurteilung, ob der Arzt geeignet und bereit ist, an der Studie mitzuarbeiten und eine gute Dokumentation zu liefern (Pre-study visit).
- Die von jedem Studienarzt in die Studie aufgenommene Anzahl von Patienten ist laufend zu überprüfen, um den Studienfortgang zu beurteilen und notfalls Mängel bei der Patientengewinnung zu beheben.

- Regelmäßige Besprechungen mit den Studienärzten, bei denen alle bei der Behandlung der Studienpatienten aufgetretenen Probleme besprochen werden. Erfahrungsgemäß betreffen viele Unklarheiten die Dokumentation.
- Überprüfung der ausgefüllten Erhebungsbogen auf Vollständigkeit und Plausibilität sowie Vergleich der Daten in den Erhebungsbogen mit den Daten in der Krankenakte des Patienten (Source data verification).
- Bearbeitung von Fehlern, die bei der Datenkontrolle erkannt worden sind, durch Rückfragen und Datenkorrektur.
- Abschlussinformation für die Studienärzte bei Studienende.

Für diese Aufgaben hat der Studienleiter Mitarbeiter, die als Monitore („Überwacher") bezeichnet werden. Die Monitore sind mit dem Studienplan, den CRFs, den SOPs und allen anderen Formalitäten der Studie bestens vertraut, besuchen die Studienärzte regelmäßig und überprüfen die vom Studienarzt gewonnenen Daten. Über jeden Besuch eines Monitors bei einem Studienarzt wird ein Monitorbericht erstellt, in dem der Fortgang der Studie, alle angesprochenen Punkte und alle getroffenen Entscheidungen dokumentiert sind. Bei großen multizentrischen Studien ist der Arbeitsaufwand für das Monitoring erheblich.

8.6 Auditing, Qualitätssicherung

Aufgaben

GCP verlangt nicht nur das Monitoring, sondern auch den Nachweis der Güte der Studiendaten und Studienergebnisse. Von besonderem Interesse ist dabei, ob das Vorgehen lückenlos und vollständig dokumentiert wurde. Dazu wird eine Stelle zur Qualitätssicherung eingerichtet, die möglichst unabhängig von den Monitoren und auch vom Studienleiter ist. Diese Stelle überprüft die Monitore (sie überwacht die Überwacher) sowie eine Stichprobe oder alle von den Monitoren freigegebenen, ausgefüllten Datenerhebungsbogen. Außerdem führt sie bei allen an der Studie beteiligten Einrichtungen (Studienleiter, Studiensekretariat, zentrale Dienste bei multizentrischen Studien, Studienärzte, Biometrie) Überprüfungen (Audits) durch. Die Qualitätssicherung prüft, ob für alle Arbeitsgänge SOPs oder Einzelregelungen vorhanden sind und eingehalten werden, welche Abweichungen vom Studienplan aufgetreten sind und bewertet die Güte der Daten und der Dokumentation. Schließlich bescheinigt (zertifiziert) die Qualitätssicherung die von der Studie erreichte Qualität der Dokumentation, der Daten und der Ergebnisse.

8.7 Weiterverarbeitung der Primärdaten

8.7.1 Datenkontrolle und Datenkorrekturen

Die in einer klinischen Studie gewonnenen Daten werden mehrmals überprüft:
- Zunächst wird der Studienarzt die Angaben, die er in die Datenerhebungsbogen einträgt, gedanklich überprüfen.
- Der Monitor geht alle ausgefüllten Erhebungsbogen durch und fragt den Studienarzt bei zweifelhaften Eintragungen.
- Die Qualitätssicherung überprüft die vom Monitor freigegebenen Erhebungsbogen.
- Bei der Eingabe der Daten in den Computer (siehe den folgenden Abschnitt) erfolgen formale Plausibilitätsprüfungen per Programm, ob z.B. das Alter eines Patienten innerhalb der im Studienplan gesetzten Grenzen liegt oder ob z.B. bei einer 30-jährigen Frau „postmenopausal" angekreuzt ist.
- Schließlich kann der Studienleiter oder ein von ihm Beauftragter die vom Computer aufbereiteten Daten intellektuell überprüfen und Rückfragen stellen.

Prüfschritte

Alle fehlenden Daten, alle unleserlichen Einträge und alle zweifelhaften Angaben werden schriftlich beim Studienarzt, der den Erhebungsbogen ausgefüllt hat, nachgefragt (Data queries). Ein daraus entstehender Nachtrag (bei zunächst fehlenden Angaben) oder eine Datenkorrektur (bei zunächst unleserlichen oder fehlerhaften Einträgen) erfolgt stets auf dem Original-Datenerhebungsbogen. Bei jeder Datenänderung ist der alte Wert so durchzustreichen, dass er lesbar bleibt, und der neue Wert, das Kalenderdatum der Änderung und die Unterschrift des Studienarztes hinzuzufügen. Weiter ist der Grund der Ergänzung bzw. Änderung zu dokumentieren, falls der Platz ausreicht, auf dem Datenerhebungsbogen, andernfalls auf der schriftlichen Datenrückfrage. Nach der Korrektur des Datenerhebungsbogens ist der Monitor oder die Qualitätssicherung zu informieren und – falls die Angaben schon im Computer gespeichert sind – auch dort der Nachtrag oder die Korrektur auszuführen und zu dokumentieren.

Vorgehen bei Mängeln

8.7.2 Klassieren nicht-standardisierter Angaben

In den Erhebungsbogen wird auf nicht-standardisierte Angaben nach Möglichkeit verzichtet, jedoch lassen sie sich nicht ganz vermeiden. Insbesondere Begleiterkrankungen, Begleitmedikation, Komplikationen, unerwünschte Ereignisse und Bemerkungen müssen als Freitext zugelassen und erfasst werden. Freitexte lassen sich aber nicht direkt statistisch auswerten. Deshalb werden Begleiterkrankungen z.B. nach der ICD-10, Begleitmedikamente z.B. nach der ATC-Classification (ATC = Anatomical Therapeutic Chemical) und dem DDD-Assignment (DDD = Defined Daily Dose) der WHO und unerwünschte Ereignisse z.B. nach dem Adverse Reaction Dictionary der WHO klas-

Zeitpunkt und Klassifikationen

siert. Die für klinische Studien wichtigsten Klassifikationen sind als MedDRA (Medical Dictionary for Regulatory Activities) zusammengefasst. Bei allgemeinen Bemerkungen und anderen Freitexten, für die es kein Klassifikationssystem gibt, wird zunächst mit ja/nein das Vorhandensein eines Textes codiert und dann der Freitext erfasst.

8.7.3 Sekundäre Datenerfassung

Eingabe

Die in einer klinischen Studie gewonnenen und erfassten Daten werden mit Computerprogrammen statistisch ausgewertet und müssen deshalb in den Computer eingegeben werden. Bei direkter Bildschirmerfassung der Daten in den Kliniken (Remote Data Entry) entfällt dieser Schritt.

Plausibilitätsprüfung

Bei der Dateneingabe erfolgt per Programm eine möglichst umfangreiche formale Datenkontrolle. Zunächst werden quantitative Merkmale auf Spannweite, qualitative Merkmale auf zulässige Merkmalsausprägungen geprüft. Dann wird auf notwendige Kombinationen (z.B. muss bei Frauen über 16 Jahren die Anzahl der Schwangerschaften angegeben sein) und unzulässige Kombinationen (z.B. Altersrentner ja, arbeitslos ja) abgefragt. Für fehlende Angaben wird ein Sonderzeichen (z.B. Punkt) verwendet, um erkennen zu können, ob die Angabe schon im Erhebungsbogen fehlte oder beim Eintippen vergessen wurde. Jede fehlende Angabe in einem Feld, für das ein Eintrag zwingend verlangt wird, und für jede Implausibilität wird eine Rückfrage (Query) erzeugt und ausgedruckt.

Zweiteingabe und Datenvergleich

Die sekundäre Datenerfassung muss auf Lesefehler im Erhebungsbogen und auf Tippfehler überprüft werden. Nur bei weniger wichtigen Studien und Studien, die nicht für eine Arzneimittelzulassung vorgesehen sind, beschränkt man sich auf eine einmalige Eingabe und das Korrekturlesen der Rohdaten-Anlistung. Ansonsten werden alle Erhebungsbogen von zwei unterschiedlichen Personen je einmal eingegeben. Ein Programm vergleicht Erst- und Zweiteingabe und protokolliert Abweichungen. Eine autorisierte Person bearbeitet dann die Abweichungen, entscheidet direkt und korrigiert oder veranlasst, wenn der Eintrag im Erhebungsbogen unterschiedlich gelesen werden kann, eine Rückfrage beim Studienarzt.

8.7.4 Datenfreigabe

Beschreibung

Eine größere Menge medizinischer Daten wird kaum jemals absolut lückenlos und fehlerfrei sein, trotzdem muss irgendwann mit der Auswertung der gewonnenen Daten begonnen werden. Die Entscheidung, keine fehlenden Angaben mehr nachzutragen und keine Korrekturen mehr auszuführen, ist ein formaler Akt, der auch als Abschließen der Datenbank (Closing of database) bezeichnet wird und die Daten zur Auswertung freigibt. Selbstverständlich wird der Akt der Datenfreigabe nach der entsprechenden SOP protokolliert und dokumentiert, außerdem wird die Datenbank zu diesem Zeitpunkt förmlich hinterlegt als Datei und – falls der Umfang nicht zu groß ist – als ausgedruckte Liste. Dies ist eine klare Schnittstelle der Verantwortlichkeiten: Studienleiter, Studienärzte und Monitore sind für die hinterlegten Daten verantwortlich, alle bei der Auswertung eingetretenen Mängel und Fehler gehen zu Lasten des auswertenden Biometrikers. Außerdem wird der gesamte Datenbestand archiviert und für eventuelle erneute Auswertungen (z.B. wenn ein zugelassenes Arzneimittel später unerwünschter Wirkungen verdächtigt wird) verfügbar gehalten.

8.8 Auswertung

In einer größeren klinischen Studie ist es kaum vermeidbar, dass einzelne Patienten die Behandlung abbrechen, die Nachsorge unvollständig ist oder Daten fehlen. Diese Protokollverletzungen werden in einer als „blinded data review" bezeichneten Arbeitssitzung als geringfügig (minor) oder als schwerwiegend (major) bewertet. Die Protokollverletzungen und ihre Bewertung werden in die Studiendatenbank aufgenommen. Die Studie wird dann zweimal ausgewertet. Die erste Auswertung umfasst alle in die Studie aufgenommenen Patienten und wird als full-sample-analysis (FSA) bezeichnet. Die zweite, als per-protocol-analysis (PPA) bezeichnete Auswertung umfasst nur Patienten ohne schwerwiegende Protokollverletzung. Kommen beide Auswertungen zu unterschiedlichen Ergebnissen, so sind die Studienergebnisse erheblich von den Patienten mit Protokollverletzungen beeinflusst und damit in ihrer Aussagekraft eingeschränkt.

Protokollverletzungen

Die statistisch-biometrische Auswertung einer klinischen Studie umfasst typischerweise folgende Elemente:

Elemente

- eine elementare deskriptive Auswertung aller erhobenen Merkmale (bei qualitativen Daten relative und absolute Häufigkeiten; bei quantitativen Daten kleinster Wert, 1. Quartil, Median, 3. Quartil, größter Wert, Mittelwert, Standardabweichung);
- die Beurteilung der Datenqualität aus biometrischer Sicht;
- eine Entscheidung über die Verwendung der Daten von Patienten, die nicht nach Studienplan behandelt und/oder beobachtet werden konnten;
- die Beschreibung der Studienpatienten;
- die Beurteilung der Vergleichbarkeit der Gruppen;
- die Darstellung und Beurteilung der Wirksamkeit oder Überlegenheit der untersuchten Therapie;
- die Darstellung und Beurteilung der unerwünschten Ereignisse, Unverträglichkeiten und Behandlungsrisiken;
- eine explorative Auswertung, d.h. das Aufsuchen sonstiger vielleicht unerwarteter oder auffälliger Ergebnisse, um Hypothesen für weitere Studien zu formulieren;
- die Bewertung der Aussagekraft der Studie und eine Zusammenfassung ihrer Ergebnisse.

8.9 Archivierung des Trial-Master-File

Beschreibung Alle Unterlagen und Daten, die bei einer klinischen Studie entstehen, werden als Trial-Master-File gesammelt. Dazu gehören die Investigator-Brochure (die alle Erkenntnisse über die neue Arzneimittelsubstanz bzw. das neue Therapieverfahren enthält, die bei Studienbeginn bekannt waren), der Studienplan, Schriftwechsel und Votum der Ethikkommission(en), der Randomisierungsplan, die ausgefüllten Erhebungsbogen, alle Monitorberichte, alle Data Queries mit allen Datenergänzungen und -korrekturen, das Protokoll über den Abschluss der Datenbank, bei Blindstudien das Protokoll über die Offenlegung der Behandlungen, die zur Auswertung freigegebene Datenbank, der biometrische Auswertungsbericht, der medizinische Abschlussbericht über die Studie und schließlich alle Audit-Protokolle und Beurteilungen der Qualitätssicherungsstelle. Der Trial-Master-File kann etliche Meter Regalboden beanspruchen und muss 2 Jahre länger verfügbar sein, als das geprüfte Arzneimittel vertrieben wird. Um Platz zu sparen, wird der Trial-Master-File oft mikroverfilmt. Anstatt einer Mikroverfilmung können alle Papiere des Trial-Master-Files auch gescannt und auf computerlesbaren Datenträgern archiviert werden.

8.10 Merkliste: Dokumentation bei klinischen Studien

Merkliste Klinische Studien dienen dem wissenschaftlich überzeugenden Nachweis der Wirksamkeit oder Überlegenheit einer Therapie, dem Nachweis der therapeutischen Äquivalenz von (zwei) Therapien, der Ermittlung der Korrektheit und Aussagekraft eines diagnostischen Verfahrens oder der Beschreibung von Krankheitsverläufen samt der Ermittlung prognostischer Kriterien. In klinischen Studien werden besonders hohe Anforderungen an die Dokumentation gestellt:
- Ein Studienplan legt möglichst alle Details des Studienablaufs fest.
- Die Daten werden als prolektive Dokumentation und mit speziell für die Studie entwickelten Formularen (Case Report Forms, CRFs) oder Bildschirmmasken erhoben.
- Personen (Monitore), die unabhängig von den Prüfärzten sind, überwachen den Studienablauf und überprüfen die erhobenen Daten. Außerdem kann es externes Auditing (externe Qualitätskontrolle) geben.
- Datenrückfragen (Data queries) und die daraus folgenden Ergänzungen und Korrekturen werden ebenfalls dokumentiert.
- Für die Planung, Durchführung, Auswertung und Berichterstattung klinischer Studien gibt es mehrere Regelwerke, insbesondere nationale Arzneimittelgesetze (AMG in Deutschland und Österreich bzw. Heilmittelgesetz in der Schweiz) und die Good Clinical Practice (GCP) der International Conference on Harmonisation of Technical Requirements for Registration of Pharmaceuticals for Human Use (ICH). Weitere Regelwerke der ICH sind im Abschnitt

9.2.6 genannt. Schließlich sind die Notes for Guidance on Clinical Investigations of Medical Products zu nennen, die vom Committee for Proprietary Medical Products (CPMP) herausgegeben werden zu Themen wie Blutprodukten, pflanzlichen Arzneimitteln oder Wirksamkeitsnachweisen (Efficacy).
- Nach diesen Regelwerken muss jeder Arbeitsgang nachvollziehbar sein, indem er nach einer Standardarbeitsanweisung (Standard Operating Procedure, SOP) ausgeführt oder ersatzweise detailliert dokumentiert wird.
- Klassiert werden müssen in klinischen Studien unter anderem Begleiterkrankungen (z.B. nach ICD), Begleitmedikationen (z.B. nach der ATC-Classification und dem DDD-Assignment) und unerwünschte Ereignisse (z.B. nach dem WHO Adverse Reaction Dictionary). Alle hier beispielhaft genannten Klassifikationen sind auch in MedDRA enthalten.
- Die Datenerhebung, Datenprüfung (Data cleaning) und Datenerfassung wird durch die Datenfreigabe beendet. Eine klinische Studie schließt mit der biometrischen Auswertung und der medizinischen Berichterstattung ab.
- Die extensive Dokumentation bei klinischen Studien soll gewährleisten, dass eine hohe Datenqualität erreicht wird, alle Schritte und Arbeiten einer klinischen Studie nachprüfbar sind und die Ereignisse weltweit anerkannt werden.

8.11 Übung

Auch bei der Durchführung klinischer Studien halten Rechner zunehmend Einzug. Überlegen Sie, wie die Dokumentation bei klinischen Studien geeignet unterstützt werden kann.

Übung 1

9 Berufe, Institutionen, fachliche und rechtliche Normen

Einleitung

Zahlreiche gesetzliche Vorschriften prägen die medizinische Dokumentation. Wir wollen Sie in diesem Hauptkapitel über die wichtigsten Vorschriften informieren. Auch gibt es einschlägige fachliche Normen für die medizinische Dokumentation, die wir Ihnen vorstellen wollen.
Wir haben eingangs festgestellt: Die medizinische Dokumentation ist eine Aufgabe praktisch aller Einrichtungen des Gesundheitswesens, die von allen dort tätigen Personen ausgeübt wird. Dennoch gibt es Dokumentationsaufgaben, für die man eine spezialisierte Berufsausbildung benötigt. Deshalb sprechen wir in diesem Hauptkapitel auch entsprechende Ausbildungsgänge an und nennen Ihnen Fachinstitutionen, in denen spezialisierte Dokumentationsarbeit erledigt wird.

Was sollen Sie lernen?

In diesem Hauptkapitel sollen Sie lernen,
- welche besonderen Berufe und Institutionen,
- welche fachlichen Normen und
- welche wichtigen Rechtsgrundlagen

auf dem Gebiet der medizinischen Dokumentation existieren.

9.1 Berufe und Institutionen

9.1.1 Ausbildung in Medizinischer Informatik

Studium

Die Ausbildung zum *Medizinischen Informatiker* ist auf verschiedenen Wegen möglich, die ausführlich in den Ausbildungsempfehlungen der Deutschen Gesellschaft für Medizinische Informatik, Biometrie und Epidemiologie (GMDS) beschrieben sind (siehe www.gmds.de → Publikationen und Stellungnahmen → Empfehlungen und Veröffentlichungen). Die International Medical Informatics Association IMIA (siehe Abschnitt 9.1.3) stellt auf internationaler Ebene Empfehlungen zur Ausbildung in Medizinischer Informatik bereit (www.imia.org/wg1//rec.htm). Auf allen Ausbildungsniveaus sollte die Ausbildung zum Medizinischen Informatiker immer auch eine substanzielle Ausbildung in Medizinischer Dokumentation umfassen.

Zertifikat MI

Neben dem Studium der Medizinischen Informatik an Universitäten und Fachhochschulen vergibt die GMDS gemeinsam mit der Gesellschaft für Informatik (GI) das Zertifikat Medizinische Informatik. Das Zertifikat bescheinigt eine ausreichende Qualifikation für Führungspositionen in Medizinischer Informatik, die v.a. Ärzte und Informatiker durch eine zu ihrer Ausbildung komplementäre Weiterbildung und eine 5-jährige, erfolgreiche berufliche Tätigkeit erwerben können. Die Richtlinien zur Erlangung des Zertifikats können über die Internet-Seiten der GMDS (www.gmds.de → Aus-/Weiterbildung → Zertifikate) eingesehen werden.

9 Berufe, Institutionen, fachliche und rechtliche Normen

Ärztliche Zusatzbezeichnung

Ärzte können außerdem die ärztliche Zusatzbezeichnung Medizinische Informatik erlangen, die von der zuständigen Landesärztekammer vergeben wird. Die Weiterbildung dauert eineinhalb Jahre an einer dafür zugelassenen Weiterbildungsstätte. Dabei müssen besondere Kenntnisse und Erfahrungen in verschiedenen Gebieten der medizinischen Informatik nachgewiesen werden, vor allem auch in medizinischer Dokumentation. Die genauen Richtlinien können den Weiterbildungsordnungen der Landesärztekammern entnommen werden.

Einrichtungen zur Aus- und Weiterbildung

Die GMDS führt eine Liste von Einrichtungen in Deutschland und Österreich, die Studiengänge und Kurse zur Aus- und Weiterbildung auf dem Gebiet der medizinischen Informatik anbieten (www.gmds.de → Aus- und Weiterbildung → Studienmöglichkeiten).
Eine Anzahl internationaler Ausbildungsgänge in Medizinischer Informatik finden Sie bei den akademischen Mitgliedsinstitutionen der International Medical Informatics Association IMIA (siehe Abschnitt 9.1.3; www.imia.org → Institutional Members → Institutional Academic Members).

9.1.2 Ausbildung in Medizinischer Dokumentation

Medizinischer Dokumentar

Die Ausbildung zum *Medizinischen Dokumentar* setzt das Abitur voraus und dauert in der Regel drei Jahre bzw. 8 Semester an Fachhochschulen. Analoge Ausbildungsgänge sind die zum *Health Record Administrator* in den USA und zum *Medical Record Officer* in Großbritannien.

Medizinischer Dokumentationsassistent

Für Realschulabsolventen gibt es ein- bis zweijährige Ausbildungsgänge, z.B. zum *Medizinischen Dokumentationsassistenten,* dem etwa in den USA der *Health Record Technician* und in den Niederlanden der *Medisch Administrateur* entsprechen. Die Berufsbezeichnungen Medizinischer Dokumentar und Medizinischer Dokumentationsassistent werden allerdings nicht immer klar unterschieden.

FaMI

Seit Sommer 1998 ist der „Fachangestellte für Medien- und Informationsdienste" (FaMI) ein anerkannter Ausbildungsberuf nach dem deutschen Berufsbildungsgesetz (BBiG). Das Berufsbild umfasst unter anderem die Tätigkeiten des Erfassens, Erschließens und Recherchierens von Medien, Information und Daten. Der Beruf kann in den fünf Fachrichtungen Archiv, Bibliothek, Bildagentur, Information und Dokumentation sowie Medizinische Dokumentation erlernt werden.

Zertifikat MD

Die GMDS vergibt seit dem Jahr 2000 gemeinsam mit dem Deutschen Verband Medizinischer Dokumentare (DVMD, www.dvmd.de) das Zertifikat Medizinische Dokumentation. Damit soll vor allem auch den Medizinischen Dokumentationsassistentinnen die Möglichkeit einer qualifizierten Weiterbildung zur Medizinischen Dokumentarin gegeben werden. Das Zertifikat bescheinigt, dass die Fähigkeit zur Ausübung einer verantwortlichen Tätigkeit auf dem Gebiet der Medizinischen Dokumentation erworben worden ist. Voraussetzung für das Zertifikat ist neben einer adäquaten Berufsausbildung und einer praktischen Qualifikation auch eine über die Berufseingangsqualifikation hinausgehende theoretische Weiterbildung. Die Zertifikatsrichtlinien können auf den Internet-Seiten der GMDS (www.gmds.de) eingesehen werden.

In Österreich werden von einigen Organisationen Kurse in Medizinischer Dokumentation angeboten. Einen umfassenden Überblick über die Ausbildungsmöglichkeiten in Deutschland gibt das Buch von Gaus 2002 (siehe Literaturverzeichnis). **Ausbildungseinrichtungen**

9.1.3 Fachgesellschaften und Berufsverbände

Der weltweite Dachverband von Fachgesellschaften der Medizinischen Informatik ist die *International Medical Informatics Association* (IMIA; www.imia.org). Die *European Federation of Medical Informatics* (EFMI; www.efmi.org) bildet das Pendant auf europäischer Ebene. **International**

Im medizinischen Dokumentationswesen sind die Berufsverbände weltweit in der *International Federation of Health Records Organizations* (IFHRO; www.ifhro.org) zusammengeschlossen, unter anderem die *American Health Information Management Association* (AHIMA; www.ahima.org).

Einen engen Bezug zur Medizinischen Dokumentation hat die Medizinische Statistik und Biometrie. Die *International Biometric Society* (IBS) hat Regionen in der ganzen Welt, z.B. die Deutsche Region (DR) und Region Österreich-Schweiz (RoeS).

Einschlägige Fachgesellschaft in Deutschland ist die *Deutsche Gesellschaft für Medizinische Informatik, Biometrie und Epidemiologie* (GMDS; www.gmds.de). Weiterhin gibt es den Deutschen Verband Medizinischer Dokumentare (DVMD; www.dvmd.de) und den Berufsverband Medizinischer Informatiker (BVMI; www.bvmi.de). **Deutschland**

Österreichische Mitgliedsorganisation in der IMIA ist der *Arbeitskreis Medizinische Informatik* der Österreichischen Computergesellschaft (OCG) und der *Österreichischen Gesellschaft für Biomedizinische Technik* (BMT) (www.kfunigraz.ac.at/imiwww/ak/). **Österreich**

Die einschlägige Fachgesellschaft in der Schweiz ist die *Schweizerische Gesellschaft für Medizinische Informatik* (SGMI; www.sgmissim.ch), Mitglied in *ICTswitzerland* (www.ICTsuisse.ch), dem Dachverband des schweizerischen Informatik- und Telecomsektors. **Schweiz**

9.1.4 Sonstige Organisationen

Die *Weltgesundheitsorganisation* (World Health Organization, WHO; www.who.org) in Genf ist die Gesundheitsbehörde der Vereinten Nationen. Sie gibt z.B. die ICD heraus und hat den Kern der ICPM vorgelegt. **WHO**

Das *Deutsche Institut für Medizinische Dokumentation und Information* (DIMDI; www.dimdi.de) ist dem deutschen Bundesgesundheitsministerium nachgeordnet. Es stellt Informationen zum Gesamtgebiet der Medizin bereit, betreibt datenbankgestützte Informationssysteme (z.B. medizinische Literaturdatenbanken) und betreibt ein datenbankgestütz- **DIMDI** tes Informationssystem zur gesundheitsökonomischen Evaluation medizinischer Verfahren und Technologien (HTA – Health Technology Assessment). Darüber hinaus gibt das DIMDI z.B. die offizielle deutsche Fassung der ICD und der ICPM (den OPS) heraus. Es betreibt eine Auskunftsstelle für Fragen zu den amtlichen Klassifikationen (klassi@dimdi.de) und berät die Selbstverwaltung des deutschen Gesundheitswesens in allen Klassifikationsfragen, die sich bei der Gestaltung und Pflege des DRG-Systems ergeben.

Institutionen für das DRG-System

Institutionen, welche die Voraussetzungen für die Übertragung der australischen AR-DRGs in das deutsche Vergütungssystem schaffen, sind das Bundesministerium für Gesundheit und Soziale Sicherung (www.bmgesundheit.de), das DIMDI, das Institut für das Entgeltsystem im Krankenhaus (InEK oder „DRG-Institut"; www.g-drg.de), die Arbeitsgemeinschaft wissenschaftlicher medizinischer Fachgesellschaften (AWMF, www.awmf-online.de) und die Partner der Selbstverwaltung im deutschen Gesundheitswesen: die Deutsche Krankenhausgesellschaft (DKG; www.dkgev.de), die Spitzenverbände der Krankenkassen (GKV; www.g-k-v.com) und der Verband der privaten Krankenversicherung (PKV; www.pkv.de).

In Österreich ist das für Gesundheit zuständige Ministerium für das LKF System verantwortlich (www.bmgf.gv.at).

Auf internationaler Ebene bietet die Fachgesellschaft PCSI (Patient Classification Systems International, www.pcse.org) ein Forum für den Informationsaustausch.

In der Schweiz arbeitet das swissDRG (www.swissdrg.org) an einem schweizweiten DRG-System. Für die Medizinische Statistik der Krankenhäuser ist das Bundesamt für Statistik (BfS, www.bfs.admin.ch) zuständig.

9.2 Fachliche Normen

9.2.1 International Organization for Standardization (ISO)

Die ISO ist die internationale Standardisierungsorganisation, in der nationale Standardisierungsgremien aus 140 Ländern mitarbeiten. Ihre Standardisierungsergebnisse werden von den nationalen Gremien an die Bedürfnisse im eigenen Land angepasst. Im Bereich der Medizininformatik hat die ISO ein eigenes Technisches Komitee eingerichtet (ISO/TC 215).

Es folgt eine Auswahl der wichtigsten für die medizinische Dokumentation und Informatik relevanten Normen der ISO. Diese werden z.T. gemeinsam mit dem Deutschen Institut für Normung (DIN) herausgegeben:

Tab. 9.1 Relevante Normen der International Standards Organisation (ISO).

ISO 704	Terminologiearbeit – Grundlagen und Methoden (2000)
ISO 860	Terminologiearbeit – Harmonisierung von Begriffen und Benennungen (1996)
ISO 1087	Terminologiearbeit – Begriffe (2000)
ISO 5127	Information und Dokumentation – Begriffe (2001)
DIN/ISO 5725	Genauigkeit (Richtigkeit und Präzision) von Messverfahren und Messergebnissen (2002/3)
DIN/ISO 9000–9004	Qualitätsmanagement- und Qualitätssicherungsnormen (2000–2005)
ISO/TR 16 056	Health informatics – Interoperability of telehealth systems and networks (2004)
ISO/TS 17 090	Public-Key-Infrastruktur (2002–2005)
ISO/TS 17 117	Kontrollierte Terminologie im Gesundheitswesen – Struktur und übergeordnete Indikatoren (2002)
ISO/DIS 18 104	Medizinische Informatik – Integration eines Referenz-Terminologiemodells für die Pflege (2003–2004)
ISO/TR 18 307	Medizinische Informatik – Interoperabilität und Kompatibilität in Nachrichten und Kommunikationsnormen – Schlüsselmerkmale (2001)
ISO/TS 18 308	Health informatics – Requirements for an electronic health record architecture (2004)
ISO 18 812	Medizinische Informatik – Schnittstellen zwischen klinischen Analysegeräten und Laborinformationssystemen – Benutzerprofile (2003)
ISO/TR 20 514	Medizinische Informatik – Elektronische Gesundheitsakte – Definition, Anwendungsbereich und Kontext (2005)
ISO/DIS 21 549	Medizinische Informatik – Patientendaten auf Karten im Gesundheitswesen (2004–2005)
ISO 22 857	Health informatics – Guidelines on data protection to facilitate trans-border flows of personal health information (2004)

Die Normen können im Internet über www.iso.org bezogen werden. Deutsche Fassungen aller Normen erscheinen im Beuth-Verlag, Berlin. Anschrift siehe Kapitel 11.1 oder Bestellung unter www.beuth.de.

9.2.2 Centre Européen de la Normation (CEN)

Das Europäische Standardisierungszentrum CEN (www.cenorm.be) möchte eine technologische Standardisierung in Europa erreichen. Dabei arbeitet es mit internationalen und den beteiligten nationalen Gremien zusammen. Im Bereich der Medizininformatik hat es ein eigenes Technisches Komitee, TC251, eingesetzt mit dem Ziel, Kompatibilität und Interoperabilität zwischen unabhängigen Systemen zu erreichen und Modularität zu ermöglichen (www.centc251.org). Dies beinhaltet sowohl Anforderungen an die Struktur der Medizinischen Informatik, Informationsstrukturen zur Unterstützung der klinischen und administrativen Verfahren, technische Methoden zur Unterstützung interoperabler Systeme als auch Anforderungen an Datenschutz, Sicherheit und Qualitätssicherung. In Tabelle 9.2 sind einige Beispiele für Normen des CEN aufgeführt, die für die Medizinische Dokumentation relevant sind.

Die europäischen Normen können über die nationalen Standardisierungsgremien bezogen werden. Alle Normen sind im Beuth-Verlag, Berlin, in der englischen und auch in einer deutschen Fassung erhältlich. Das CEN/TC251 stellt auch einige Berichte, die keine offiziellen Standards darstellen, frei zur Verfügung.

Tab. 9.2 Relevante Normen des Centre Européen de la Normation (CEN).

EN 1614	Medizinische Informatik – Struktur für Nomenklatur, Klassifikation und Kodierung von Eigenschaften in der Laboratoriumsmedizin (2005)
EN 1828	Medizinische Informatik – Kategoriale Struktur für Klassifikationen und Kodiersysteme für chirurgische Prozeduren (2002)
ENV 12 017	Medizinische Informatik – Vokabular (1998)
EN 12 251	Medizinische Informatik – Sichere Nutzeridentifikation im Gesundheitswesen – Management und Sicherheit der Authentifizierung durch Passwörter (2005)
ENV 12 264	Medizinische Informatik – Kategoriale Strukturen von Begriffssystemen – Modell zur Repräsentation von Semantik (2005)
ENV 12 435	Medizinische Informatik – Darstellung der Ergebnisse von Messungen in den Gesundheitswissenschaften (2000)
ENV 12 443	Medizinische Informatik – Rahmenkonzept für Informationen im Gesundheitswesen (2000)
ENV 12 924	Medizinische Informatik – Sicherheitskategorisierung und Schutz für Informationssysteme im Gesundheitswesen (1998)
ENV 12 967-1	Medizinische Informatik – Architektur von Informationssystemen im Gesundheitswesen – Teil 1: Middleware für rechnergestützte Informationssysteme im Gesundheitswesen (1998)
ENV 13 606	Medizinische Informatik – Kommunikation von Patientendaten in elektronischer Form
ENV 13 607	Medizinische Informatik – Nachrichten für den Informationsaustausch bei medizinischen Verschreibungen (2000)
ENV 13 608	Medizinische Informatik – Sicherheit für die Kommunikation im Gesundheitswesen (2000)
ENV 13734	Medizinische Informatik – Darstellung von Vital-Parameter-Information für die elektronische Kommunikation (2001)
TS 14 463	Medizinische Informatik – Syntax zur Darstellung des Inhalts medizinischer Klassifikationssysteme (ClaML) (2003)

9.2.3 Deutsches Institut für Normung (DIN)

Das Deutsche Institut für Normung (DIN; www.din.de) ist die für die Normungsarbeit zuständige Institution in Deutschland, die auch die deutschen Interessen in den weltweiten und europäischen Normungsorganisationen vertritt. Die fachliche Arbeit erfolgt in Arbeitsausschüssen beziehungsweise Komitees, die eine bestimmte Normungsaufgabe übernehmen und diese Aufgaben zugleich auch in den regionalen und internationalen Normungsorganisationen wahrnehmen. Im Regelfall sind mehrere Arbeitsausschüsse zu einem der 83 Normenausschüsse des DIN zusammengefasst. Es gibt einen Normenausschuss Medizin, einen weiteren zur Informationstechnik. Der Normenausschuss Medizin verfügt über einen Fachbereich Medizinische Informatik. Eine Auswahl relevanter Normen für die medizinische Dokumentation und Informatik finden Sie in Tabelle 9.3.

Gemeinsam mit ASTM International (www.astm.org) gibt das DIN einige dokumentationsrelevante Normen heraus, beispielsweise die in Tabelle 9.4 aufgeführten.

Alle Normen erscheinen im Beuth-Verlag, Berlin.

Tab. 9.3 Relevante Normen des Deutschen Instituts für Normung (DIN).

DIN 1463	Erstellung und Weiterentwicklung von Thesauri (1993)
DIN 2330	Begriffe und Benennungen – Allgemeine Grundsätze (1993)
DIN 2331	Begriffssysteme und ihre Darstellung (1980)
DIN 2342	Begriffe der Terminologielehre (2004)
DIN 31 623	Indexierung zur inhaltlichen Erschließung von Dokumenten (1988)
DIN 32 705	Klassifikationssysteme (Erstellung und Weiterentwicklung) (1987)
DIN 53 804	Statistische Auswertungen (2002)
DIN 55 301	Gestaltung statistischer Tabellen (1978)
DIN 58 936-1	Qualitätsmanagement in der Laboratoriumsmedizin (2001)
DIN V 66 291	Chipkarten mit Digitaler Signatur (2002) – Anwendung/Funktion nach SigG und SigV (2000–2003)

Tab. 9.4 Gemeinsame Normen von DIN und ASTM International.

ASTM E 1633	Standard Specification for Coded Values Used in Electronic Health Record (2002)
ASTM E 1769	Eigenschaften von elektronischen Gesundheitsaufzeichnungen und -aufzeichnungssystemen (1995)

9.2.4 Normung mit Bezug zur Medizinischen Dokumentation in Österreich

ÖNORMEN In Österreich ist das Normungsinstitut (www.on-norm.at) für die Entwicklung der ÖNORMEN zuständig. Speziell für die medizinische Dokumentation und Kommunikation gibt es nur wenige Normen. Die ÖNORM K2203 beschreibt die Struktur eines Arztbriefes. Die ÖNORM K2201 bezieht sich speziell auf den Datenaustausch zwischen Krankenanstalten und privaten Versicherungsgesellschaften.

Derzeit befinden sich auch einige Normen bezüglich der elektronischen Krankenakte und einer sicheren elektronischen Kommunikation in Entwicklung (Vornormen). Weitere Normen, welche für die Medizin von Bedeutung sind, aber nicht nur diese betreffen, sind Normen bezüglich statistischer Angaben (ÖNORM A 6195, Gestaltung statistischer Tabellen) oder für das Qualitätsmanagement, insbesondere für die ISO 9000 Serie (siehe Abschnitt 9.2.1).

MAGDA-LENA II Eine sehr wichtige Richtlinie für die Kommunikation im österreichischen Gesundheitswesen ist MAGDA-LENA II (Medizinischer und Administrativer Datenaustausch – Logisches und Elektronisches Netzwerk Austria, Version 2.0). MAGDA-LENA II enthält umfassende Empfehlungen zur Sicherstellung des Datenschutzes bei einer elektronischen Kommunikation im Gesundheitswesen. Weiterhin enthalten sind Empfehlungen für die Modellierung des Kommunikationsprozesses und Vorschläge für die Authentifizierung der Kommunikationspartner. Ziel ist eine Zertifizierung von Netzbetreibern für eine sichere und standardisierte Kommunikation im Gesundheitswesen.

9.2.5 De-facto-Normen für die medizinische Kommunikation

Aus einer Vielzahl von nationalen und internationalen Standards für den Austausch medizinischer Daten haben wir die beiden folgenden herausgegriffen, da sie weltweit eingesetzt werden und in ihrem Bereich weitgehend unbestritten de facto-Normen darstellen.

HL7 *Health Level 7* (HL7; http://www.hl7.org) ist ein universell akzeptierter Standard für den nachrichtenbasierten und patientenbezogenen Austausch medizinischer und administrativer Informationen im Krankenhaus. Alle rechnerbasierten Anwendungsbausteine (OSI Schichtenmodell Level 7) im Krankenhaus, in denen patientenbezogene Daten verarbeitet werden, sollten eine HL7-Schnittstelle aufweisen. Die derzeit im Entwurf vorliegende Version 3 bringt einige wesentliche methodische Neuerungen gegenüber der derzeit gültigen Version 2.5, die auch als US-amerikanischer ANSI-Standard anerkannt ist.

DICOM *Digital Imaging and Communications in Medicine* (DICOM) ist ein universell akzeptierter Standard für den Austausch und die Speicherung medizinischer Bilder und begleitender Informationen (http://medical.nema.org). Der Standard kommt aus der Radiologie und wird laufend an neue Technologien der Bildgebung angepasst sowie um spezielle Verfahren auch außerhalb der Radiologie erweitert (z.B. Strahlentherapie, Ultraschall, Mikroskopie, dermatologische Bilder etc.). Alle bildgebenden medizinischen Geräte einer Versorgungseinrichtung sollten in der Lage sein, ihre Bilder und begleitende Daten im DICOM-Format, derzeit in der Version 3, an das Informationssystem der Einrichtung abzugeben. Die Anwendungsbausteine müssen umgekehrt in der Lage sein, DICOM-Informationen anzunehmen.

9.2.6 International Conference on Harmonization (ICH)

Die *International Conference on Harmonisation of Technical Requirements for Registration of Pharmaceuticals for Human Use* (ICH; www.ich.org) ist ein gemeinsames Projekt der Arzneimittelbehörden und der Pharmazeutischen Industrie Europas, Japans und der Vereinigten Staaten. Die ICH diskutiert technische Aspekte der Registrierung von Arzneimittelprodukten und versucht, sie durch die Erarbeitung und Herausgabe von Leitlinien zu harmonisieren.

Die von der ICH herausgegebenen Schriftstücke können im Internet-Angebot der Organisation abgerufen werden. Die wichtigsten sind in Tabelle 9.5 aufgeführt.

Tab. 9.5 Wichtige Vorgaben der International Conference on Harmonisation (ICH) zur Durchführung klinischer Studien.

Topic E2A	Clinical Safety Data Management: Definitions and Standards for Expedited Reporting
Topic E2B	Clinical Safety Data Management: Data Elements for Transmission of Adverse Drug Reaction (ADR) Reports
Topic E3	Structure and Content of Clinical Study Reports
Topic E6	Good Clinical Practice
Topic E8	General Considerations for Clinical Trials
Topic E9	Statistical Principles for Clinical Trials

9.3 Rechtsgrundlagen

Bedeutung

Durch die jeweilige nationale Gesetzgebung ergeben sich für die medizinischen Versorgungseinrichtungen viele Dokumentationsaufgaben. Diese Aufgaben erfordern zum Teil einen erheblichen Personal- und Sachaufwand. Deshalb ist es nötig, sie möglichst effizient und im Einklang mit anderen Dokumentationszielen zu erbringen. Außerdem hat jedes Dokumentationssystem mit personenbezogenen Informationen, zumal im sensiblen Gesundheitsbereich, den Anforderungen von Datenschutz und ärztlicher Schweigepflicht zu genügen.

Was sollen Sie lernen?

In diesem Kapitel sollen Sie
- sich mit den Grundsätzen von Schweigepflicht und Datenschutz vertraut machen und
- einige wichtige gesetzliche Dokumentations- und Meldepflichten im Bereich der Patientenversorgung kennen lernen.

Die Beispiele aus den einzelnen Ländern werden Ihnen einen Eindruck davon vermitteln, welch ein organisatorischer und dokumentarischer Aufwand aus diesen Vorgaben entsteht.

9.3.1 Berufliche Schweigepflicht und Datenschutz

Gleichrangige Pflichten

Schweigepflicht und Datenschutz sind zwei gleichrangige, aber voneinander unabhängige Pflichten (man spricht hier vom Zwei-Schranken-Prinzip). Die Schweigepflicht ist naturgemäß viel älter als der Datenschutz. Obwohl sie weniger detailliert geregelt ist, stellt sie eine weit höhere Hürde für die Weitergabe von Informationen über Patienten dar.

9.3.1.1 Berufliche Schweigepflicht

Umfang

Alle Mitarbeiter einer medizinischen Versorgungseinrichtung, die in Ausübung ihrer Tätigkeit mit Patientendaten in Berührung kommen, haben darüber gegenüber Dritten Verschwiegenheit zu bewahren. Dies wird als ärztliche Schweigepflicht bezeichnet, gilt aber für alle Mitarbeiter, nicht nur für Ärzte. Sie besteht prinzipiell auch gegenüber Personen, die ihr selbst unterliegen (also z.B. Ärztekollegen). Diesen Personen dürfen Informationen nur dann offenbart werden, wenn sie – mit dessen Einverständnis – an der Behandlung des Patienten beteiligt sind. Damit die weitergegebenen Informationen für den Patienten überschaubar bleiben, dürfen sie nur Vorgänge betreffen, die üblicherweise mit einer Behandlung verbunden sind, und auch nur so viele Details umfassen, wie zur Erfüllung der jeweiligen Versorgungsaufgabe notwendig sind. In allen anderen Fällen muss der Patient der Datenweitergabe zustimmen. Dies betrifft zum Beispiel insbesondere Versorgungsnetzwerke mit einer gemeinsamen Datenhaltung, da hier der Patient nicht ohne weiteres überschauen kann, für welche Personen seine Daten einsehbar sind.

Gesetzliche Regelung in Deutschland ...

Das deutsche Strafgesetzbuch (§203 StGB) stellt die Offenbarung von Privatgeheimnissen, von denen eine Person bei der Ausübung eines Heilberufes erfahren hat, unter Strafe. Außerdem ist der Träger einer Versorgungseinrichtung (und auch seine Angestellten) durch den Behandlungsvertrag mit dem Patienten zur Verschwiegenheit verpflichtet. Für Ärzte gelten zusätzlich standesrechtliche Vorschriften (Musterberufsordnung für die deutschen Ärztinnen und Ärzte).

... in Österreich

In Österreich regelt das Strafgesetzbuch eine Verletzung der ärztlichen Geheimhaltepflicht im §121 StGB. Der strafrechtliche Schutz ahndet Verstöße gegen die Verschwiegenheitspflicht über Geheimnisse, die den Gesundheitszustand einer Person betreffen und deren Offenbarung oder Verwertung geeignet ist, ein berechtigtes Interesse des Patienten zu verletzen. Diese können bei berufsmäßiger Ausübung der Heilkunde, der Krankenpflege, der Geburtshilfe, der Arzneimittelkunde, der Vornahme medizinisch-technischer Untersuchungen oder bei berufsmäßiger Beschäftigung mit Aufgaben der Verwaltung einer Krankenanstalt zugänglich geworden sein. Definiert wird das Geheimnis als nur einem geschlossenen oder schließbaren Personenkreis bekannte Tatsache, die anderen Menschen nicht oder nur schwer zugänglich ist und die nach dem Willen der Berechtigten auch nicht über den geschlossenen Personenkreis hinaus bekannt werden soll.

9.3.1.2 Datenschutz

Das Ziel der Datenschutzgesetzgebung besteht darin, das Recht der Einzelperson auf „informationelle Selbstbestimmung" zu gewährleisten – ihr Recht also, selbst zu bestimmen, welche persönlichen Daten erfasst und gespeichert werden, zu welchem Zweck sie verwendet und an wen sie weitergeleitet werden. Im Gesundheitswesen geht es vor allem um den Schutz der Daten von Patienten, aber auch von Mitarbeitern der medizinischen Versorgungseinrichtungen.

Gesetzliche Regelung in der Europäischen Union (EU) ...

Die Europäische Datenschutzrichtlinie von 1995 betrachtet Gesundheitsdaten als besonders schutzwürdig. Die Begriffsbestimmungen und Grundsätze, die darin aufgestellt werden, sind verbindlich und müssen von den EU-Mitgliedstaaten in ihrer nationalen Gesetzgebung umgesetzt werden. Spezielle Vorschriften für den Telekommunikationssektor wurden 1997 von der EU in der Europäischen Telekommunikations-Datenschutzrichtlinie umgesetzt. Diese wurde im Jahr 2002 durch die Europäische Datenschutzrichtlinie für elektronische Kommunikation ersetzt, um die personenbezogenen Daten und die Privatsphäre der Nutzer öffentlicher Kommunikationsdienste auf einheitlichem Niveau zu schützen, unabhängig von der Technologie, die dem Dienst zugrunde liegt. Die EU-Richtlinien finden Sie im rechtlichen Onlinedienst Eur-Lex der EU unter http://europa.eu.int/eur-lex/de/index.html oder auf einer der vielen nationalen Internet-Seiten zum Thema Datenschutz. Die EU-Kommission bietet zu diesem Thema ebenfalls ein Internetportal an (http://europa.eu.int/comm/justice_home/fsj/privacy).

... in Deutschland

Die Datenschutzgesetzgebung im deutschen Gesundheitswesen ist sehr vielschichtig. Allgemeine Prinzipien und Erfordernisse des Datenschutzes sind im Bundesdatenschutzgesetz (BDSG) und – für öffentliche Landeseinrichtungen – in den jeweiligen Landesdatenschutzgesetzen (LDSG) geregelt. Im Bundesland Nordrhein-Westfalen gibt es ein spezielles Gesundheitsdatenschutzgesetz. In anderen Bundesländern sind Datenschutzbestimmungen für das Gesundheitswesen z.B. in den Landeskrankenhausgesetzen enthalten. Eine ganze Reihe weiterer Gesetze berühren den Datenschutz insoweit, als sie die genau beschriebene Nutzung und Weitergabe personenbezogener Daten ausdrücklich erlauben, die sonst durch die allgemeinen Regeln der Datenschutzgesetze verboten wären. Sowohl auf Bundes- wie auf Landesebene gibt es unabhängige Datenschutzbeauftragte. Die Datenschutzgesetze und weitere Informationen zum Datenschutz finden Sie z.B. im Virtuellen Datenschutzbüro unter www.datenschutz.de.

... in Österreich

In Österreich regelt das Datenschutzgesetz (DSG 2000) den Schutz personenbezogener Daten. Neben den Grundrechten auf Datenschutz wird auf den für das Gesundheitswesen wichtigen Aspekt der „sensiblen Daten" hingewiesen. Damit gelten die Daten als besonders schutzwürdig. Das Datenschutzgesetz 2000 bezieht sich sowohl auf Daten in digitaler Form als auch auf Daten, die auf anderen Medien, wie z.B. Papier gespeichert sind und enthält auch Maßnahmen zur Datensicherheit. Auch die Verarbeitung und Weitergabe von Daten ist in diesem Gesetz geregelt. Zu diesem Zweck wurde ein Datenverarbeitungsregister (DVR) bei der Datenschutzkommission des Bundes eingeführt. Zur Wahrung des Datenschutzes wurden eine Datenschutzkommission und ein Datenschutzrat eingerichtet. Weitere Informationen beim Bundeskanzleramt unter www.bka.gv.at/datenschutz. Speziell im Hinblick auf den elektronischen Datenaustausch im Gesundheitswesen wurde das Gesundheitstelematikgesetz erlassen.

... in der Schweiz

Relevante Bundesgesetze für die ärztliche Schweigepflicht und den Datenschutz in der Schweiz sind Art. 321 des Strafgesetzbuches, Art. 13 der Bundesverfassung zum Schutz der Privatsphäre und das Bundesgesetz über den Datenschutz von 1992, zusammen mit einer ergänzenden Verordnung von 1993 (VDSG). In den Kantonen gibt es zum Teil unterschiedliche Regelungen zum Datenschutz im Gesundheitswesen. Weitere Informationen finden Sie beim Eidgenössischen Datenschutzbeauftragten unter www.edsb.ch.

Wann dürfen Patientendaten verarbeitet werden?

Die Verarbeitung von Patientendaten (also ihr Erheben, Speichern, Verändern, Übermitteln, Löschen und Sperren) ist immer dann zulässig, wenn ein Gesetz dies ausdrücklich erlaubt. Die Verarbeitung ist dann beschränkt auf den vom Gesetz bestimmten Zweck und auf das erforderliche Mindestmaß an personenbezogenen Daten. Insbesondere die Weitergabe der Daten an Dritte ist auf ihre Erforderlichkeit und Angemessenheit zu überprüfen. Jede darüber hinausgehende Verarbeitung setzt die ausdrückliche und bewusste Zustimmung des Patienten voraus.

Beispiel

Im deutschen Krebsregistergesetz wird die Übermittlung patientenbezogener Daten an die Vertrauensstelle des zuständigen Krebsregisters ausdrücklich erlaubt. Allerdings muss der Patient über diese Meldung informiert werden; außerdem werden die identifizierenden Daten des Patienten vor der Eingabe in die Datenbanken des

Krebsregisters mit kryptographischen Methoden unlesbar gemacht. Die epidemiologische Auswertung erfolgt dann auf der Basis der kryptographischen *Pseudonyme*. Die Identität der Patienten kann mit rechtlich zulässigen Mitteln nur von einer so genannten Vertrauensstelle wieder hergestellt werden.

Für viele Zwecke reichen auch Daten ohne direkten Patientenbezug oder in anonymisierter Form aus, wodurch man die Beschränkungen von Datenschutz und Schweigepflicht umgeht. Prüfen Sie also bei jeder Dokumentation, ob die Möglichkeit der Anonymisierung oder Pseudonymisierung besteht. Und vergessen Sie nicht, Daten, die nicht mehr benötigt werden, zu löschen.

Maßnahmen ...

Um sicherzustellen, dass die oben genannten Anforderungen erfüllt werden, sind bei der Einrichtung eines Dokumentationssystems mit Patientendaten eine ganze Reihe technischer und organisatorischer Maßnahmen zu treffen. Es muss zum Beispiel sichergestellt werden, dass

- personenbezogene Daten von Unbefugten weder gelesen noch verändert oder gelöscht werden können,
- jede Datenübertragungsverbindung, die zur Übermittlung von Daten vom Dokumentationssystem nach außen geeignet ist, sicher und überprüfbar gestaltet ist,
- es möglich ist, die Daten eines Patienten wieder aus der Verarbeitung herauszunehmen, wenn dieser von seinem Einwendungsrecht Gebrauch macht und seine Einwilligung widerruft.

... in Versorgungsnetzwerken

Werden Patienten in einem Versorgungsnetzwerk kooperativ behandelt, muss ein qualifiziertes Sicherheitskonzept vorliegen, welches alle Risiken ausschließt, die im Hinblick auf die Arbeitsplatzrechner, die internen Netzwerke und ihre externen Schnittstellen, die Datenübertragungswege zwischen den Kooperationspartnern und auch die Mitarbeiter in den Einrichtungen bestehen. Mögliche Sicherheitsmaßnahmen betreffen dabei den Zugriffsschutz, die Kommunikationssicherheit und Authentizität (z.B. Verschlüsselung, digitale Signatur), den Schutz der internen Netze und die Gewährleistung einer dauerhaften Verfügbarkeit der notwendigen Daten.

9.3.2 Dokumentationspflichten durch Gesetze und Rechtsprechung

Therapeutische Informationspflicht

Eine Versorgungseinrichtung hat die Pflicht zur Dokumentation aller wesentlichen Feststellungen und aller getroffenen Maßnahmen, die für die Versorgung des Patienten von Bedeutung sind. Diese Pflicht gründet vor allem in der Notwendigkeit, den weiterbehandelnden Arzt über den bisherigen Behandlungsverlauf zu informieren („therapeutischer Hauptzweck" der Dokumentation).

Nachweis des korrekten Vorgehens

In Rechtsstreitigkeiten kann einer Versorgungseinrichtung durch eine lückenhafte Dokumentation großer finanzieller Schaden entstehen: Ein Patient, der wegen fehlender ärztlicher Unterlagen seinen Renten- oder Versicherungsanspruch verliert, kann das Krankenhaus auf Schadensersatz verklagen. In Behandlungsfehlerprozessen führt eine fehlende oder unvollständige Krankenakte zumindest zu Beweiserleichterungen für den Patienten; unter Umständen kehrt sich sogar die Beweislast um, d.h. das Krankenhaus muss nachweisen, eine erforderliche Maßnahme (z.B. die angemessene Aufklärung des Patienten über bestehende Risiken) auch tatsächlich erbracht zu haben. Eine ausreichend vollständige und korrekte Dokumentation liegt also auch im finanziellen Interesse jeder Versorgungseinrichtung.

Beweiskraft elektronischer Dokumente

Eine wichtige Frage ist in diesem Zusammenhang die Beweiskraft elektronisch gespeicherter Dokumente. Eine sichere elektronische Signatur soll dabei das Erfordernis einer eigenhändigen Unterschrift ersetzen. Die Rahmenbedingungen für sichere digitale Signaturen und damit unverfälschbare signierte Daten wurden in Deutschland mit dem Signaturgesetz (SigG) 1997 geschaffen und seitdem mehrfach geändert. In der zugehörigen Signaturverordnung (SigV) werden Einzelheiten des Signaturgesetzes ausgestaltet. In Österreich regelt dies das Bundesgesetz über die elektronische Signatur (SigG) aus dem Jahr 1999, in der Schweiz das Bundesgesetz über die elektronische Signatur (ZertES), gültig ab 2005, mit der dazugehörigen Verordnung (VZertES). In den Gesetzen sind unterschiedliche Sicherheitsstufen und Zertifizierungsklassen vorgesehen. Auch auf europäischer und internationaler Ebene gibt es Regelwerke zur elektronischen Signatur.

Spezifische Regelungen

Darüber hinaus gibt es in allen Ländern zusätzliche, spezifische Dokumentationspflichten. Für Deutschland können hier zum Beispiel die Röntgenverordnung und die Strahlenschutzverordnung genannt werden.

9.3.3 Meldepflichten im Rahmen der Leistungsvergütung

Leistungsvergütung im Krankenhaus

Es gibt unterschiedliche Ansätze zur Leistungsvergütung im Krankenhaus. Bei einer Vergütung über *Tagespflegesätze* erhält ein Krankenhaus pro Patient und Tag von den Krankenkassen einen festgelegten Betrag, unabhängig von Diagnose, Therapie oder sonstigen Merkmalen des Patienten. Die Pflegesätze werden für jedes Krankenhaus individuell für das folgende Jahr ausgehandelt. In Deutschland wurden die Krankenhausleistungen bis zum Ende des Jahres 2002 nach diesem System vergütet (Bundespflegesatzverordnung, BPflV, 1994). Ab dem Jahr 2003 wird in Deutschland nach dem Krankenhausentgeltgesetz (KHEntgG) schrittweise ein System der *diagnosen- und therapieorientierten Fallpauschalen* (DRGs) eingeführt, wie es in Österreich mit der Leistungsorientierten Krankenanstaltenfinanzierung (LKF) bereits seit 1997 üblich ist. Das System der diagnosen- und therapieorientierten Fallgruppensysteme wurde Ihnen in Kapitel 3.5 ausführlich beschrieben.

Dokumentationspflicht

Während für die Berechnung einheitlicher Tagespflegesätze keinerlei Informationen zum einzelnen Behandlungsfall nötig sind, müssen für die Zuordnung und Rechtfertigung bestimmter Fallpauschalen eine ganze Reihe von Behandlungsdaten zu jedem Patienten erhoben werden.

Beispiel

In die Ermittlung einer Fallpauschale im deutschen DRG-System gehen folgende Daten des Behandlungsfalles ein:
- Diagnose, die hauptsächlich für die Veranlassung des stationären Krankenhausaufenthaltes des Patienten verantwortlich ist (Hauptdiagnose)
- Diagnosen, die das Patientenmanagement durch Ressourcenverbrauch beeinflusst haben (Nebendiagnosen)
- weitere Diagnosen des Patienten, die nicht behandelt wurden (dokumentarische Nebendiagnosen, sie sind besonders zu kennzeichnen und werden bei der DRG-Abrechnung nicht verwendet.)
- diagnostische und therapeutische Prozeduren
- die Beatmungsdauer, falls der Patient beatmet wurde
- Alter
- Liegedauer
- bei Neugeborenen das Geburtsgewicht
- Art der Entlassung (nach Hause, in anderes Krankenhaus, zur Rehabilitation, verstorben etc.)

Die Diagnosen sind nach der ICD-10-GM zu klassieren, die Prozeduren nach dem OPS (siehe Abschnitte 3.1.2 und 3.2.1).

Die Dokumentation und Kodierung dieser Behandlungsdaten ist ein wichtiger Bestandteil der ärztlichen Tätigkeit. Von der Qualität dieser Dokumentation hängt wesentlich der Erlös eines Krankenhauses ab. Dabei setzt eine hohe Dokumentationsqualität auch die genaue Kenntnis der entsprechenden Ordnungssysteme und der nationalen Richtlinien für ihre Anwendung voraus. Sehr gute Unterstützung bieten dabei rechnerbasierte Anwendungssysteme
- für die Verschlüsselung der Diagnosen und Prozeduren (Kodierwerkzeuge) und
- für die Ermittlung von Fallpauschalen aufgrund der Behandlungsdaten (Grouper).

Leistungsübermittlung

Damit Leistungen, die ein Krankenhaus für einen Patienten erbringt, auch tatsächlich von den Krankenkassen vergütet werden können, müssen alle abrechnungsrelevanten Daten eines Patienten an die Krankenkassen übermittelt werden.
Zum Beispiel ist die Übermittlung in Deutschland gesetzlich geregelt, einschließlich der zu übermittelnden Merkmale und der zu verwendenden Ordnungssysteme (§§295 und 301 des fünften Buches Sozialgesetzbuch, SGB V). Damit besteht auch die datenschutzrechtliche Erlaubnis zur Übermittlung der Daten. Zu jedem stationären Behandlungsfall müssen die deutschen Krankenhäuser den Krankenkassen die in Tabelle 9.6 aufgeführten Daten übermitteln. Darunter fallen auch die nach §291 (2) SGB V auf der elektronischen Gesundheitskarte des Patienten gespeicherten Daten (siehe Tabelle 9.7).

Tab. 9.6 Bei stationärer Behandlung in Deutschland an die Krankenkassen zu übermittelnde Daten. Alle Diagnosen sind nach der ICD-10-GM zu klassieren, alle Prozeduren nach dem OPS (siehe Abschnitte 3.1.2 und 3.2.1).

1	Die Angaben nach § 291 Abs. 2 Nr. 1 bis 10 sowie das krankenhausinterne Kennzeichen des Versicherten (siehe Tabelle 9.7)
2	Institutionskennzeichen des Krankenhauses und der Krankenkasse
3	Tag, Uhrzeit und Grund der Aufnahme sowie die Einweisungsdiagnose, die Aufnahmediagnose, bei einer Änderung der Aufnahmediagnose die nachfolgenden Diagnosen, die voraussichtliche Dauer der Krankenhausbehandlung sowie, falls diese überschritten wird, auf Verlangen der Krankenkasse die medizinische Begründung, bei Kleinkindern bis zu einem Jahr das Aufnahmegewicht
4	Kennzeichen des einweisenden Arztes bzw. des veranlassenden Krankenhauses oder einer sonstigen Stelle
5	Bezeichnung der aufnehmenden, bei Verlegung der weiterbehandelnden Fachabteilung
6	Datum und Art der im jeweiligen Krankenhaus durchgeführten Operationen und sonstigen Prozeduren
7	Tag, Uhrzeit und Grund der Entlassung oder der Verlegung, bei externer Verlegung das Institutionskennzeichen der aufnehmenden Institution, bei Entlassung oder Verlegung die für die Krankenhausbehandlung maßgebliche Hauptdiagnose und die Nebendiagnosen
8	Angaben über die im jeweiligen Krankenhaus durchgeführten Leistungen zur medizinischen Rehabilitation und ergänzende Leistungen sowie Aussagen zur Arbeitsfähigkeit und Vorschläge für die Art der weiteren Behandlung mit Angabe geeigneter Einrichtungen
9	Die der Krankenkasse berechneten Entgelte, z.B. Fallpauschalen nach DRG

Tab. 9.7 Auf der elektronischen Gesundheitskarte gespeicherte Daten.

1	Bezeichnung der Krankenkasse, einschließlich Kennzeichen KV
2	Familienname und Vorname des Versicherten
3	Geburtsdatum
4	Geschlecht
5	Anschrift
6	Krankenversichertennummer
7	Versichertenstatus
8	Zuzahlungsstatus
9	Tag des Beginns des Versicherungsschutzes
10	Evtl. Datum des Fristablaufs der Karte

Leistungsstatistiken

Als Grundlage für die Preisverhandlungen mit den Krankenkassen legen die Krankenhäuser einmal jährlich umfassende Leistungsstatistiken vor.

In Deutschland war dies im Rahmen der Vergütung nach Tagespflegesätzen die *Leistungs- und Kostenaufstellung* (LKA), deren wesentlicher Bestandteil eine anonymisierte, abteilungsbezogene Diagnose-

und Operationsstatistik war. Zur Verhandlung des Budgets und des Basisfallwertes im DRG-System werden die Krankenhäuser eine *Aufstellung der Entgelte und Budgetermittlung* (AEB) vorlegen. Hier werden die Fallpauschalen und Zusatzentgelte des Krankenhauses dargestellt und der Gesamtbetrag bzw. das Budget nach den jeweils geltenden Regeln ermittelt.

9.3.4 Meldepflichten im Rahmen der externen Qualitätssicherung

Insbesondere in einem System der pauschalierten Leistungsvergütung muss man der Qualität der Patientenversorgung besonderes Augenmerk schenken. Verfahren der externen Qualitätssicherung basieren auf der Sammlung und dem statistischen Vergleich einheitlicher Qualitätsindikatoren für bestimmte Behandlungsmaßnahmen in allen Versorgungseinrichtungen. Dabei entstehen mitunter hohe Anforderungen an alle Beteiligten in inhaltlicher, administrativer und technischer Hinsicht. Dies mag das in Deutschland durchgeführte Verfahren veranschaulichen:

In Deutschland sind seit dem 1. Januar 2001 die Krankenhäuser gesetzlich verpflichtet (§§135a und 137 SGB V), in bestimmten Leistungsbereichen Informationen zur Messung und zum Vergleich der Qualität in Medizin und Pflege zu dokumentieren und an Auswertestellen zu übermitteln. Ziel der vergleichenden externen Qualitätssicherung ist es, den Krankenhäusern eine stetige Qualitätsverbesserung zu ermöglichen und Konsequenzen aus dem anonymen Vergleich mit dem Qualitätsniveau anderer Häuser zu ziehen. Beispiele für Verträge, erforderliche Qualitätsmessinstrumente und weitere Informationen finden Sie bei der Bundesgeschäftsstelle Qualitätssicherung (BQS) unter www.bqs-online.de.

Beispiel

Die Krankenhäuser sammeln die für die Messung erforderlichen Daten, anonymisieren sie und übermitteln sie in elektronischer Form. Die Datensätze werden auf Vollständigkeit und Plausibilität geprüft und alle Angaben zu den Krankenhäusern werden pseudonymisiert, um eine Identifizierung des einzelnen Krankenhauses bei der Weiterverarbeitung der Datensätze auf Bundesebene auszuschließen. Die BQS wertet die Ergebnisse aus und stellt sie im Vergleich dar (Qualitätssicherungsreport). Die BQS hatte dafür zunächst ein Auswertungskonzept erstellt und daraus die zu erhebenden Datensätze abgeleitet (ein Beispiel für die systematische Dokumentationsplanung, siehe Abschnitt 6.2). Die technischen Anforderungen an die Verfahren zur Datenerfassung, Plausibilitätsprüfung und Datenübermittlung stehen in formalen technischen Regelwerken zur Verfügung. Einige Hersteller von Anwendungssoftware für das Krankenhaus haben diese in ihren Produkten umgesetzt.

9.3.5 Meldepflichten im Rahmen der Gesundheitsberichterstattung

Für eine nationale Gesundheitsberichterstattung werden medizinische, soziale und ökonomische Sachverhalte in ihrer zeitlichen Entwicklung statistisch aufbereitet, um sie für gesundheitspolitische Zwecke, eine effiziente Mittelverwendung und zur Planung und Steuerung von Ressourcen bei gleichzeitiger Qualitätssicherung nutzen zu können. Weiterhin werden die Ergebnisse von der Wissenschaft und Forschung

Zielsetzung

genutzt und dienen zur Informierung der Öffentlichkeit. Die medizinischen Versorgungseinrichtungen sind in der Regel durch nationale Regelungen verpflichtet, z.B. jährlich genau definierte, anonymisierte Leistungsdatensätze an die zuständigen statistischen Ämter zu übermitteln.

Beispiel

Im Jahr 1998 erschien in Deutschland erstmals ein Gesundheitsbericht. Er umfasst zum Beispiel die Rahmenbedingungen des Gesundheitswesens, Daten über die gesundheitliche Lage der Bevölkerung, das Gesundheitsverhalten, Gesundheitsgefährdungen, die Morbidität bezüglich ausgewählter Krankheiten, die Ressourcen der Gesundheitsversorgung, die angebotenen Leistungen und ihre Inanspruchnahme sowie Ausgaben, Kosten und Finanzierung des Gesundheitswesens. Diese Daten werden ständig fortgeschrieben und können über das Informationssystem der Gesundheitsberichterstattung (GBE) des Bundes unter www.gbe-bund.de abgerufen werden.

Ein wesentlicher Bestandteil der GBE des Bundes ist die Krankenhausstatistik. Die Datenerhebung für die Krankenhausstatistik erfolgt in den Krankenhäusern und umfasst drei Teile: Grunddaten, Kostennachweis und Diagnosen. Grunddaten sind allgemeine Informationen über das Krankenhaus, wie zum Beispiel Bettenausstattung, Bettenauslastung, gesamte und abteilungsbezogene Fallzahlen, durchschnittliche Verweildauer und Personalausstattung. Für die Kostenstatistik werden die Aufwendungen des Krankenhauses für Personal, Material und sonstige betriebliche Ausgaben erhoben sowie die Kosten der Ausbildungsstätten. Zur Übermittlung der Diagnosen erstellt das Krankenhaus für jeden vollstationär behandelten und entlassenen oder verstorbenen Patienten einen anonymisierten Datensatz und leitet ihn in einem jährlichen Bericht an das zuständige Statistische Landesamt weiter. Der Datensatz enthält unter anderem folgende Angaben: das Geschlecht des Patienten, Geburtsmonat und -jahr, Wohngemeinde, Zu- und Abgangsdatum, Hauptdiagnose bei Entlassung, Vorliegen einer Operation wegen der Hauptdiagnose sowie die Fachabteilung mit der längsten Verweildauer. Die Entlassungsdiagnose wird nach der vierstelligen Systematik der ICD-10 verschlüsselt. (A propos: Halten Sie diesen Datensatz für sicher anonymisiert?). Den Krankenhäusern steht hierfür eine Softwareunterstützung zur Verfügung, die eine Übernahme der entsprechenden Daten aus dem Krankenhausinformationssystem erlaubt – und damit ihre multiple Verwendung.

9.3.6 Sonstige Bestimmungen

Einsichtnahme

Patienten haben grundsätzlich ein Recht zur Einsichtnahme in ihre Krankenunterlagen. Gewisse Einschränkungen bestehen bei subjektiven Wertungen des Arztes und bei psychiatrischen Behandlungen. Eigentümer der Dokumentation (d.h. eigentlich der Trägermedien) ist die Versorgungseinrichtung, während die Verantwortung und Verfügung über die Inhalte (die *Datenherrschaft*) bei den behandelnden Ärzten liegt.

Aufbewahrungsfristen

Die Fristen zur Aufbewahrung einzelner Teile der Krankenunterlagen sind zum Teil durch nationale und spezifische Vorschriften unterschiedlich geregelt. Häufig wird den Einrichtungen eine Aufbewahrungsfrist von 30 Jahren nach der Entlassung des Patienten empfohlen, die sich an der Verjährungsfrist für Schadenersatzforderungen orientiert.

Weiterhin gibt es Meldepflichten für bestimmte infektiöse Krankheiten. Das Auftreten von Cholera, Diphtherie, Fleckfieber, Gelbfieber, virusbedingtem hämorrhagischem Fieber, Pest, Poliomyelitis, Rückfallfieber sowie Fälle von Influenzavirusnachweisen werden von den nationalen Gesundheitsbehörden an die Weltgesundheitsorganisation weitergemeldet.

Meldepflichten für bestimmte Krankheiten

In Deutschland fordert das *Gesetz zur Verhütung und Bekämpfung von Infektionskrankheiten beim Menschen* (Infektionsschutzgesetz, IfSG) die Meldung bestimmter Infektionskrankheiten durch die Ärzte an das Gesundheitsamt. Für die Meldung von Krebskrankheiten gibt es unterschiedliche Regelungen, entweder mit Meldepflicht oder mit Melderecht.

Deutschland

In Österreich sind laut *Epidemiegesetz* einige übertragbare Krankheiten an das für Gesundheit zuständige Ministerium zu melden. Dabei sind sowohl Verdachtsfälle als auch Erkrankungen und Sterbefälle zu melden. Neben den klassischen Infektionskrankheiten wie Cholera, Lepra etc. sind auch Tuberkulose und AIDS enthalten.

Österreich

Alle Länder führen weiterhin Todesursachenstatistiken, die u.a. auch an die WHO weitergeleitet werden. Dazu muss auf den Totenscheinen die ursächliche Diagnose angegeben werden, die dann in der Regel nach der ICD-10 klassifiziert wird.

Todesursachenstatistik

9.3.7 Merkliste: Relevante Gesetze und Verordnungen

- *Schweigepflicht:* Alle Mitarbeiter einer medizinischen Versorgungseinrichtung, die in Ausübung ihrer Tätigkeit mit Patientendaten in Berührung kommen, haben darüber gegenüber Dritten Verschwiegenheit zu bewahren. Sie können nur durch den Patienten selbst oder durch Gesetze von der Schweigepflicht entbunden werden.
- Daten, die im Rahmen der Behandlung von Patienten entstehen, gelten als besonders sensibel. Eine Weitergabe und Verarbeitung ist nur dann zulässig, wenn ein Gesetz oder der Patient dies ausdrücklich erlaubt. Zur Sicherung des Datenschutzes gibt es EU-Richtlinien, die eine einheitliche Basis für die nationalen Gesetzgebungen bildet. Bei der Etablierung eines Dokumentationssystems oder eines Versorgungsnetzes sind geeignete Maßnahmen zum Schutz personenbezogener Daten zu treffen.
- Für eine Leistungsvergütung durch die Krankenkassen sind von den Versorgungseinrichtungen eine Reihe von Behandlungsdaten standardisiert zu dokumentieren, teilweise zu codieren und an die Kassen zu übermitteln. Für die Budgetverhandlungen mit den Krankenkassen erstellen die Krankenhäuser zusätzlich einheitliche Leistungsstatistiken.
- Weitere Pflichten zur Erhebung und Übermittlung von Daten bestehen bei der externen, vergleichenden Qualitätssicherung, bei der

Gesundheitsberichterstattung und bei der *Meldung bestimmter Erkrankungen* an die Gesundheitsbehörden.

9.3.8 Übungen

Übung 1 Betrachten Sie die in diesem Kapitel geschilderten Meldepflichten für Krankenhäuser genauer. Falls dies nicht explizit erwähnt ist, überlegen Sie, welche Merkmale wohl an den jeweiligen Empfänger gemeldet werden müssen oder ermitteln Sie diese aus Veröffentlichungen im Internet. Überlegen Sie, welche dieser Daten multipel verwendet werden könnten.

Übung 2 Welche Hindernisse für die multiple Verwendung dieser Daten sehen Sie?

Übung 3 Stellen Sie sich vor, Sie führten in einer radiologischen Klinik ein neues Dokumentationssystem ein. Welche Datenschutzmaßnahmen ergreifen Sie? Welche Gesetze oder Verordnungen könnten die zu dokumentieren Merkmalsarten und ihre Wertemengen beeinflussen?

Übung 4 Eine Fachabteilung eines Krankenhauses hätte gerne eine laufende Übersicht über die von ihr erbrachten Leistungen und den zu erwartenden Erlös. Welche Informationen würden Sie auf einem monatlichen Fachabteilungsprofil zusammenstellen?

10 Schlussbemerkungen

„Eine sorgfältige Dokumentation ist in praktisch allen Bereichen der Medizin unerlässlich, sei es zur Bereitstellung von Information für die Patientenbehandlung, zur Erfüllung gesetzlicher Auflagen, zur Abrechnung und Kostenanalyse, für die Qualitätssicherung oder in der medizinischen Forschung". So lautete der erste Satz des Vorwortes zur ersten Auflage. Wir hoffen, dass Sie nach dem Lesen dieses Buches in die Grundlagen der medizinischen Dokumentation eingeführt sind und dass Sie nun besser als vorher dazu in der Lage sind, medizinische Dokumentationen systematisch zu gestalten und sinnvoll zu nutzen.

Dennoch werden Fragen offen bleiben. Dies liegt zum einen daran, dass dieses Buch nur eine Einführung in die medizinische Dokumentation darstellt. Außerdem befindet sich das Fachgebiet aufgrund neuer wissenschaftlicher Erkenntnisse und neuer Entwicklungen in Informatik und Medizin sowie sich ändernder gesetzlicher Vorschriften in einem raschen Wandel. Die nachfolgenden Hinweise auf weiterführende Informationen, die keinen Anspruch auf Vollständigkeit erheben, sollen Ihnen bei offenen Fragen weiterhelfen. Wir empfehlen Ihnen auch, sich im Zweifel rechtzeitig durch fachkompetente Personen beraten zu lassen.

11 Weiterführende Informationen

11.1 Allgemeine Hinweise

Internationale Veröffentlichungsreihen

Für die Medizinische Informatik gibt es eine Vielzahl von Zeitschriften und Tagungsbänden regelmäßig abgehaltener Konferenzen. Unserer Erfahrung nach lohnt es sich, nach aktueller Literatur zur medizinischen Dokumentation in den *Methods of Information in Medicine* (ISSN 0026-1270, www.methods-online.com) zu suchen, sowie im *International Journal of Medical Informatics* (ISSN 1386-5056, www.elsevier.com) und im *Journal of the American Medical Informatics Association* (JAMIA, ISSN 1067-5027, www.jamia.org). Das *IMIA Yearbook of Medical Informatics* (ISSN 0943-4747, www.imia.org) bietet eine jährliche Auswahl herausragender Artikel der wichtigsten Zeitschriften zur Medizinischen Informatik. Wenn Sie den unten angegebenen Web-Links folgen, werden Sie noch Referenzen zu weiteren Zeitschriften finden.

Deutschsprachige Zeitschriften

Wichtige deutschsprachige Zeitschriften sind die *GMS Medizinische Informatik, Biometrie und Epidemiologie*, ISSN 1860-9171, www.egms.de/de/journals/mibe), *Information – Wissenschaft und Praxis* (Herausgeber: Deutsche Gesellschaft für Dokumentation e.V., ISSN 1434-4653, www.dgd.de/dgi/nfd) und das *Forum der Medizin_Dokumentation und Medizin_Informatik* (gemeinsam herausgegeben vom DVMD mit dem Berufsverband Medizinische Informatik – BVMI, ISSN 1438-0900, www.bvmi.de oder www.dvmd.de).

Normenbezug

Normen bestellt man in Deutschland beim Beuth-Verlag, Postfach 1145, D-10722 Berlin oder direkt aus der Online-Recherche unter www.beuth.de. In Österreich beim Österreichischen Normungsinstitut, Verkauf, A-1020 Wien, bzw. unter www.on-norm.at. In der Schweiz bei der Schweizerischen Normen-Vereinigung (SNV), Bürglistr. 29, CH-8400 Winterthur, bzw. bei www.snv.ch.

Interneteinstieg

Wir haben im Text auf einige einschlägige WWW-Adressen (URLs) hingewiesen. Da sich das Internet sehr schnell verändert, beschränken wir uns bei den folgenden Adressen auf Einstiegspunkte für Ihre eigenen Recherchen zum Thema medizinische Informationsverarbeitung:

IMIA – http://www.imia.org
   Informationsportal der International Medical Informatics Association (siehe Abschnitt 9.1.3).
PubMed – http://www.ncbi.nlm.nih.gov/entrez/query.fcgi
   Der kostenfreie öffentliche Zugang der U.S. National Library of Medicine (NLM) zur Recherche in ihren biomedizinischen Literaturdatenbanken, z.B. in MEDLINE.
Health On the Net Foundation – http://www.hon.ch
   Portal zur strukturierten Recherche in qualitätsgesicherter medizinischer Information im WWW sowie in der Literatur.
World Health Organisation, WHO – http://www.who.int
   Portal der Weltgesundheitsorganisation, verantwortlich unter anderem für internationale medizinische Ordnungssysteme.

Health Informatics World Wide – http://hiww.org/
Weltweite Web-Adressen zur Medizinischen Informatik, zusammengestellt von der Universität Freiburg, Deutschland.

11.2 Literatur zu Ordnungssystemen

Allgemein

Côté RA und Rothwell DJ. The classification-nomenclature issues in medicine: a return to natural language. *Medical Informatics* 14 (1989): 25–41. ISSN 0307-7640.

Cimino JJ. Desiderata for medical vocabularies in the twenty-first century. *Methods of Information in Medicine* 37(4–5), 1998: 394–403. ISSN 0026-1270.

Ingenerf J, Giere W. Concept oriented standardization and statistics oriented classification: continuing the classification versus nomenclature controversy. *Methods of Information in Medicine* 37(4–5), 1998: 527–39. ISSN 0026-1270.

Ingenerf J, Medical Terminology Resources, http://www.medinf.mu-luebeck.de/~ingenerf/terminology/

Klassifikationen-Seite des Deutschen Instituts für Medizinische Dokumentation und Information (DIMDI). Amtliche deutsche Ausgaben zu verschiedenen Klassifikationen, Downloads, Online-Coderecherche etc.
http://www.dimdi.de/de/klassi/index.htm

Rector AL. Thesauri and formal classifications: terminologies for people and machines. *Methods of Information in Medicine* 37(4–5), 1998: 501–9. ISSN 0026-1270.

Rector AL. Clinical terminology: why is it so hard? *Methods of Information in Medicine* 38(4–5), 1999: 239–52. ISSN 0026-1270.

ICD

Welt-Gesundheitsorganisation (WHO), ICD-10-Seite, http://www.who.int/classifications/icd

Deutsches Institut für Medizinische Dokumentation und Information, DIMDI (Hrsg.). ICD-10 – Internationale Klassifikation der Krankheiten, 10. Revision, aktuelle deutsche Version. Download und Hinweise zur Beschaffung unter http://www.dimdi.de/de/klassi/diagnosen/icd10/index.htm

Österreichisches Bundesministerium für Gesundheit und Frauen. Angaben u.a. zur Medizinischen Dokumentation und insbesondere zur ICD-10 BMSG 2001: http://www.bmgf.gv.at

Schweizerisches Bundesamt für Statistik. Medizinische Klassifikationen (ICD-10, CHOP): http://www.bfs.admin.ch → Suche „Kodierung"

US National Center for Health Statistics (NCHS), u.a. zu den Krankheitsklassifikationen ICD-9-CM und ICD-10-CM: http://www.cdc.gov/nchs/icd9.htm

A. Fritz, C. Percy, A. Jack, K. Shanmugaratnam, L. Sobin, D.M. Parkin und S. Whelan (Hrsg.) International Classification of Diseases for Oncology (ICD-O), Third edition (ICD-O-3). Genf: WHO Publicationes 2000. ISBN 9-241-54534-8

Deutsches Institut für Medizinische Dokumentation und Information, DIMDI (Übersetzer und Herausgeber). Internationale Klassifikation der Krankheiten für die Onkologie, 3. Revision. Download und Hinweise zur Beschaffung unter http://www.dimdi.de/de/klassi/diagnosen/icdo3/index.htm

Prozeduren

Deutsches Institut für Medizinische Dokumentation und Information, DIMDI (Hrsg. im Auftrag des Bundesministers für Gesundheit). Operationsschlüssel nach § 301 SGB V, aktuelle deutsche Version. Download und Hinweise zur Beschaffung unter http://www.dimdi.de/de/klassi/prozeduren/index.html

Österreichisches Bundesministerium für Gesundheit und Frauen. Angaben zu den Medizinische Einzelleistungen (MEL) und allen weiteren Systemen der Leistungsorientierten Krankenanstaltenfinanzierung (LKF): http://www.bmgf.gv.at

H+, Schweizerischer Hospitalverband. Unter anderem Angaben zur Schweizerischen Operationsklassifikation (CHOP) sowie Kodierhinweise für CHOP und ICD-10: http://www.hplus.ch

SNOMED

SNOMED-Seite des College of American Pathologists (CAP), http://www.snomed.org

Clinical Terminology Services-Seite des britischen NHS mit Informationen zu SNOMED CT, http://www.nhsia.nhs.uk/snomed

Wingert F (Hrsg.). SNOMED – Systematisierte Nomenklatur der Medizin. Bearbeitung und Adaptierung der amerikanischen Ausgabe von 1982, herausgegeben von Côté RA. Berlin: Springer 1984. ISBN 3-540-13855-2, 3-540-13523-5, 3-540-12993-6.

Côté RA, Rothwell DJ, Palotay JL, Beckett RS und Brochu L. The Systematized Nomenclature of Human and Veterinary Medicine – SNOMED International. College of American Pathologists, American Veterinary Medical Association 1993.

TNM

TNM-Seite der Union Internationale Contre le Cancer (UICC), http://www.uicc.org (Activities → TNM).

Sobin LH, Wittekind C (Hrsg. für die UICC). TNM – Classification of Malignant Tumors. New York: John Wiley, 6. Auflage 2002. ISBN 0-471-22288-7.

Wittekind Ch, Meyer HJ, Bootz F. *TNM Klassifikation maligner Tumoren, 6. Auflage*. Berlin: Springer 2002. ISBN: 3-540-43664-2.

Wittekind C, Klimpfinger M, Sobin LH. TNM Atlas – Illustrierter Leitfaden zur TNM/pTNM-Klassifikation maligner Tumoren. Berlin: Springer, 5. Auflage 2004. ISBN 3-540-00042-9.

Fallgruppierungssysteme

Fischer W. *DRGs und verwandte Patient Classification Systems (PCS)*. www.fischer-zim.ch

Freeman JL, Fetter RB, Park H et al: Diagnosis-related group refinement with diagnosis and procedure-specific comorbidities and complications. *Medical Care* (33) 1995: 806–27.

Fetter RB, Brand A, Dianne G (Hrsg.). *DRGs, Their Design and Development*. Ann Arbor: Health Administration Press 1991.

Deutsches Institut für das Entgeltsystem im Krankenhaus (InEK) mit Informationen zum G-DRG-System: www.g-drg.de

Deutsche Krankenhausgesellschaft, Spitzenverbände der deutschen Krankenversicherer. *Allgemeine und Spezielle Kodierrichtlinien für die Verschlüsselung von Krankheiten und Prozeduren.* Aktuelle Version unter www.g-drg.de (Kodierrichtlinien)

Pfeiffer KP. Fünf Jahre Erfahrung mit der Leistungsorientierten Krankenanstaltenfinanzierung (LKF) in Österreich. In: Arnold M, Klauber J, Schellschmidt H. *Krankenhausreport 2001.* Schattauer Verlag, Stuttgart, 2002, ISBN 3-7945-2163-3.

Pfeiffer KP, Hofdijk J. *Proceedings of the 18th International Casemix Conference, Innsbruck Austria.* Institut für Biostatistik und Dokumentation, Universität Innsbruck, 2002.

SwissDRG. Verein medizinischer Organisationen und Verbände in der Schweiz zur Erstellung eines einheitlichen Modells für die Vergütung akutstationärer Leistung auf der Basis von DRGs: http://www.swissdrg.org

11.3   Allgemeines Literaturverzeichnis

Ammenwerth E., Haux R. *IT-Projektmanagement in Krankenhaus und Gesundheitswesen.* Stuttgart: Schattauer 2005. ISBN 3-794-52416-0.

Ball MJ, Hannah KJ, Newbold SK, Douglas JV. Nursing Informatics: Where Caring and Technology Meet. New York: Springer, 3. Auflage 2000. ISBN 0-387-98923-4.

Böhm K., Koehler C.O., Thome R. *Historie der Krankengeschichte.* Stuttgart: Schattauer 1978. ISBN 3-7945-0606-5.

Degoulet P, Fieschi M. Introduction to Clinical Informatics (Computers in Health Care). New York: Springer, 2. Auflage 1999. ISBN 0-387-94641-1.

Dick RS, Steen EB, Detmer DE (Hrsg.). *The Computer-Based Patient Record – An Essential Technology for Health Care.* Institute of Medicine, National Academy Press: Washington, D.C., überarbeitete Auflage 1997. ISBN 0-309-05532-6. Online-Text unter http://www.nap.edu/books/0309055326/html/index.html

Dudeck J, Wagner G, Grundmann E, und Hermanek P. *Basisdokumentation für Tumorkranke.* Berlin: Springer 1994. ISBN 3-540-56397-0.

Donabedian A. The Quality of Care – How can it be assessed? *Journal of the American Medical Association* 260 (1988): 1743–1748. ISSN 0098-7484.

Feinstein AR. The Problems of the „Problem Oriented Medical Record". *Annals of Internal Medicine* 78 (1973): 751–762. ISSN 0003-4819.

Feinstein AR. Scientific Standards in Epidemiologic Studies of the Menace of Daily Life. *Science* 242 (1988): 1257–1263. ISSN 0036-8075.

Gaus W. *Berufe im Informationswesen: Archiv, Bibliothek, Buchwissenschaft, Information und Dokumentation, Medizinische Informatik, Computerlinguistik, Museum – Ein Wegweiser zur Ausbildung.* Berlin: Springer 2002 (5. Auflage). ISBN 3-540-43619-7.

Gaus W. *Dokumentation und Datenverarbeitung bei klinischen Studien.* Norderstedt, Books on Demand, 2003. ISBN 3-8330-0006-6.

Gaus W. *Dokumentations- und Ordnungslehre – Theorie und Praxis des Information Retrieval.* Berlin: Springer 2005 (5. Auflage). ISBN 3-540-23818-2.

Green SB und Byar DP. Using Observational Data From Registries to Compare Treatments: The Fallacy of Omnimetrics. *Statistics in Medicine* 3 (1984): 361–370. ISSN 0277-6715.

Haas P. Medizinische Informationssysteme und Elektronische Krankenakten. Berlin: Springer 2004. ISBN 3-540-20425-3.

Haux R. Health Information Systems – Past, Present, Future. *International Journal of Medical Informatics.* Erscheint 2006. ISSN 1386-5056. Elektronische Publikation ab Oktober 2005.

Haux R, Ammenwerth E, Herzog W, Knaup P. Health care in the information society. A prognosis for the year 2013. *International Journal of Medical Informatics* 66 (2002): 3–21. ISSN 1386-5056.

Haux R, Dudeck J, Gaus W, Leven FJ, Kunath H, Michaelis J, Pretschner DP, Sonntag H-G, Thurmayr R und Wolters E. Empfehlungen der Deutschen Gesellschaft für Medizinische Informatik, Biometrie und Epidemiologie (GMDS) zur Ausbildung in Medizinischer Informatik. *Biometrie und Informatik in Medizin und Biologie* 22 (1991): 180–197. ISSN 0943-5581.

Haux R, Winter A, Ammenwerth E: *Strategic Information Management in Hospitals. An Introduction to Hospital Information Systems.* New York: Springer 2004. ISBN 0-387-40356-6.

IMIA Working Group 1, Health and Medical Informatics Education. Recommendations of the International Medical Informatics Association (IMIA) on education in health and medical informatics. *Methods of Information in Medicine* 39(3), 2000: 267–77. ISSN 0026-1270. Online unter http://www.imia.org/wg1

Koller S und Wagner G (Hrsg.). *Handbuch der medizinischen Dokumentation und Datenverarbeitung.* Stuttgart: Schattauer 1975. ISBN 3-7945-0183-7. Papierversion vergriffen, elektronische Version für GMDS-Mitglieder unter http://www.gmds.de

Lehmann TM (Hrsg). *Handbuch der Medizinischen Informatik.* München: Hanser 2005 (2. Auflage). ISBN 3-446-22701-6.

Leiner F, Haux R. Systematic Planning of Clinical Documentation. *Methods of Information in Medicine* 35 (1996): 25–34. ISSN 0026-1270.

Leiner F, Haux R, Glück E. Systematische Planung medizinischer Basisdokumentationen im Krankenhaus. *Informatik, Biometrie und Epidemiologie in Medizin und Biologie* 24 (1993): 199–213. ISSN 0943-5581.

Rector AL, Nowlan WA, Kay S, Goble CA und Howkins TJ. A Framework for Modelling the Electronic Medical Record. *Methods of Information in Medicine* 32 (1993): 109–119. ISSN 0026-1270.

Roger FH. The Minimum Basic Data Set for Hospital Statistics in the EEC. In: Lambert PM und Roger FH (Hrsg.). *Hospital Statistics in Europe.* Amsterdam: North Holland 1982: 83–112. ISBN 0-444-86383-4.

Shortliffe EH, Cimino JJ. *Biomedical Informatics - Computer Applications in Health Care and Biomedicine.* New York: Springer, 3. Auflage 2006. ISBN 0-387-28986-0.

van Bemmel JH, McCray AT (Hrsg. 1992–2000); Haux R, Kulikowski C (Hrsg. ab 2001). *Yearbook of Medical Informatics.* Stuttgart: Schattauer, ab 1992. ISSN 0943-4747.

van Bemmel JH, Musen MA (Hrsg.). *Handbook of Medical Informatics.* New York: Springer 1997. ISBN 3-540-63351-0. Online-Text unter http://www.mihandbook.stanford.edu/handbook/home.htm.

Weed LL. *Das problemorientierte Krankenblatt.* Stuttgart: Schattauer 1978. ISBN 3-7945-0424-0.

12 Thesaurus der Grundbegriffe der medizinischen Dokumentation

12.1 Dokumentationsprotokoll des Thesaurus

Dokumentationsziele

Die Terminologie im Bereich der medizinischen Dokumentation ist häufig nicht eindeutig: Dieselben Begriffe werden oft sowohl unterschiedlich definiert als auch unterschiedlich bezeichnet. Diese Mehrdeutigkeiten erschweren die Kommunikation zwischen den Beteiligten unter Umständen erheblich und lenken von der eigentlichen Sachdiskussion ab.

Um das Problem zu mildern, wollen wir hier versuchen, einen klärenden Beitrag zur Terminologie der medizinischen Dokumentation zu liefern; dafür haben wir uns vier Ziele gesetzt:
- die wichtigsten Begriffe des Fachgebiets auszuwählen;
- jeden ausgewählten Begriff eindeutig und vollständig, aber auch kurz und verständlich zu definieren;
- eine Vorzugsbezeichnung für jeden Begriff anzugeben,
- zusätzliche Informationen zur Einordnung jedes Begriffes in den fachlichen Kontext bereitzustellen.

Aufgrund dieser Ziele und unserer Vorstellung, wie wir sie erreichen könnten, haben wir uns entschlossen, diesen „Thesaurus der medizinischen Dokumentation" zusammenzustellen. Damit ist zwar sicher nicht das letzte Wort zur Terminologie der medizinischen Dokumentation gesprochen, hoffentlich aber die Grundlage für eine sachliche Diskussion geschaffen.

Frage- und Aufgabenstellung

Zunächst haben wir uns die Fragen überlegt, mit der Sie, der Leser dieses Buches, an den Thesaurus herantreten werden. Ihre Fragen könnten zum Beispiel sein:
- Welche Bedeutung hat die Bezeichnung x? Oder genauer: Welcher Begriff steckt hinter der Bezeichnung x?
- Gibt es noch andere Bezeichnungen für denselben Begriff? Und welche davon sollte ich verwenden?
- Welche anderen Begriffe lassen sich einem bestimmten Begriff über- oder unterordnen?
- Bezeichnet die Bezeichnung y denselben Begriff wie die Bezeichnung x? Und wenn nein: Bezeichnet sie einen umfassenderen oder einen eingeschränkteren Begriff? Oder einen völlig anderen?
- An welchen Stellen im Text wird die Bezeichnung x verwendet? Wo im Text spielt ein bestimmter Begriff eine Rolle, unabhängig von der verwendeten Bezeichnung?

Entwurf des Thesaurus

Aufgrund der genannten Ziele und Fragen soll unser Thesaurus folgende Eigenschaften haben:
- möglichst alle für das Verständnis des Buches nötigen Fachbegriffe zu umfassen;
- zu jedem Begriff folgende Angaben zu machen:
  - eine möglichst genaue, verständliche Definition,
  - eine Vorzugsbezeichnung,
  - alternative Bezeichnungen (Synonyme),
  - die Bezeichnungen unter- und übergeordneter bzw. sich überschneidender Begriffe,
  - den Verweis auf andere Begriffe mit derselben Bezeichnung (Homonyme);
- folgende Zugangsmöglichkeiten zur Beschreibung eines Begriffes zu bieten:
  - ein alphabetisches Verzeichnis aller Bezeichnungen,
  - Querverweise durch Pfeilmarkierungen und über die Begriffsbeziehungen innerhalb des Thesaurus.

Durch die Rückverweise auf die Textstellen, in denen die Begriffe verwendet werden, können Sie den Thesaurus auch wie ein gewöhnliches Schlagwortverzeichnis nutzen.

12.2 Thesauruseinträge und Schlagwortverzeichnis

Abteilungsinformationssystem
Siehe →Informationssystem

Synonym: Clinical department information system (englisch)
Generalisierung: Informationssystem

Achse
Siehe →Mehrachsige Klassifikation

Synonym: Axis (englisch), Dimension, Facette
Integrativbegriff: Mehrachsige Klassifikation, Mehrachsige Nomenklatur
Überschneidung: Semantisches Bezugssystem

Ss. 34, 36, 37, 39, 53, 54, 55, 56, 57, 67

Anonymisierung
Die Entfernung des Personen- bzw. Patientenbezugs von →Datenobjekten.
Alle verbleibenden →Daten können potentiell dazu geeignet sein, diesen Bezug wiederherzustellen, also eine Reidentifizierung durchzuführen (wenn beispielsweise der Patient einen seltenen Beruf ausübt, in einem kleinen Ort wohnt und diese Angaben in der →Dokumentation [siehe →Dokumentationssystem] belassen werden). Eine zuverlässige A. trifft Vorkehrungen gegen die Reidentifizierung und macht sie praktisch unmöglich.
Die →*Pseudonymisierung* stellt eine besondere Form der A. dar, in der sich der Patientenbezug über ein Pseudonym (z.B. ein →Surrogat), das dem Datenobjekt zugeordnet wurde, jederzeit wieder herstellen lässt. Deshalb unterliegt die Stelle, welche die Zuordnung von Pseudonym und Patientenidentifikation ermöglicht (z.B. die Vertrauensstelle eines →Krebsregisters), strengen Sicherheitsanforderungen.

Synonym: Anonymization (englisch)
Spezialisierung: Pseudonymisierung
Antonym: Identifizierung

Ss. 84, 109, 151, 154, 155, 156

Antonym
A.e sind →Bezeichnungen für zwei →Begriffe, die beide →Spezialisierungen eines gemeinsamen generischen Begriffs sind, während sie hinsichtlich mindestens eines Aspektes ein Gegensatzpaar darstellen. Beispiele:
- *Tachykardie – Bradykardie* (wobei „abnorme Herzfrequenz" die gemeinsame →Generalisierung darstellt)
- *Fieber – Hypothermie* (aber auch: *Fieber – Normothermie*)

Synonym: Antonymous concept (englisch)
Generalisierung: Begriffsbeziehung, Begriffsüberschneidung

S. 18

Anwendungsbaustein

Ein System von logischen oder physischen Werkzeugen, das den Menschen (den Anwender) bei der Informations- und Wissensverarbeitung unterstützt.
In der Regel →bezeichnet man als A. eine Anwendungssoftware, die auf einem oder mehreren →Rechnern installiert ist (rechnerbasierter A.). Der A. kann aber auch konventionelle Werkzeuge und Hilfsmittel einschließen (z.B. Telefone, Karteikästen, Papierformulare, Organisationspläne, Verfahrensstandards etc.).
Ein A. verfügt über die Möglichkeit zur Speicherung von →Daten. In der Regel benötigt der A. →Informationen von außen und gibt selbst auch Informationen nach außen ab – er ist also auf den Austausch von →Nachrichten mit anderen Systemen angewiesen.

Synonym: Application component (englisch)
Spezialisierung: Rechnerbasierter Anwendungsbaustein, Dokumentationssystem

Ss. 9, 21, 22, 31, 71, 86, 109, 110, 113, 116, 118, 120, 121, 146, 147

Arbeitsanweisung

Siehe →Standard Operating Procedure

Synonym: Standard Operating Procedure (SOP)

Ss. 78, 129

Attribut

Siehe →Merkmal

Synonym: Merkmal (Merkmalsart + Merkmalsausprägung)

Ss. 15, 57

Aufzeichnung von Daten

Die erste Phase der A. besteht aus der →*Datenerhebung* (oder →primäre Datenerfassung), in der die Eigenschaften eines →Objektes der äußeren Welt beobachtet und unter Umständen in einer „Urliste" protokolliert werden.
Daran schließt sich gegebenenfalls die Phase der →*Dateneingabe* (oder →sekundäre Datenerfassung) an, in der die →Daten aus der Urliste oder eventuell auch aus dem Gedächtnis des Erhebenden in den Speicher eines →rechnerbasierten Dokumentationssystems übertragen werden.

Synonym: Data acquisition (englisch), Datenerfassung
Teilbegriff: Dateneingabe, Datenerhebung, Sekundäre Datenerfassung, Primäre Datenerfassung

Ss. 5, 6, 7, 8, 13, 17, 24, 25, 26, 27, 28, 30, 31, 33, 35, 37, 73, 74, 75, 76, 81, 84, 86, 87, 88, 89, 90, 92, 95, 101, 103, 108, 114, 119, 125

Auswertung

Siehe →Patientenbezogene Auswertung, →patientenübergreifende Auswertung, →prolektive Auswertung, →statistische Auswertung

Synonym: Data analysis (englisch)
Spezialisierung: Patientenbezogene Auswertung, Patientenübergreifende Auswertung, Prolektive Auswertung, Retrolektive Auswertung, Statistische Auswertung

Ss. 3, 7, 24, 27, 31, 40, 46, 69, 78, 81, 82, 83, 90, 91, 92, 93, 99, 105, 106, 107, 109, 110, 111, 116, 119, 122, 130, 134, 135, 136, 137, 151

Ballast

Siehe →Relevanzrate

Synonym: Noise (englisch)
Antonym: Relevanzrate

Ss. 1, 4, 94

Basisdokumentation

Siehe →Klinische Basisdokumentation

Synonym: Basic data set documentation (englisch), Klinische Basisdokumentation
Generalisierung: Klinische Dokumentation
Teilbegriff: Minimum Basic Data Set (MBDS), Patientenstammdaten

Befunddokumentation

→Dokumentation der Symptome und Befunde, die im →Krankheitsverlauf eines Patienten beobachtet werden.
Beispiele: vom Patienten berichtete Symptome, körperlicher Untersuchungsbefunde, Laborbefunde, Röntgenbefunde, EKG-Befunde usw.
Spiegelt die B. den zeitlichen Verlauf ihrer Entstehung wider, spricht man von einer →Verlaufsdokumentation. Eine Standardisierung der B. (siehe →standardisierte Dokumentation) ist in der Regel nur für spezifische Fragestellungen möglich, wie sie z.B. in der klinischen Forschung oder im →Qualitätsmanagement bestehen. Eine solche Dokumentation ist auf definierte →Untersuchungskollektive und Merkmalsmengen beschränkt.

Synonym: Clinical findings documentation (englisch)
Generalisierung: Klinische Dokumentation
Überschneidung: Verlaufsdokumentation

Ss. 24, 69, 73, 74, 118

Begriff

Abstrakte Denkeinheit, die auf den gemeinsamen Eigenschaften einer Menge von →Objekten basiert. Die Kenntnis von B.en ist ein wesentliches Element menschlichen →Wissens. B.e sind nicht sprachgebunden, sie sind jedoch vom gesellschaftlichen Hintergrund einer Sprachgemeinschaft beeinflusst (vgl. ISO 1087). Der Inhalt eines B.s wird durch seine →Definition vermittelt. Der B. wird nach außen durch →Bezeichnungen sprachlich, symbolisch oder auf andere Weise repräsentiert.
Im Zusammenhang mit Objekten, die in einem →Dokumentationssystem abgebildet werden sollen, spricht man statt von Begriffen auch oft von →Objekttypen (z.B. die Objekttypen „Patient" oder „Krankenhausaufenthalt"; siehe Abb. 2.1).

Synonym: Concept (englisch), Objekttyp
Integrativbegriff: Begriffssystem

Ss. 15, 16, 17, 18, 19, 20, 22, 23, 32, 33, 36, 41, 47, 50, 54, 56, 57, 61, 97, 98, 99, 113, 143, 145

Begriffsbeziehung

B.en können hierarchisch oder nicht-hierarchisch sein. Hierarchische Beziehungen entstehen durch die Aufteilung eines übergeordneten →Begriffs in mehrere untergeordnete Begriffe. Hierarchische Beziehungen sind entweder generisch oder partitiv (vgl. ISO 1087).

In einer *partitiven Beziehung* bezieht sich der übergeordnete Begriff (→Integrativbegriff) auf ein →Objekt als Ganzes, die untergeordneten Begriffe (→Teilbegriffe) auf Teile dieses Objekts.

Bei einer *generischen Beziehung* umfasst der übergeordnete Begriff (→Generalisierung) die Bedeutung (Intension) aller untergeordneten Begriffe (→Spezialisierungen).

Nicht-hierarchische Beziehungen können sequentiell sein (z.B. Vorgänger – Nachfolger, Ursache – Wirkung, Schritte eines Prozesses) oder von einer beliebigen anderen, „pragmatischen" Art (z.B. Ähnlichkeitsbeziehung, Beziehungen chemischer Elemente im Periodensystem usw.). →Antonyme und →Begriffsüberschneidungen sind ebenfalls nicht-hierarchische Begriffsbeziehungen.

Die Art der Beziehungen zwischen den Begriffen bestimmt den Typ eines →Begriffssystems.

Synonym: Concept relation (englisch)
Spezialisierung: Generalisierung, Teilbegriff, Integrativbegriff, Spezialisierung, Antonym, Begriffsüberschneidung
Integrativbegriff: Begriffssystem

Ss. 18, 56, 57

Begriffssystem

Eine Menge von →Begriffen, die entsprechend der zwischen ihnen bestehenden Beziehungen geordnet sind. Durch seine jeweilige Position in der Ordnung ist die Bedeutung eines Begriffs festgelegt (vgl. ISO 1087). Die Beziehungen können von hierarchischer, sequentieller oder pragmatischer Art sein (siehe →Begriffsbeziehungen).

Eine B. ist Grundlage jedes →Ordnungssystems. Aus einem B. entsteht ein →Thesaurus, indem es mit einer →Terminologie kombiniert und durch Hilfsmittel für die →terminologische Kontrolle ergänzt wird, wie z.B. die Angabe der (nicht zugelassenen) →Synonyme zu jedem →Deskriptor.

Gelegentlich und insbesondere im Zusammenhang mit wissensbasierten Systemen werden Begriffssysteme als →Ontologien →bezeichnet. Damit wird zum Ausdruck gebracht, dass sie das formale Modell eines Wirklichkeitsausschnittes darstellen.

Synonym: Concept system (englisch), Ontologie
Spezialisierung: Hierarchisches Begriffssystem
Teilbegriff: Begriffsbeziehung, Begriff
Überschneidung: Ordnungssystem, Thesaurus

Ss. 30, 32, 41, 144, 145

Begriffsüberschneidung

B.en sind →Bezeichnungen für →Begriffe, deren Inhalte wichtige Gemeinsamkeiten, aber jeweils auch eigene Anteile aufweisen. Sie umfassen zum Teil die selben →Objekte. Beispiel: *Toxische Hepatitis – Leberzirrhose.*

Begriffsüberschneidung besteht typischerweise dann, wenn zwei Begriffe →Spezialisierungen eines gemeinsamen, übergeordneten Begriffs sind. →Antonyme sind deshalb ebenfalls Begriffsüberschneidungen.

Synonym: Intersecting concept (englisch)
Generalisierung: Begriffsbeziehung
Spezialisierung: Antonym

S. 18

Benennung

Siehe →Bezeichnung

Synonym: Term (englisch)
Generalisierung: Bezeichnung
Spezialisierung: Homonym, Synonym, Zugelassene Benennung

Ss. 17, 18, 30, 31, 52, 56, 57, 58, 125, 143, 145

Beobachtungsgleichheit

Für die B. innerhalb einer Gruppe von Patienten müssen Untersuchungen zum selben Behandlungszeitpunkt in der selben Dauer und Intensität durchgeführt werden. Es müssen die selben Methoden mit einer gleichwertigen Ausrüstung unter identischen Bedingungen angewandt werden, am besten sogar durch den selben Untersucher. Weiterhin ist eine →standardisierte Dokumentation Voraussetzung für die B. Sollen mehrere Gruppen von Patienten oder Fällen miteinander verglichen werden, so muss B. sowohl innerhalb dieser Gruppen als auch zwischen ihnen bestehen. Natürlich ist es nicht sinnvoll, B. zwischen Patienten mit völlig unterschiedlichen Krankheitsbildern anzustreben.
Die B. dient der Vergleichbarkeit von →Datenobjekten, vor allem bei →patientenübergreifenden Auswertungen. Bei der Auswahl der →Merkmale einer →Dokumentation sollte man im Sinne der B. darauf achten, dass sich diese möglichst →objektiv beobachten lassen.

Synonym: Observational equivalence (englisch)
Teilbegriff: Standardisierte Dokumentation
Überschneidung: Reliabilität, Vollständigkeit

Ss. 87, 91, 92, 93, 95, 128

Beobachtungsstudie

Siehe →Klinische Studie

Synonym: Observational study (englisch)
Generalisierung: Klinische Studie
Antonym: Interventionsstudie

Ss. 90, 127

Berufliche Schweigepflicht

Jeder in der Krankenversorgung Tätige muss über alles, was er im Rahmen seiner beruflichen Tätigkeit von den Patienten erfährt, Stillschweigen bewahren. Die b.S. besteht auch gegenüber Ärzten oder Angehörigen anderer Gesundheitsberufe, solange sie nicht an der Behandlung des Patienten beteiligt sind. Eine Befreiung von der b.S. kann nur der Patient selbst verfügen. Auch Angehörige medizinischer Assistenzberufe wie Laborassistenten, Verwaltungsangestellte, Medizinische Dokumentare, Medizininformatiker usw. unterliegen der b.S. Die b.S. unterliegt in der Regel strafrechtlichen und berufsständischen Normen (siehe Abschnitt 9.3.1.1).

Synonym: Professional secrecy (englisch)
Integrativbegriff: Schweigepflicht
Überschneidung: Datenschutz

Ss. 84, 86, 148, 150, 151, 157

Bezeichnung

Da ein →Begriff eine Denkeinheit ist, muss er extern repäsentiert werden, und zwar durch eine B.

Die B. kann ein Symbol sein (z.B. ein Piktogramm oder eine beliebige Kombination aus Buchstaben und Zahlen) oder ein Ausdruck einer bestimmten Sprache (vgl. ISO 1087).

Die Repräsentation eines Begriffs allein mit sprachlichen Mitteln ist eine →Benennung. Namen dienen zur Benennung individueller →Objekte.

Synonym: Label (englisch)
Spezialisierung: Benennung

Ss. 1, 13, 14, 15, 16, 17, 18, 19, 20, 22, 23, 25, 30, 32, 33, 34, 35, 38, 45, 49, 51, 55, 69, 77, 79, 102, 105, 121, 130, 131, 132, 134, 135, 148, 154

Bezugssystem

Siehe →Semantisches Bezugssystem
Synonym: Semantisches Bezugssystem

CHOP

Siehe →Internationale Klassifikation der Prozeduren in der Medizin (ICPM)
Überschneidung: ICD-CM (klinische Modifikation, USA), Internationale Klassifikation der Prozeduren in der Medizin (ICPM)

Ss. 48, 66

Code

Siehe →Notation
Synonym: Code (englisch), Notation

Ss. 45, 46, 47, 53, 54, 56, 57, 60

Codieren

Siehe →Notieren

Synonym: Coding (englisch), Notieren
Überschneidung: Notation

Ss. 33, 46, 65, 134, 157

Computer

Siehe →Rechnersystem
Synonym: Rechner

Ss. 1, 2, 8, 13, 16, 88, 133, 134

Daten

(Einzahl: Datum) Eine formalisierte, interpretierbare Repräsentation von →Information, die geeignet ist für die →Kommunikation, die Interpretation und die Weiterverarbeitung (vgl. ISO 2382/1).

Die Formalisierung kann in Form diskreter Zeichen erfolgen oder kontinuierlicher Signale (z.B. Tonsignale). Damit die Repräsentation interpretierbar (d.h. verständlich) ist, muss es Abmachungen geben, wie die formale Repräsentation gebildet wird.

D. bilden den Input und das Ergebnis aller Schritte der Informationsverarbeitung.

Synonym: Data (englisch)
Spezialisierung: Patientenstammdaten, Datenobjekt
Integrativbegriff: Dokument, Nachricht
Überschneidung: Information

Ss. 2, 3, 5, 6, 7, 8, 9, 13, 16, 19, 20, 21, 22, 23, 24, 25, 27, 28, 30, 33, 61, 62, 65, 66, 69, 74, 75, 77, 78, 79, 80, 81, 82, 84, 85, 86, 87, 88, 92, 98, 99, 100, 101, 102, 103, 104, 105, 106, 108, 109, 110, 113, 115, 116, 118, 119, 121, 122, 123, 124, 125, 126, 129, 130, 131, 132, 133, 134, 135, 136, 140, 146, 147, 148, 149, 150, 151, 152, 153, 154, 155, 156, 157, 158

Dateneingabe

Siehe →Aufzeichnung von Daten

Synonym: Data entry (englisch)
Integrativbegriff: Aufzeichnung von Daten

Ss. 71, 84, 103, 107, 110, 131, 134

Datenerfassung

Siehe →Aufzeichnung von Daten

Synonym: Data capture (englisch), Aufzeichnung von Daten

Ss. 54, 61, 62, 65, 72, 77, 78, 90, 102, 106, 108, 109, 110, 117, 131, 133, 134, 137, 149, 155

Datenerhebung

Siehe →Aufzeichnung von Daten

Synonym: Data recording (englisch)
Integrativbegriff: Aufzeichnung von Daten

Ss. 6, 7, 66, 108, 110, 115, 122, 130, 131, 135, 136, 137, 150, 152, 156, 159

Datenintegration

Zustand eines Informationssystems, in dem jedes einzelne Datum nur einmal →aufgezeichnet, geändert, gelöscht oder sonst bearbeitet werden muss, auch wenn es in verschiedenen →Anwendungsbausteinen Verwendung findet. D. verringert den Aufwand für die Aufzeichnung von Daten und verbessert die →Konsistenz einer →Dokumentation (siehe →referenzielle Integrität).
Im Falle der *physischen Integration* wird jedes Datum nur an einem Ort gespeichert, in der Regel in einem zentralen Speichersystem. So wird das Datenmanagement vereinfacht und Speicherplatz gespart. →*Logische Datenintegration* kann auch dann bestehen, wenn ein bestimmtes Datum gleichzeitig an mehreren Orten und in mehreren Anwendungsbausteinen gespeichert ist: Die referenzielle Integrität wird dann durch einen systematischen Abgleich der →Daten sichergestellt. Dabei spielen Verfahren der automatisierten →Kommunikation eine wichtige Rolle.
Die D. ist Voraussetzung für die →multiple Verwendung von Daten.

Synonym: Data integration (englisch)
Spezialisierung: Physische Datenintegration, Logische Datenintegration
Integrativbegriff: Multiple Verwendung von Daten
Teilbegriff: Referenzielle Integrität
Überschneidung: Kommunikation

Ss. 75, 85, 88, 119, 121

Datenobjekt

Menge gespeicherter →Merkmalsausprägungen, die ein →Objekt der äußeren Wirklichkeit beschreibt. Man sagt, das D. *repräsentiert* das →Objekt innerhalb des →Dokumentationssystems.

Der Aufbau eines D.s, d.h. die →Merkmalsarten und ihre →Wertemengen, ist in einem →Datenobjekttyp beschrieben (zur Erläuterung siehe Abb. 2.1).

Synonym: Data object (englisch)
Generalisierung: Daten, Objekt
Spezialisierung: Datensatz

Ss. 16, 17, 19, 20, 21, 23, 25, 26, 30, 33, 35, 36, 37, 40, 86, 91, 92, 94, 103

Datenobjekttyp

→Objekttyp zur Zusammenfassung oder Abstraktion gleichartiger →Datenobjekte. Im D. werden die →Merkmalsarten und ihre →Wertemengen festgelegt, aus denen die zugehörigen Datenobjekte bestehen und durch die →Objekte der äußeren Wirklichkeit beschrieben werden.

Ein D. repräsentiert einen Objekttyp der äußeren Wirklichkeit innerhalb eines →Dokumentationssystems. (Zur Erläuterung siehe Abbildung 2.1.)

Beispiel: Datenobjekttyp *Entlassungsdatensatz* – Merkmalsarten *Patientennummer, Entlassungsdatum, Entlassungsart, Entlassungsdiagnose* etc.

Synonym: Data object class (englisch)
Generalisierung: Objekttyp

Ss. 16, 17, 25, 103

Datensatz

In einer Datenbank abgespeichertes →Datenobjekt.

Synonym: Data record (englisch)
Generalisierung: Datenobjekt

Ss. 27, 61, 78, 110, 155, 156

Datenschutz

Der D. soll sicherstellen, dass jeder Mensch selbst bestimmen kann, welche →Daten über seine persönlichen Umstände →erfasst und gespeichert werden, zu welchem Zweck sie verwendet und an wen sie weitergeleitet werden (informationelle Selbstbestimmung). In der Regel setzt die Verarbeitung personenbezogener Daten also die ausdrückliche Einwilligung des Betroffenen voraus und zieht die Pflicht nach sich, dem Betroffenen Auskunft zu allen über ihn gespeicherten Daten zu geben. Ausnahmen von dieser Regel bedürfen einer gesetzlichen Grundlage. In den Ländern der EU orientieren sich die gesetzlichen Regelungen zum D. an einem einheitlichen Rahmen (siehe Abschnitt 9.3.1.2).

Synonym: Data privacy (englisch)
Überschneidung: Berufliche Schweigepflicht

Ss. 14, 84, 86, 101, 102, 109, 121, 124, 144, 146, 148, 149, 150, 151, 157

Definition

Die Beschreibung des Inhalts bzw. der Bedeutung eines →Begriffs sowie seine Abgrenzung zu anderen Begriffen mit sprachlichen oder anderen (z.B. formalen) Mitteln (vgl. ISO 1087). Die intensionale D. beschreibt die gemeinsamen Eigenschaften der →Objekte, welche der Begriff umfasst; die extensionale D. zählt diese Objekte auf.

Synonym: Definition (englisch)

Ss. 1, 15, 17, 18, 19, 20, 21, 35, 49, 55, 58, 61, 92, 114, 130, 143

Deskriptor

Siehe →Zugelassene Benennung einer →Dokumentationssprache. D.en dienen der Beschreibung von →Objekten der realen Welt in einer →standardisierten Dokumentation. Entsprechend werden D.en auch dazu verwendet, Anfragen nach →Datenobjekten in Datenbanken zu formulieren.

Die ausschließliche Verwendung von D.en in einer →Dokumentation verringert Mehrdeutigkeiten und ist deshalb eine Maßnahme der →terminologischen Kontrolle.

Synonym: Descriptor (englisch), Zugelassene Benennung
Integrativbegriff: Deskriptorenliste

Ss. 30, 31, 32, 35, 36, 37, 38, 97, 99

Deskriptorenliste

Einfache →einachsige Nomenklatur, die lediglich aus einer (sortierten) Liste von →Deskriptoren besteht, zum →Indexieren von →Objekten.

Synonym: List of descriptors (englisch)
Generalisierung: Einachsige Nomenklatur
Teilbegriff: Deskriptor

Ss. 36, 37

Diagnosis Related Groups (DRG)

Siehe →Leistungsorientiertes Fallgruppensystem

Synonym: DRG
Generalisierung: Leistungsorientiertes Fallgruppensystem

Ss. 49, 53, 61, 62, 63, 64, 65, 66, 142, 152, 153, 154, 155

Diagnostische Studie

Siehe →Klinische Studie

Synonym: Diagnostic trial (englisch)
Generalisierung: Klinische Studie

S. 127

Digitale Signatur / Unterschrift

Siehe →Elektronische Signatur

Synonym: Digital signature (englisch), Elektronische Signatur / Unterschrift

Dimension

Siehe →Mehrachsige Klassifikation

Synonym: Dimension (englisch), Achse
Überschneidung: Semantisches Bezugssystem

Ss. 34, 37, 99

Direkte Dokumentation

Die →Datenobjekte einer d.D. repräsentieren (direkt) →Objekte des relevanten Wirklichkeitsausschnitts, also zum Beispiel Patienten, Krankheiten, →Versorgungsmaßnahmen usw. D.D.en geben eine direkte Antwort auf die Fragen des Nutzers, wohingegen →indirekte Dokumentationen lediglich Hinweise liefern, wo die Antwort gefunden werden kann. →Dokumentationssysteme für direkte Dokumentationen heißen auch →Faktendatenbanken. Beispiel: Die Datenbank *Chem-Bank* stellt detaillierte →Informationen über potentiell gefährdende Chemikalien zur Verfügung. Sie wird von mehreren US-Bundesbehörden herausgegeben.

Synonym: Direct documentation (englisch)
Generalisierung: Dokumentation
Überschneidung: Faktendatenbank
Antonym: Indirekte Dokumentation

Ss. 26, 27, 29

Disease Management Programm

Siehe →Kooperative Patientenversorgung
Generalisierung: Kooperative Patientenversorgung

S. 13

Dokument

Eine mehr oder weniger strukturierte Ansammlung von →Daten (auf Papier oder im →Rechner), die in erster Linie für die menschliche Wahrnehmung gedacht ist. Die Daten eines D.s entstammen im Allgemeinen einem organisatorischen Kontext: Ein Aufnahmebogen stellt die →Dokumentation eines Aufnahmegesprächs dar, ein Laborbefund das Ergebnis einer oder mehrerer Laboruntersuchungen usw. Ein D. kann als Einheit zwischen den Benutzern eines →Dokumentationssystems oder auch zwischen →Anwendungsbausteinen ausgetauscht werden.

Synonym: Document (englisch)
Integrativbegriff: Dokumentationssystem
Teilbegriff: Daten
Überschneidung: Nachricht

Ss. 1, 2, 6, 13, 21, 22, 23, 26, 69, 71, 72, 73, 74, 79, 81, 85, 86, 117, 118, 122, 123, 124, 125, 145, 152

Dokumentation

Die Methoden und Tätigkeiten des Sammelns, →Erschließens, Ordnens, Aufbewahrens und gezielten Wiederfindens von →Informationen zu spezifischen Frage- oder Aufgabenstellungen.

Oft sind die Informationen in →Dokumenten enthalten; in diesem Fall ermöglicht nur eine vorhergehende inhaltliche Erschließung dieser Dokumente den gezielten Zugriff unter einer inhaltlichen Fragestellung.

Synonym: Documentation (englisch)
Spezialisierung: Indirekte Dokumentation, Medizinische Dokumentation, Direkte Dokumentation, Standardisierte Dokumentation
Überschneidung: Dokumentationssystem

Ss. 1, 2, 3, 4, 5, 8, 9, 10, 11, 13, 14, 15, 16, 17, 19, 22, 23, 24, 25, 27, 28, 29, 30, 32, 33, 36, 38, 41, 46, 61, 64, 65, 69, 73, 75, 76, 77, 78, 79, 80, 81, 82, 83, 84, 85, 86, 87, 88, 89, 90, 91, 93, 94, 95, 99, 102, 103, 105, 109, 110, 111, 113, 114, 117, 118, 123, 124, 127, 128, 129, 131, 132, 136, 137, 140, 143, 146, 151, 153, 156, 159

Dokumentationspflicht

Für →medizinische Versorgungseinrichtungen bestehen weitgehende Dokumentationspflichten (siehe Abschnitt 9.3.2).

Synonym: Mandatory documentation (englisch)

Ss. 151, 152

Dokumentationsprotokoll

Das D. ist eine Art Bauplan, die detaillierte Beschreibung der geplanten Elemente und Struktur eines →Dokumentationssystems, die aus den vorgegebenen Dokumentationszielen abgeleitet wird. Es ist damit das Ergebnis einer →systematischen Dokumentationsplanung. Als Vorbild dient das Studienprotokoll, das bei der Planung und Durchführung kontrollierter →klinischer Studien heute unerlässlich ist.
Tabelle 6.4 zeigt die mögliche Gliederung eines D.s und liefert damit eine Richtschnur und ein Werkzeug zur systematischen →Planung eines Dokumentationssystems.

Synonym: Documentation protocol (englisch)
Integrativbegriff: Systematische Planung von Dokumentationssystemen

Ss. 101, 102, 104, 105, 107, 109, 110, 111, 126, 129

Dokumentationssprache

Eine D. ist eine formalisierte Sprache und dient der Beschreibung von →Objekten (einschließlich →Dokumenten) und Sachverhalten mit dem Zweck des Speicherns und gezielten Wiederfindens (vgl. ISO 5127/6).
Eine D. besteht aus einer Menge von →Deskriptoren, oder →zugelassenen Benennungen, die nach vorgegebenen Regeln (der Grammatik der D.) zu Ausdrücken geformt werden.
Komplexe D.n nehmen die Form von →Ordnungssystemen oder auch Thesauri an, was sie leichter verständlich und besser nutzbar macht. Sehr einfache D.n können aber auch als →Deskriptorenlisten oder unstrukturierte →Wertemengen vorliegen.
Die Verwendung einer D. ist typisch für →standardisierte Dokumentationen.

Synonym: Documentary language (englisch)
Spezialisierung: Ordnungssystem, Wertemenge
Integrativbegriff: Dokumentationssystem, Standardisierte Dokumentation
Teilbegriff: Zugelassene Benennung
Überschneidung: Thesaurus

Ss. 30, 31, 32, 40

Dokumentationssystem

Ein →Anwendungsbaustein, welcher Dokumentationsaufgaben realisiert. Analog zu den Anwendungsbausteinen spricht man von rechnerbasierten und konventionellen D.en. Häufige Bestandteile von D.en sind →Dokumentationssprachen, →Dokumente, Speicher für →Daten und Dokumente, ein Retrievalsystem und organisatorische Festlegungen.

Synonym:	Data management system (englisch)
Generalisierung:	Anwendungsbaustein
Spezialisierung:	Rechnerbasiertes Dokumentationssystem, Faktendatenbank, Medizinisches Dokumentationssystem
Teilbegriff:	Dokumentationssprache, Dokument
Überschneidung:	Dokumentation

Ss. 4, 5, 9, 11, 16, 17, 19, 21, 22, 23, 24, 25, 26, 27, 28, 29, 36, 39, 41, 79, 84, 88, 90, 92, 93, 94, 100, 101, 102, 103, 104, 106, 108, 110, 122, 148, 151, 157, 158

Dokumententräger

Beliebiges Medium, auf dem ein →Dokument seinen physischen Ausdruck findet. D. können Papierbogen, Röntgenfilme, Karteikarten (oder andere konventionelle Medien) sein ebenso wie Magnetplatten, Chipkarten, digital-optische Platten (oder andere elektronische Medien).

Synonym: Document carrier (englisch), Speichermedium

Ss. 21, 23, 26, 72, 122, 123

DRG

Siehe →Diagnosis Related Groups

Synonym: Diagnosis Related Groups (DRG)

Einachsige Klassifikation

Siehe →Mehrachsige Klassifikation

Synonym:	Monoaxial classification (englisch), Eindimensionale Klassifikation
Generalisierung:	Klassifikation
Spezialisierung:	Internationale Klassifikation der Krankheiten (ICD)
Antonym:	Mehrachsige Klassifikation

Ss. 41, 48

Einachsige Nomenklatur

Siehe →Mehrachsige Nomenklatur

Synonym:	Monoaxial nomenclature (englisch), Eindimensionale Nomenklatur
Generalisierung:	Nomenklatur
Spezialisierung:	Deskriptorenliste
Antonym:	Mehrachsige Nomenklatur

S. 36

Eindimensionale Klassifikation

Siehe →Mehrachsige Klassifikation

Synonym: Einachsige Klassifikation

Eindimensionale Nomenklatur

Siehe →Mehrachsige Nomenklatur

Synonym: Einachsige Nomenklatur

Elektronische Krankenakte

Eine e.K. ist eine umfassende oder partielle →Krankenakte, die auf einem elektronischen Datenträger abgelegt ist. In diesem Sinne enthält jeder rechnerbasierte →Anwendungsbaustein zur →klinischen Dokumentation zumindest eine partielle e.K.

Synonym: Electronic patient record (englisch)
Generalisierung: Krankenakte

Ss. 57, 66, 69, 71, 81, 82, 113, 118, 122, 123, 124, 125, 126, 146

Elektronische Signatur / Unterschrift

Juristisches Äquivalent zur handschriftlichen Unterschrift für elektronische →Dokumente. Die e.S. stellt die Urheberschaft eines Dokumentes sicher (Authentizität) und verhindert die unbemerkte nachträgliche Änderung seines Inhaltes (→Integrität).

E.S.en sind kryptographisch erzeugte Anhänge oder Transformationen von →Daten, die zusammen mit dem signierten Dokument übermittelt oder abgespeichert werden.

Als Hilfsmittel für die Aufbewahrung und Verwendung geheimer kryptographischer →Schlüssel werden häufig Chipkarten eingesetzt. Eine umfassend verwendbare, sichere e.S. erfordert eine aufwändige Infrastruktur, die so genannte Public Key Infrastructure, PKI. Zu den rechtlichen Regelungen siehe Abschnitt 9.3.2.

Synonym: Electronic signature (englisch), Digitale Signatur / Unterschrift

Ss. 85, 86, 125, 145, 151, 152

Epidemiologisches Register

Siehe →Medizinisches Register

Synonym: Epidemiological register (englisch)
Generalisierung: Medizinisches Register
Spezialisierung: Krebsregister

S. 77

Ergebnisqualität

Siehe →Qualität der Patientenversorgung

Synonym: Outcome quality (englisch)
Integrativbegriff: Qualität der Patientenversorgung

S. 76

Erschließen

Siehe →Indexieren

Integrativbegriff: Indexieren

Ss. 1, 79, 125, 140

Facette

Siehe →Mehrachsige Klassifikation

Synonym: Achse
Überschneidung: Semantisches Bezugssystem

Facettenklassifikation

Siehe →mehrdimensionale Klassifikation

Synonym: Mehrachsige Klassifikation

S. 34

Fachwortschatz

Siehe →Terminologie

Synonym: Technical vocabulary (englisch), Terminologie

S. 17

Faktendatenbank

Siehe →Direkte Dokumentation

Synonym: Fact database (englisch)
Generalisierung: Dokumentationssystem
Überschneidung: Direkte Dokumentation

Fallgruppensystem

Siehe →Leistungsorientiertes Fallgruppensystem

Synonym: Leistungsorientiertes Fallgruppensystem

Fall-Kontroll-Studie

Siehe →Prospektive Studie

Synonym: Case-control study (englisch)
Generalisierung: Retrospektive Studie
Antonym: Kohortenstudie

S. 91

Freie Dokumentation

Siehe →Standardisierte Dokumentation

Synonym: Free documentation (englisch), Nicht-standardisierte Dokumentation

GCP

Siehe →Good Clinical Practice

Synonym: Good Clinical Practice (GCP)

Gegenstand

Siehe →Objekt

Synonym: Objekt

Genauigkeit

Siehe →Reliabilität

Synonym: Exactness (englisch), Reliabilität

S. 143

Generalisierung

Der übergeordnete, breitere →Begriff einer generischen →Begriffsbeziehung in einem →hierarchischen Begriffssystem. Eine G. umfasst die →Objekte mehrerer untergeordneter Begriffe, d.h. →Spezialisierungen.
Beispiel: Generalisierung *Lungenerkrankung* – Spezialisierungen *Lungenentzündung, pulmonales Emphysem, Lungenödem.*
Die G. ist – wie der →Integrativbegriff – ein →Oberbegriff oder →Hyperonym.

Synonym: Generic concept (englisch)
Generalisierung: Oberbegriff, Hyperonym, Begriffsbeziehung
Antonym: Spezialisierung

Ss. 18, 56

Gesundheitsakte

Eine G. enthält – im Gegensatz zur →Krankenakte – nicht nur →Daten und →Dokumente, die im Zusammenhang mit der medizinischen Versorgung einer Person als Patient einer Einrichtung stehen, sondern auch Angaben zur Prävention und Gesundheitsförderung dieser Person im weitesten Sinne.
Die G. besteht im Idealfall lebenslang und ist weltweit allen berechtigten Personen zugänglich. →Versorgungseinrichtungen stellen die wichtigsten Teile ihrer lokalen Krankenakten in die G. ein.
Die G. kann grundsätzlich in Papierform oder auf elektronischen Medien vorliegen, in ihrer idealen Form ist sie allerdings nur über eine elektronische Vernetzung zu erreichen. Hier werden hohe Anforderungen an die Datensicherheit, den →Datenschutz, die Dokumentationsstrukturen und einheitliche, sprachübergreifende →Terminologien gestellt.

Synonym: Personal health record (englisch)
Überschneidung: Krankenakte

Ss. 13, 28, 81, 143

Gesundheitswesen

Siehe →Kenndaten des Gesundheitswesens

Synonym: Health care system (englisch)
Teilbegriff: Kenndaten des Gesundheitswesens, Medizinische Versorgungseinrichtung

Ss. 13, 14, 45, 66, 69, 81, 113, 139, 142, 143, 144, 146, 149, 150, 156

Good Clinical Practice (GCP)

→Klinische Studien belasten Patienten und sind teuer. Ihre Ergebnisse sollten möglichst breit und international akzeptiert werden. Um den Forschungs- und Zulassungsprozess für neue Arzneimittel länderübergreifend zu harmonisieren, haben Arzneimittelzulassungsbehörden und Experten der pharmazeutische Industrie in Europa, Japan und den Vereinigten Staaten die *International Conference on Harmonisation of Technical Requirements for Registration of Pharmaceuticals for Human Use (ICH)* gebildet (siehe Abschnitt 9.2.6).

Die ICH hat Leitlinien zur Planung, Durchführung, →Auswertung und Berichterstattung klinischer Studien erarbeitet. Ein Teil dieser Leitlinien wird als Good Clinical Practice (GCP), im Deutschen als Gute Klinische Praxis →bezeichnet.

Die Einhaltung dieser Leitlinien bietet auch der Öffentlichkeit die Gewähr dafür, dass die Rechte, die Sicherheit und das Wohlbefinden der Studienteilnehmer entsprechend der Deklaration von Helsinki gewahrt werden, sowie dafür, dass die Studienergebnisse glaubwürdig sind.

→Standard Operating Procedures (SOPs) spielen eine wichtige Rolle bei der Umsetzung der GCP. Die aktuelle Fassung der GCP-Leitlinien wird von der ICH auf ihrer Web-Site unter http://www.ich.org veröffentlicht.

Synonym: Good Clinical Practice (GCP) (englisch), GCP
Teilbegriff: Standard Operating Procedure (SOP)
Überschneidung: Klinische Studie

Ss. 78, 129, 132, 136, 147

Grundgesamtheit

Siehe →Zielgrundgesamtheit

Synonym: Zielgrundgesamtheit

Hierarchisches Begriffssystem

Siehe →Begriffssystem

Synonym: Hierarchical concept system (englisch)
Generalisierung: Begriffssystem
Spezialisierung: Monohierarchisches Begriffssystem, Polyhierarchisches Begriffssystem

Ss. 36, 99

Hierarchisches Ordnungssystem

Siehe →Ordnungssystem

Synonym: Hierarchical coding system (englisch)
Generalisierung: Ordnungssystem

Homonym

H.e sind identische →Bezeichnungen für unterschiedliche →Begriffe. Beispiele:
- Balken: Balken im Gehirn (Corpus callosum), Balken als Feinstruktur im Knochen, Milzbalken (Trabekel).
- SLE als Abkürzung für systemischen Lupus erythematodes oder für die St. Louis-Encephalitis;

In einer systematischen →Dokumentation werden alle H.e durch Zusätze eindeutig gemacht, z.B. „Bruch (Leistenbruch, Hernie)" und „Bruch (Fraktur)", oder die Bezeichnung →*Klassieren* in diesem →Thesaurus.

Synonym: Homonymous term (englisch)
Generalisierung: Benennung
Antonym: Synonym

Ss. 18, 30

Hyperonym

Siehe →Generalisierung, →Integrativbegriff

Synonym: Oberbegriff
Spezialisierung: Generalisierung, Integrativbegriff
Antonym: Hyponym

S. 18

Hyponym

Siehe →Spezialisierung, →Teilbegriff

Synonym: Unterbegriff
Spezialisierung: Spezialisierung, Teilbegriff
Antonym: Hyperonym

S. 18

ICD

Siehe →Internationale Klassifikation der Krankheiten

Synonym: Internationale Klassifikation der Krankheiten (ICD)

ICD-10 BMSG 2001 (reduzierte Ausgabe im österreichischen Vergütungssystem)

Siehe →Internationale Klassifikation der Krankheiten (ICD)

Generalisierung: Internationale Klassifikation der Krankheiten (ICD)

S. 47

ICD-10-GM (reduzierte Ausgabe im deutschen Vergütungssystem)

Siehe →Internationale Klassifikation der Krankheiten (ICD)

Generalisierung: Internationale Klassifikation der Krankheiten (ICD)

Ss. 47, 64, 153, 154

ICD-10-PCS

Im Auftrag der US-Regierung von der Firma 3M seit 1995 entwickeltes, *Procedure Classification System*, das innerhalb der →ICD-10-CM als Band 3 die bisherige, auf der →ICPM basierende Prozedurenklassifikation ersetzt. Das PCS ist eine →mehrachsige Klassifikation.

Generalisierung: Mehrachsige Klassifikation
Überschneidung: ICD-CM (klinische Modifikation, USA)

Ss. 48, 49, 51, 53, 67

ICD-CM (klinische Modifikation, USA)

Siehe →Internationale Klassifikation der Krankheiten

Überschneidung: Internationale Klassifikation der Krankheiten (ICD), CHOP, ICD-10-PCS

Ss. 47, 48, 51

ICD-O (Spezialklassifikation für die Onkologie)

Siehe →Internationale Klassifikation der Krankheiten

Synonym: ICD-O (special classification for oncology) (englisch)
Überschneidung: Internationale Klassifikation der Krankheiten (ICD)

Ss. 47, 56, 58, 59, 60, 106

ICPM

Siehe →Internationale Klassifikation der Prozeduren in der Medizin

Synonym: Internationale Klassifikation der Prozeduren in der Medizin (ICPM)

Identifizierung

Siehe →Anonymisierung

Synonym: Identification (englisch)
Überschneidung: Patientenstammdaten
Antonym: Anonymisierung

Ss. 17, 24, 25, 85, 117, 155

Indexieren

I. ist das Kennzeichnen eines →Objektes durch die Zuordnung eines oder mehrerer →Deskriptoren einer →Nomenklatur.
Falls es darum geht, den Inhalt eines →Dokuments zu kennzeichnen, muss es vor dem I. inhaltlich →erschlossen werden (d.h. man muss die Aussage eines Dokuments verstanden haben, um es inhaltlich kennzeichnen zu können).
Das I. ist häufig mit dem →Notieren verbunden.

Synonym: Indexing (englisch)
Teilbegriff: Erschließen
Überschneidung: Notieren

Ss. 35, 38, 39, 41, 53, 56, 67, 99, 125

Indexierungs- und Retrievalsprache

Siehe →Nomenklatur

Synonym: Indexing and retrieval language (englisch), Nomenklatur

Indirekte Dokumentation

Die →Datenobjekte einer i.D. repräsentieren →Objekte, die selbst wiederum Datenobjekte eines anderen →Dokumentationssystems sind, zum Beispiel die Zeitschriftenartikel und Monographien in einer Bibliothek oder die →Krankenakten in einem Klinikarchiv. Eine erfolgreiche Suchanfrage liefert also nicht die gesuchte →Information selbst, sondern lediglich einen Hinweis auf den (vermuteten) Fundort. Ein typisches Beispiel für ein System zur i.D. ist eine →Literaturdatenbank, die lediglich Referenzen und keine vollständigen Artikel oder Buchtexte enthält.
Eine wichtige online Literaturdatenbank im medizinischen Bereich ist →*MEDLINE*, herausgegeben von der US-amerikanischen National Library of Medicine.

Synonym: Indirect documentation (englisch), Verweisdokumentation
Generalisierung: Dokumentation
Überschneidung: Literaturdatenbank
Antonym: Direkte Dokumentation

Ss. 26, 27, 70

Information

I. ist die Kenntnis von Sachverhalten, Vorgängen, →Objekten, Ideen und →Begriffen, die in innerhalb des gegebenen Kontextes eine bestimmte Bedeutung haben (vgl. ISO 2382/1).
I. im engeren Sinne ist die Kenntnis konkreter Sachverhalte, Vorgänge oder Objekte (Patienten, Laborergebnisse usw.) im Gegensatz zum →Wissen über Begriffe (abstrakte, gedachte Sachverhalte und →Objekttypen wie Krankheiten, therapeutische Methoden etc.) – medizinische →Daten im Kontrast zu →medizinischem Wissen.

Synonym: Information (englisch)
Spezialisierung: Medizinisches Wissen, Kenndaten des Gesundheitswesens
Überschneidung: Informations- und Wissenslogistik, Daten

Ss. 1, 2, 4, 7, 8, 9, 13, 14, 16, 19, 22, 23, 24, 26, 27, 28, 30, 31, 35, 36, 37, 39, 43, 51, 59, 65, 66, 70, 74, 76, 79, 81, 82, 83, 84, 85, 86, 87, 88, 89, 90, 92, 93, 94, 95, 102, 103, 106, 107, 113, 114, 115, 116, 117, 119, 120, 140, 141, 143, 144, 146, 148, 150, 152, 155, 156, 158, 159

Informations- und Wissenslogistik

Bestrebung, durch eine systematische Erhebung und Verarbeitung von →Information bzw. systematische Repräsentation von →Wissen
- die richtige Information bzw. das richtige Wissen
- zum richtigen Zeitpunkt
- am richtigen Ort
- den richtigen und berechtigten Personen
- in der richtigen Form

zur Verfügung zu stellen.

Synonym: Information and knowledge logistics (englisch)
Überschneidung: Medizinisches Wissen, Information

Ss. 1, 9, 10, 114

Informationssystem

Das Teilsystem eines Unternehmens (z.B. eines Krankenhauses oder einer anderen →medizinischen Versorgungseinrichtung), das alle *informationsverarbeitenden Prozesse* und die an ihnen beteiligten menschlichen und maschinellen *Handlungsträger* in ihrer informationsverarbeitenden Rolle umfasst.

Die informationsverarbeitenden Prozesse kann man sich als eine Menge formeller und informeller Tätigkeiten und Abläufe vorstellen, nach denen die →Informationen gespeichert, verarbeitet und ausgetauscht werden.

Synonym: Information system (englisch)
Spezialisierung: Abteilungsinformationssystem, Krankenhausinformationssystem, Praxisinformationssystem
Ss. 75, 113, 114, 115, 116, 126, 141, 144, 147, 156

Integrativbegriff

Der übergeordnete →Begriff einer partitiven →Begriffsbeziehung in einem →hierarchischen Begriffssystem. Ein I. bezieht sich auf die →Objekte als Ganzes, während seine untergeordneten →Teilbegriffe sich lediglich auf Teile davon beziehen.
Beispiel: Integrativbegriff *Herz* – Teilbegriffe *Herzmuskel, Herzbeutel, Herzklappen*.
Der I. ist – wie die →Generalisierung – ein →Oberbegriff oder →Hyperonym.

Synonym: Integrative ((comprehensive) concept (englisch)
Generalisierung: Begriffsbeziehung, Oberbegriff, Hyperonym
Antonym: Teilbegriff
S. 18

Integrität

Siehe →referenzielle Integrität

Spezialisierung: Referenzielle Integrität

Internationale Klassifikation der Krankheiten (ICD)

Die *Internationale statistische →Klassifikation der Krankheiten und verwandter Gesundheitsprobleme* (englisch: International Statistical Classification of Diseases and Related Health Problems: ICD) ist im Wesentlichen eine einachsige, monohierarchische Klassifikation. Herausgegeben von der Weltgesundheitsorganisation (WHO), ist sie die einzige allgemein und international anerkannte Diagnosenklassifikation. Die englische Fassung der 10. und bisher letzten Revision (ICD-10) erschien 1989.
Es gibt eine Reihe von Zusatz- oder Spezialklassifikationen für einzelne medizinische Fachgebiete, beispielsweise für die Onkologie (→ICD-O), die Augenheilkunde, die Dermatologie, die Orthopädie, die Pädiatrie, die Neurologie oder die Zahnheilkunde.
Für administrative Zwecke werden oft auch reduzierte Ausgaben der ICD-10 eingesetzt, die lediglich eine zweckmäßige Auswahl von Diagnosenklassen bieten. Beispiele sind die deutsche →ICD-10-GM und die österreichische →ICD-10 BMSG 2001.

Synonym: International Classification of Diseases (englisch), ICD
Generalisierung: Einachsige Klassifikation

Spezialisierung: ICD-10-GM (reduzierte Ausgabe im deutschen Vergütungssystem), ICD-10 BMSG 2001 (reduzierte Ausgabe im österreichischen Vergütungssystem)
Überschneidung: Monohierarchisches Begriffssystem, ICD-O (Spezialklassifikation für die Onkologie), ICD-CM (klinische Modifikation, USA)

Ss. 43, 44, 45, 46, 47, 48, 51, 53, 56, 58, 61, 65, 66, 67, 98, 106, 108, 133, 137, 141, 142, 156, 157

Internationale Klassifikation der Prozeduren in der Medizin (ICPM)

Die „International Classification of Procedures in Medicine (ICPM)" ist eine →Klassifikation medizinischer Verfahren, insbesondere von Operationen. Sie wurde im Jahre 1978 von der WHO publiziert und ist Ausgangsbasis für eine Reihe neuerer Prozedurenklassifikationen in mehreren Ländern. Beispiele sind die US-amerikanische →ICD-9-CM, Band 3, der deutsche Operationen- und Prozedurenschlüssel (→OPS) und die Schweizerische Operationsklassifikation (→CHOP).

Synonym: International Classification of Procedures in Medicine (ICPM) (englisch), ICPM
Überschneidung: CHOP, OPS

Ss. 48, 49, 50, 67, 141, 142

Interventionsstudie

Siehe →Klinische Studie

Synonym: Interventional study (englisch)
Generalisierung: Klinische Studie
Antonym: Beobachtungsstudie

Ss. 90, 127

Inzidenz

Siehe →Prävalenz

Synonym: Incidence (englisch), Inzidenzrate
Überschneidung: Prävalenz

Ss. 24, 77, 127

Inzidenzrate

Siehe →Prävalenz
Synonym: Inzidenz

Kasuistische Nutzung

Siehe →Patientenbezogene Auswertung
Synonym: Patientenbezogene Auswertung

Ss. 83, 84, 85, 86, 95, 115

Kenndaten des Gesundheitswesens

K.d.G. bestehen im Allgemeinen aus statistisch aufbereiteter →Information zur Gesundheitsversorgung eines Landes oder einer Region. Diese Informationen beziehen sich auf die Infrastruktur des →Gesundheitswesens (z.B. die Zahl der verfügbaren Krankenhausbetten oder die Zahl neurochirurgischer Kliniken) und auf seine Leistungsfähigkeit (z.B. die mittlere Verweildauer/Belagsdauer in einem Krankenhaus oder die Mortalitätsrate einer bestimmten Krankheit).

Synonym: Characteristics of a health care system (englisch)
Generalisierung: Information
Integrativbegriff: Gesundheitswesen

S. 24

Klasse

Siehe →Klassenbildendes Merkmal

Synonym: Class (englisch)
Integrativbegriff: Klassifikation
Überschneidung: Klassenbildendes Merkmal

Ss. 16, 24, 25, 26, 27, 28, 29, 32, 33, 34, 35, 36, 38, 39, 40, 44, 45, 46, 47, 49, 53, 58, 59, 86, 88, 92, 93, 98, 99, 100, 106

Klassem

Siehe →Klassenbildendes Merkmal

Synonym: Klassenbildendes Merkmal

Klassenbildendes Merkmal

Ein k.M. (auch: Klassem) ist das gemeinsame →Merkmal (oder eine gemeinsame Merkmalskombination), welches die Zugehörigkeit von →Begriffen zu einer bestimmten →Klasse einer →Klassifikation bestimmt und sie von den Elementen aller anderen Klassen unterscheidet.

In einer hierarchischen Klassifikation unterscheidet das k.A. die Klassen nur auf dem jeweiligen Hierarchieniveau. Ein Beispiel: Auf dem hohen (hier ätiologischen) Niveau einer Diagnosenklassifikation lautet das k.M. der Infektionskrankheiten „Ätiologie beinhaltet eine Infektion". Durch dieses Merkmal unterscheiden sich die Infektionskrankheiten z.B. von angeborenen Krankheiten oder Verletzungen.

Auf dem nächstniedrigen Hierarchieniveau werden die Elemente einer übergeordneten Klasse mit Hilfe eines weiteren k.M. in Subklassen eingeteilt. Die Infektionskrankheiten aus dem genannten Beispiel können auf der 2. Stufe mit dem k.M. „Lokalisation der Infektion" in Magen-Darm-Infektionen, infektiöse Hepatitis und Wundinfektionen unterteilt werden.

Synonym: Classifying Attribute (englisch), Klassem
Generalisierung: Merkmal (Merkmalsart + Merkmalsausprägung)
Überschneidung: Klassifikation, Klasse

Ss. 32, 34, 40

Klassieren

K. ist das Zuordnen eines →Objektes zu genau einer →Klasse einer →Klassifikation. Kriterium für die Zuordnung ist, dass das Objekt das →klassenbildende Merkmal der entsprechenden Klasse aufweist.

Wegen der Vielfalt medizinischer Sachverhalte und wegen der strukturellen Defizite vieler Klassifikationen kann die Eindeutigkeit oder →Reproduzierbarkeit der Zuordnung häufig nur mit Hilfe expliziter Anwendungsregeln (hier auch: Klassierungsregeln) erreicht werden. Das K. ist häufig mit dem →Notieren verbunden.

Synonym: Classifying (assigning an object to a class) (englisch), Klassifizieren (klassieren)
Überschneidung: Notieren

Ss. 33, 38, 40, 42, 45, 56, 59, 60, 61, 78, 87, 99, 125, 133, 134, 137, 153, 154, 157

Klassifikation

Ein →Ordnungssystem, das auf dem Prinzip der Klassenbildung beruht. In einer →Klasse werden alle →Begriffe zusammengefasst, zwischen denen bei der →Auswertung der →Dokumentation nicht unterschieden werden soll. Die Klassen werden durch die unterschiedlichen →klassenbildenden Merkmale der in ihnen enthaltenen Elemente voneinander abgegrenzt.

Die einfachsten K.en sind →qualitative Merkmalsarten (siehe →Skalenniveau) mit wenigen Ausprägungen (z.B. Behandlungserfolg: ja/nein; Geschlecht: männlich/weiblich/unbekannt). Umfangreichere K.en bestehen aus einer strukturierten Darstellung ihrer Klassen und der zwischen ihnen bestehenden →Begriffsbeziehungen (vgl. ISO 5127/6). K. basieren oft auf →hierarchischen Begriffssystemen.

Die Klassen einer K. sollten das dokumentierte Gebiet vollständig abdecken (→Vollständigkeit); inhaltliche Überschneidungen zwischen den Klassen sollten nicht bestehen (paarweise Disjunktivität).

In einer Dokumentation werden die Klassen einer K. oft durch eine →Notation bzw. einen →Code repräsentiert (vgl. ISO 5127/6), welche somit die →Deskriptoren bzw. →zugelassenen Benennungen einer →Dokumentationssprache darstellen. Die wichtigste Regel bei der Verwendung dieser Sprache und gleichzeitig das Grundprinzip jeder K.: Weise jedem Sachverhalt bzw. →Objekt genau einen Deskriptor zu.

Synonym: Classification (englisch), Klassifikationssystem
Generalisierung: Ordnungssystem
Spezialisierung: Einachsige Klassifikation, Mehrachsige Klassifikation, Leistungsorientiertes Fallgruppensystem
Teilbegriff: Klasse
Überschneidung: Klassenbildendes Merkmal

Ss. 20, 32, 33, 34, 35, 36, 37, 38, 39, 40, 41, 42, 43, 44, 45, 47, 48, 49, 50, 53, 58, 59, 60, 61, 63, 64, 65, 86, 87, 88, 97, 98, 99, 100, 126, 134, 137, 142, 144

Klassifikationssystem

Siehe →Klassifikation

Synonym: Klassifikation

Ss. 32, 63, 65, 134, 144, 145

Klassifizieren (klassieren)

Siehe →Klassieren

Synonym: Klassieren
Homonym: Klassifizieren (Klassifikation erstellen)

Klassifizieren (Klassifikation erstellen)

Eine →Klassifikation erstellen. Oft wird k. unpräzise wie →klassieren verwendet.

Synonym: Classifying (constructing a classification) (englisch)
Homonym: Klassifizieren (klassieren)

Ss. 45, 48

Klinische Basisdokumentation

Die →standardisierte Dokumentation weniger, besonders wichtiger →Merkmale aller Patienten einer →Versorgungseinrichtung. Die B. ermöglicht die Auswahl von Patienten mit bestimmten Merkmalen (z.b. bestimmten Diagnosen oder Therapien) und den anschließenden Zugriff auf ihre Krankenunterlagen. Außerdem können zu den dokumentierten Merkmalen Statistiken erstellt und z.b. nach Alter und Geschlecht gegliedert werden. Damit erhält die Versorgungseinrichtung einen aktuellen Überblick über die Charakteristika ihrer Patienten.

Auf europäischer Ebene wurden einheitliche Merkmale für die ambulante und stationäre B. vorgeschlagen, so genannte *Minimum Basic Data Sets* (→MBDS).

Wenn das Einsatzgebiet durch den Kontext nicht eindeutig festgelegt ist, müsste man genauer von klinischer B. sprechen.

Synonym: Clinical basic data set documentation (englisch), Basisdokumentation
Ss. 27, 61, 62, 69, 72, 73, 75, 105, 106, 109, 110, 119, 124

Klinische Dokumentation

→Medizinische Dokumentation, deren →Objekte Beobachtungen, Bewertungen und Anordnungen sind, die bei der medizinischen Versorgung einzelner Patienten gemacht werden.

Häufige →Objekttypen einer k.D. sind Anamnesen, Befunde, Diagnosen, Therapien, Anordnungen und Vorgehenspläne.

Synonym: Clinical documentation (englisch)
Generalisierung: Medizinische Dokumentation
Spezialisierung: Befunddokumentation, Verlaufsdokumentation, Basisdokumentation
Ss. 2, 3, 21, 23, 70, 90, 113, 119, 123, 126

Klinische Studie

K.S.n werden durchgeführt, um überzeugende Nachweise für die Wirksamkeit, Verträglichkeit und Sicherheit einer therapeutischen Maßnahme zu finden, sowie für ihre Überlegenheit oder Gleichwertigkeit gegenüber bereits etablierten Verfahren bei gegebener Indikation (→therapeutische Studien). →Diagnostische Studien untersuchen die Sensitivität und Spezifität eines diagnostischen Verfahrens und seinen Nutzen für den Patienten.

Im weiteren Sinne umfassen k.S.n auch *Beobachtungsstudien*, in denen die Behandlung der Patienten möglichst unbeeinflusst von der Studiendurchführung erfolgen soll. Beispiele sind →Fall-Kontroll-Studien und →Kohortenstudien (siehe →prospektive Studie). K.S.n im engeren Sinne sind →*Interventionsstudien*, in denen die diagnostische oder therapeutische Intervention systematisch variiert wird (z.B. durch →randomisierte Zuteilung).

Jede k.S. läuft nach einem *Studienprotokoll* ab, in dem das gesamte Vorgehen, v.a. die medizinischen Verfahren sowie Untersuchungs- und Dokumentationsmethoden detailliert festgelegt sind, um →Beobachtungsgleichheit zu erzielen.

Die →Auswertung k.S.n erfolgt patientenübergreifend und nutzt vorwiegend →statistische Auswertungsverfahren.

Synonym: Clinical study (englisch)

Spezialisierung: Interventionsstudie, Beobachtungsstudie, Diagnostische Studie, Therapeutische Studie, Retrospektive Studie, Prospektive Studie
Überschneidung: Patientenübergreifende Auswertung, Good Clinical Practice (GCP)

Ss. 7, 69, 77, 78, 90, 91, 92, 101, 127, 128, 129, 130, 133, 134, 135, 136, 137, 147

Klinisches Register

Siehe →Medizinisches Register

Synonym: Clinical registry (englisch)
Generalisierung: Medizinisches Register

Ss. 77, 82, 90, 92, 93, 95

Kohortenstudie

Siehe →Prospektive Studie

Synonym: Cohort study (englisch)
Generalisierung: Prospektive Studie
Antonym: Fall-Kontroll-Studie

Kommunikation

K. ist der Austausch von →Nachrichten zwischen Personen oder zwischen →Anwendungsbausteinen.

Eine *systematische K.*, meist ein automatisiertes Verfahren zwischen rechnerbasierten Anwendungssystemen, ist ein wichtiges Hilfsmittel zur Herstellung der →logischen Datenintegration. Eine funktionierende K. setzt gegenseitiges Verstehen voraus.

Die Menge der physischen und logischen Hilfsmittel, welche die K. zwischen zwei oder mehr Anwendungsbausteinen ermöglichen, nennt man →Kommunikationsverbindung.

Synonym: Communication (englisch)
Teilbegriff: Kommunikationsverbindung
Überschneidung: Nachricht, Datenintegration

Ss. 6, 9, 13, 31, 81, 86, 101, 102, 109, 118, 144, 146, 149

Kommunikationsverbindung

Siehe →Kommunikation

Synonym: Communication link (englisch)
Integrativbegriff: Kommunikation

Ss. 27, 85

Konsistenz

Siehe →referenzielle Integrität

Synonym: Consistency (englisch), Referenzielle Integrität

Ss. 62, 65, 121

Kooperative Patientenversorgung

Die kontinuierliche, an den Bedürfnissen des Patienten orientierte Kooperation von Krankenhäusern, niedergelassenen Ärzten und anderen →Versorgungseinrichtungen bei der →Patientenversorgung. Die k.P. benötigt einen umfassenden Informationsaustausch

zwischen allen Beteiligten, einschließlich des Patienten, und ist oft in Form von Versorgungsnetzen organisiert.
K.P. ausgewählter Erkrankungen werden auch als →Disease Management Programme (DMP) →bezeichnet.

Synonym: Shared care (englisch)
Generalisierung: Patientenversorgung
Spezialisierung: Disease Management Programm

Ss. 3, 28, 79, 80, 81, 102, 113

Krankenakte

Die K. umfasst alle →Daten und →Dokumente, die im Lauf der medizinischen Versorgung eines Patienten an einer →medizinischen Versorgungseinrichtung entstehen. →Dokumententräger können konventionelle oder elektronische Medien sein.
Am weitesten verbreitet ist immer noch die papierbasierte K., die eine zunehmende Anzahl von Computerausdrucken enthält und durch eine Röntgenbildtüte ergänzt wird (siehe auch elektronische K). Die K. umfasst eine ganze Reihe von Teildokumentationen (Anamnese- und →Befunddokumentation, zusammenfassende Berichte, Übersichten usw.) mit unterschiedlichen Zielen und Eigenschaften.

Synonym: Patient record (englisch), Patientenakte, Krankengeschichte, Krankenblatt
Spezialisierung: Elektronische Krankenakte
Überschneidung: Gesundheitsakte

Ss. 2, 4, 13, 16, 21, 23, 26, 40, 69, 70, 71, 72, 73, 79, 81, 82, 91, 108, 116, 117, 122, 123, 124, 126, 132, 152

Krankenblatt

Siehe →Krankenakte

Synonym: Krankenakte

S. 69

Krankengeschichte

Siehe →Krankenakte

Synonym: Krankenakte

S. 69

Krankenhausinformationssystem

Siehe →Informationssystem

Synonym: Hospital information system (englisch)
Generalisierung: Informationssystem

Ss. 28, 69, 75, 79, 113, 114, 116, 117, 118, 119, 120, 121, 122, 156

Krankheitsverlauf

Zeitlicher Verlauf der Erkrankung eines Patienten in Wechselwirkung mit den durchgeführten →Versorgungsmaßnahmen.
Eine →Verlaufsdokumentation →erfasst einen oder mehrere Aspekte des K.s über die Zeit.

Synonym: Course of an illness (englisch), Versorgungsverlauf
Überschneidung: Verlaufsdokumentation

Ss. 5, 6, 74, 76, 77, 83, 84, 86, 127, 136

Krebsregister

Siehe →Medizinisches Register

Synonym: Cancer registry (englisch)
Generalisierung: Epidemiologisches Register

Ss. 75, 77, 109, 150

Leistungsorientierte Krankenanstaltenfinanzierung (LKF)

Siehe →Leistungsorientiertes Fallgruppensystem

Generalisierung: Leistungsorientiertes Fallgruppensystem

Ss. 65, 66, 142, 152

Leistungsorientiertes Fallgruppensystem

Eine →Klassifikation zur Einteilung von Behandlungsfällen in Gruppen, welche die Grundlage einer pauschalierten, leistungsbezogenen Vergütung von Versorgungsleistungen darstellen.
Gruppierungskriterien bzw. →klassenbildende Merkmale sind Leistungsdaten, typischerweise Diagnosen, Komplikationen, medizinische Prozeduren und weitere leistungsbestimmende Faktoren. Optimierungskriterien der Gruppeneinteilung sind Kostenhomogenität, medizinische Plausibilität und minimale Gruppenanzahl.
Die →Definition der Gruppen oder →Klassen erfolgt in der Regel durch so genannte Klassierungsalgorithmen (implementiert in so genannten Grouper-Programmen), welche die Dokumentationsmerkmale über Entscheidungsbäume in eine Fallgruppe abbilden.
Beispiele für l.F.e sind die →Diagnosis Related Groups (DRG) und das österreichische System der →Leistungsorientierten Krankenanstaltenfinanzierung (LKF).
Zu den →Dokumentationspflichten, die im Zusammenhang mit l.F.en entstehen, siehe Abschnitt 9.3.3.

Synonym: Case group system (englisch), Fallgruppensystem
Generalisierung: Klassifikation
Spezialisierung: Leistungsorientierte Krankenanstaltenfinanzierung (LKF), Diagnosis Related Groups (DRG)

Ss. 48, 60, 61, 152

Literaturdatenbank

Siehe →Indirekte Dokumentation

Synonym: Bibliographic database system (englisch)
Spezialisierung: MEDLINE
Überschneidung: Indirekte Dokumentation

Ss. 54, 119, 142

Logische Datenintegration

Siehe →Datenintegration

Synonym: Logical data integration (englisch)
Generalisierung: Datenintegration

Ss. 75, 86

Medizinische Dokumentation

→Dokumentation medizinischer →Information oder →medizinischen Wissens. Wichtige Bereiche sind
- die Dokumentation klinischer Beobachtungen (einschließlich Messungen und diagnostische Bilder), Bewertungen und Anordnungen, üblicherweise auf den Patienten bzw. den Behandlungsfall bezogen,
- die Dokumentation medizinischen Wissens, z.B. über Krankheiten, und
- die Dokumentation medizinischer Literatur.

Die m.D. dient allen medizinischen Berufsgruppen, also Ärzten, Pflegekräften, Physiotherapeuten usw. gleichermaßen. Sie wird durch →medizinische Dokumentationssysteme realisiert.

Synonym: Medical documentation (englisch)
Generalisierung: Dokumentation
Spezialisierung: Klinische Dokumentation
Überschneidung: Medizinisches Dokumentationssystem

Ss. 1, 2, 3, 4, 5, 6, 8, 9, 10, 11, 15, 23, 24, 26, 30, 40, 69, 76, 83, 100, 113, 116, 119, 122, 126, 139, 140, 141, 142, 144, 145, 146, 159

Medizinische Hochschule Plötzberg (MHP)

Eine fiktive medizinische Hochschule mit angeschlossenem Klinikum der Maximalversorgung. An der MHP sind die meisten Beispiele dieses Buches angesiedelt. Die MHP ist zwar fiktiv, aber Ähnlichkeiten mit tatsächlichen Krankenhäusern sind durchaus nicht zufällig.

Synonym: Ploetzberg [pløts'berg] Medical Center and Medical School (PMC) (englisch), MHP

Ss. 21, 24, 28, 29, 33, 38, 105, 107, 109, 110

Medizinische Versorgungseinrichtung

Einrichtung mit Aufgaben im Bereich der →Patientenversorgung. Beispiele sind Arztpraxen, Krankenhäuser, Pflegeheime, physiotherapeutische Einrichtungen, diagnostische Beratungsstellen usw.
Patienten kommen in m.V.en, um von deren Mitarbeitern →Versorgungsmaßnahmen zu empfangen.

Synonym: Health care institution (englisch), Versorgungseinrichtung
Integrativbegriff: Gesundheitswesen

Ss. 5, 13, 24, 28, 47, 53, 57, 69, 70, 72, 75, 76, 77, 79, 80, 85, 87, 88, 89, 90, 92, 122, 126, 147, 148, 149, 151, 155, 156, 157

Medizinische Versorgungsmaßnahme

Am Patienten durchgeführte Maßnahme zur Krankheitsvorbeugung, Diagnostik, Pflege, Therapie und Nachsorge. Sie wird im Allgemeinen von Angehörigen eines medizinischen Versorgungsberufs bzw. von Mitarbeitern einer →medizinischen Versorgungseinrichtung durchgeführt.

Synonym: Health care intervention (englisch)
Generalisierung: Versorgungsmaßnahme
Integrativbegriff: Patientenversorgung

Ss. 4, 26, 48, 73, 91

Medizinisches Dokumentationssystem

→Dokumentationssystem, welches Aufgaben der →medizinischen Dokumentation realisiert.

Synonym: Medical data management system (englisch)
Generalisierung: Dokumentationssystem
Spezialisierung: Medizinisches Register
Überschneidung: Medizinische Dokumentation

Ss. 23, 29, 40, 83, 86, 88, 90, 97

Medizinisches Register

→Medizinisches Dokumentationssystem mit einer Aufgabenstellung, deren Schwerpunkt im Bereich der medizinisch-wissenschaftlichen Forschung liegt. M.R. sind geprägt durch eine →standardisierte Dokumentation von Patientendaten, durch ein definiertes →Untersuchungskollektiv (d.h. klare Ein- und Ausschlusskriterien). Sie werden mit einer klaren Aufgabenstellung erstellt, dienen aber auch für die explorative Analyse, das so genannte Data mining.
Im Gegensatz zu einer →klinischen Studie sind R. darauf ausgelegt, Fragestellungen in regelmäßigen Abständen immer wieder zu beantworten, um so zeitliche Trends deutlich zu machen. Sie haben deshalb in der Regel auch kein definiertes Studienende. Fragestellung und →Dokumentationssystem werden im Lauf der Zeit immer wieder an einen veränderten wissenschaftlichen Kenntnisstand oder eine veränderte Interessenlage angepasst. Trotzdem muss die langfristige Vergleichbarkeit der →Daten gewährleistet sein. Mit den Daten eines R.s können keine Fragen beantwortet werden, die eine →randomisierte Zuteilung von Behandlungsmaßnahmen erfordern.
R. verwenden typischerweise Methoden der →patientenübergreifenden Auswertung.
Man unterscheidet zwischen →klinischen Registern, deren Untersuchungskollektiv nur die Patienten einer oder weniger →Versorgungseinrichtungen umfasst, und →epidemiologischen Registern, in denen die Patienten einer bestimmten Region (z.B. eines Bundeslandes oder Kantons) möglichst vollständig →erfasst werden sollen. →Krebsregister sind typische Beispiele für epidemiologische Register.
Die Einrichtung, welche ein m.R. betreibt, wird oft →Registerstelle genannt.

Synonym: Medical register (englisch)
Generalisierung: Medizinisches Dokumentationssystem, Register
Spezialisierung: Epidemiologisches Register, Klinisches Register
Überschneidung: Patientenübergreifende Auswertung, Registerstelle

Ss. 69, 77, 90, 91, 92

Medizinisches Wissen

→Information über den zu gegebener Zeit bestehenden Konsens im Bereich der Medizin und Gesundheitsversorgung, vor allem bezüglich der gültigen →Terminologie, bestehender oder vermuteter Zusammenhänge und Gesetzmäßigkeiten, möglicher Interpretationen von Beobachtungen sowie empfehlenswerter Methoden und Handlungen.

Im Gegensatz zur medizinischen Information im engeren Sinne bezieht sich m.W. auf →Begriffe statt auf konkrete →Objekte.

Synonym: Medical knowledge (englisch)
Generalisierung: Wissen, Information
Überschneidung: Informations- und Wissenslogistik

Ss. 14, 23, 24, 125

MEDLINE

Siehe →Indirekte Dokumentation

Synonym: MEDLINE (englisch)
Generalisierung: Literaturdatenbank

S. 119

Mehrachsige Klassifikation

M.K.en bestehen aus zwei oder mehreren, voneinander unabhängigen Teilklassifikationen, auch →Achsen, →Facetten oder →Dimensionen genannt. In einer sauber konstruierten m.K. bildet jede Teilklassifikation genau ein →semantisches Bezugssystem ab. Während ein →Objekt in einer →einachsigen Klassifikation genau einmal →klassiert wird, erfolgt dies in einer m.K. für jede Teilklassifikation getrennt; die endgültige →Klasse besteht also aus je einem Element für jede Achse. Die Teilklassifikationen selbst können in sich hierarchisch strukturiert sein.

Beispiel: Eine Lungenentzündung, die sich während eines Krankenhausaufenthaltes entwickelt hat, kann unter dem Aspekt des pathologischen Prozesses (Entzündung), der Lokalisierung (Lunge) und der Krankheitsursache (z.B. eine nosokomiale Infektion) betrachtet werden. Ein weiteres Beispiel finden Sie in Abschnitt 2.4.3.1.

Synonym: Multiaxial classification (englisch), Facettenklassifikation, Mehrdimensionale Klassifikation
Generalisierung: Klassifikation
Spezialisierung: ICD-10-PCS, TNM-System
Teilbegriff: Achse
Antonym: Einachsige Klassifikation

Ss. 34, 35, 36, 40, 41, 49, 51, 97

Mehrachsige Nomenklatur

M.N.en bestehen aus zwei oder mehreren, voneinander unabhängigen (aber sich ergänzenden) Teilnomenklaturen. Die jeweiligen →Deskriptoren beschreiben ein →Objekt innerhalb unterschiedlicher →semantischer Bezugssysteme; seine Indexierung erfolgt für jede Teilnomenklatur getrennt.

Ein Beispiel finden Sie in den Abschnitten 2.4.3.2 und 2.4.3.4. Die →Systematisierte Nomenklatur der Medizin (SNOMED) ist ebenfalls eine m.N.

Synonym: Multiaxial nomenclature (englisch), Mehrdimensionale Nomenklatur
Generalisierung: Nomenklatur

Spezialisierung: Systematisierte Nomenklatur der Medizin (SNOMED)
Teilbegriff: Achse
Antonym: Einachsige Nomenklatur

Ss. 36, 37

Mehrdimensionale Klassifikation

Siehe →mehrachsige Klassifikation

Synonym: Monodimensional classification (englisch), Mehrachsige Klassifikation

Mehrdimensionale Nomenklatur

Siehe →Mehrachsige Nomenklatur

Synonym: Mehrachsige Nomenklatur

Merkmal (Merkmalsart + Merkmalsausprägung)

Verkürzende →Bezeichnung eines Paares aus →Merkmalsart und →Merkmalsausprägung. Beispiele für M.e:
- braune Haarfarbe (M. einer Person)
- Einweisungsdiagnose: Verdacht auf Appendizitis (M. des Krankenhausaufenthaltes eines Patienten)

Ein M. wird genutzt, um →Objekte zu beschreiben oder zu unterscheiden. Gelegentlich wird M. auch →synonym zu Merkmalsausprägung oder zu Merkmalsart gebraucht.

Synonym: Attribute (attribute type + attribute value) (englisch), Attribut
Spezialisierung: Quantitatives Merkmal, Qualitatives Merkmal, Klassenbildendes Merkmal
Teilbegriff: Merkmalsausprägung, Merkmalsart
Homonym: Merkmal (Merkmalsart)

Ss. 15, 16, 19, 20, 24, 26, 36, 39, 61, 64, 74, 76, 85, 90, 92, 108, 123, 152

Merkmal (Merkmalsart)

Siehe →Merkmalsart

Synonym: Attribute (attribute type) (englisch), Merkmalsart
Homonym: Merkmal (Merkmalsart + Merkmalsausprägung)

Ss. 7, 20, 22, 25, 60, 61, 62, 66, 72, 73, 74, 88, 90, 91, 92, 93, 106, 107, 108, 125, 126, 135, 153, 158

Merkmalsart

Die Zusammenfassung von →Merkmalsausprägungen als Kriterium zum Aufbau eines →Begriffssystems (vgl. ISO 1087). Eine M. kann auf einer höheren Abstraktionsstufe ihrerseits die Funktion einer Merkmalsausprägung annehmen. Beispiel:
- Abstraktionsstufe 1: Merkmalsart: *Geschlecht* – Ausprägungen: *männlich, weiblich*
- Abstraktionsstufe 2: Merkmalsart: *Patienteneigenschaften* – Ausprägungen: *Name, Geschlecht, Alter, Diagnosen*

Gelegentlich wird die →Bezeichnung „→Merkmal" →synonym zu „Merkmalsart" verwendet. In →statistischen Auswertungen werden Merkmalsarten gewöhnlich als →*Variable* bezeichnet.

Synonym: Attribute type (englisch), Merkmal (Merkmalsart), Variable
Integrativbegriff: Merkmal (Merkmalsart + Merkmalsausprägung)

Überschneidung: Merkmalsausprägung

Ss. 15, 16, 17, 19, 20, 22, 25, 26, 29, 99, 122, 158

Merkmalsausprägung

Der Wert einer →Merkmalsart, wie er bei einem konkreten →Objekt ausgeprägt ist (z.B. der Wert *braun* für die Merkmalsart *Haarfarbe*). Zusammen mit der Merkmalsart bildet die M. ein →Merkmal.

Eine M. kann auf einer tieferen Abstraktionsstufe die Funktion einer Merkmalsart annehmen (siehe Merkmalsart).

Synonym: Attribute value (englisch)
Integrativbegriff: Merkmal (Merkmalsart + Merkmalsausprägung)
Überschneidung: Merkmalsart

Ss. 15, 17, 19, 22, 29, 33, 91, 134

MHP

Siehe Medizinische Hochschule Plötzberg

Synonym: Medizinische Hochschule Plötzberg (MHP)

Minimum Basic Data Set (MBDS)

Siehe →Basisdokumentation

Synonym: Minimum Basic Dataset (MBDS) (englisch)
Integrativbegriff: Basisdokumentation

Ss. 65, 73

Monohierarchisches Begriffssystem

→Hierarchisches Begriffssystem, bei dem jeder →Begriff höchstens einem anderen Begriff direkt untergeordnet ist. Im Gegensatz dazu kann in einem →*polyhierarchischen Begriffssystem* jeder Begriff mehreren Begriffen direkt untergeordnet sein.

M.B.e sind leichter darzustellen und zu handhaben, werden aber den Beziehungen zwischen den Begriffen eines Fachgebiets oft weniger gerecht als polyhierarchische Begriffsordnungen.

Für ein Beispiel zur Anwendung auf →Klassifikationen siehe Abschnitt 2.4.3.1. Die →Internationale Klassifikation der Krankheiten basiert ebenfalls auf einem m.B.

Synonym: Monohierarchical concept system (englisch)
Generalisierung: Hierarchisches Begriffssystem
Überschneidung: Internationale Klassifikation der Krankheiten (ICD)
Antonym: Polyhierarchisches Begriffssystem

Multiple Verwendung von Daten

Einmal →aufgezeichnete →Daten werden für mehr als eine Dokumentationsaufgabe verwendet. Voraussetzung der multiplen Verwendbarkeit ist eine →Dokumentationsplanung, die eine Qualität der aufgezeichneten Daten gewährleistet, welche für alle relevanten Aufgaben ausreicht. Weiterhin ist auf technischer Ebene →Datenintegration erforderlich.

Synonym: Multiple use of data (englisch)
Teilbegriff: Datenintegration

Ss. 6, 7, 8, 10, 80, 89, 102, 116, 118, 119, 120, 124, 156, 158

Nachricht

Eine N. besteht aus →Daten, die zum Zweck ihrer Weitergabe zusammengestellt und als Einheit betrachtet werden.

Synonym: Message (englisch)
Teilbegriff: Daten
Überschneidung: Dokument, Kommunikation

Ss. 20, 21, 22, 121, 143, 144

Nicht-standardisierte Dokumentation

Siehe →Standardisierte Dokumentation

Synonym: Non-standardized documentation (englisch), Freie Dokumentation
Antonym: Standardisierte Dokumentation

Ss. 25, 26, 133

Nomenklatur

Eine systematische Zusammenstellung von →Bezeichnungen, die für eine Dokumentationsaufgabe zugelassen sind (→Deskriptoren). Damit bildet sie ein →Ordnungssystem und stellt gleichzeitig eine →Dokumentationssprache dar. Wichtigste Sprachregel: Jeder Sachverhalt kann mit beliebig vielen Deskriptoren beschrieben werden (oder auch keinen Deskriptor erhalten).

Synonym: Nomenclature (englisch), Indexierungs- und Retrievalsprache
Generalisierung: Ordnungssystem
Spezialisierung: Einachsige Nomenklatur, Mehrachsige Nomenklatur

Ss. 32, 35, 36, 37, 38, 39, 40, 41, 53, 54, 55, 56, 57, 97, 98, 99, 126, 144

Notation

Eine Zeichenfolge, die einen →Begriff oder eine Begriffskombination repräsentiert und ggf. durch ihren Aufbau deren Stellung im systematischen Zusammenhang (eines Ordnungs- bzw. →Begriffssystems) eindeutig abbildet.
N.en dienen der einfachen und eindeutigen →Bezeichnung von Begriffen und können gleichzeitig durch ihren Aufbau deren Position in einem →Ordnungssystem beschreiben.
Beispiel: Der →ICD-10-Notation A74.0 bezeichnet eine Infektionskrankheit (A), verursacht durch Chlamydien (A74), in diesem Fall eine Bindehautentzündung des Auges (A74.0).
In einem poly-→hierarchischen Ordnungssystem oder Semantischen Netzwerken kann die N. die Stellung des entsprechenden Begriffs nicht eindeutig abbilden, da sie abhängig vom übergeordneten Begriff unterschiedlich gebildet werden müsste. Hier benutzt man in der Regel ein →Surrogat, um den Begriff eindeutig zu repräsentieren, und bildet es nötigenfalls auf mehrere externe N.en ab.

Synonym: Notation (englisch), Code, Schlüssel
Überschneidung: Codieren

Ss. 29, 31, 33, 35, 37, 39, 40, 44, 49, 50, 51, 52, 53, 55, 59, 60, 98, 99, 100

Notieren

Das Zuordnen einer →Notation zu einem →Objekt und ihre →Aufzeichnung als →Datenobjekt.

Synonym: Codieren, Verschlüsseln
Überschneidung: Indexieren, Klassieren

Ss. 6, 33, 34, 35, 37, 53, 59, 73

Oberbegriff

Siehe →Generalisierung, →Integrativbegriff

Synonym: Hyperonym
Spezialisierung: Generalisierung, Integrativbegriff
Antonym: Unterbegriff

S. 18

Objekt

Ein O. (auch: Gegenstand) ist ein beliebiger Ausschnitt aus der wahrnehmbaren oder vorstellbaren Welt (ISO 1087). O.e können materiell (ein Röntgengerät), immateriell (eine Diagnose) oder imaginär (das ideale →Dokumentationssystem) sein. Auch Konzepte, Geschehnisse sowie tatsächliche oder postulierte Sachverhalte sind Objekte. Jedes einzelne O. weist eine Menge von Eigenschaften (→Attribute) auf, durch die es sich von anderen O.en unterscheidet oder in denen es mit ihnen übereinstimmt.
Mehrere gleichartige O.e können zu →Begriffen oder →Objekttypen zusammengefasst werden.

Synonym: Object (englisch), Gegenstand
Spezialisierung: Datenobjekt, Objekt der äußeren Wirklichkeit

Ss. 1, 2, 15, 16, 17, 18, 19, 20, 22, 25, 26, 32, 33, 34, 35, 36, 37, 38, 39, 85, 92, 94, 101, 103, 105

Objekt der äußeren Wirklichkeit

Ein →Objekt der beobachtbaren Wirklichkeit, das innerhalb einer →Dokumentation zusammenhängend inhaltlich beschrieben wird. Beispiele aus der →klinischen Dokumentation: der Patient Adam; sein Krankenhausaufenthalt vom 7. bis zum 14.01.2003 in der →MHP; die Krankheit Tuberkulose. Beispiel aus der Literaturdokumentation: der Zeitschriftenartikel mit dem Titel „The fall of the medical record" in der Zeitschrift *Annals of Internal Medicine,* Band 110, 1989, S. 482–4.
Innerhalb eines →Dokumentationssystems werden Objekte der äußern Wirklichkeit durch →Datenobjekte repräsentiert (das gilt auch für dieses Buch: sehen Sie sich die o.g. Beispiele noch einmal an). Sie werden in der Regel – mehr oder weniger instinktiv – →Objekttypen zugeordnet: der *Patient* Adam, die *Krankheit* Tuberkulose etc.; zur Erläuterung siehe Abbildung 2.1.

Synonym: Outside-world object (englisch)
Generalisierung: Objekt

Ss. 19, 21, 103

Objektivität

Siehe →Reliabilität

Synonym: Objectivity (englisch)
Integrativbegriff: Reliabilität

S. 92

Objekttyp

Siehe →Begriff

Synonym: Object class (englisch), Begriff
Spezialisierung: Datenobjekttyp

Ss. 15, 16, 17, 25

Ontologie

Siehe →Begriffssystem

Synonym: Ontology (englisch), Begriffssystem

OPS

Siehe →Internationale Klassifikation der Prozeduren in der Medizin (ICPM)

Überschneidung: Internationale Klassifikation der Prozeduren in der Medizin (ICPM)

Ss. 48, 49, 50, 64, 142, 153, 154

Ordnungssystem

Ein O. ist eine →Dokumentationssprache, die auf einer Begriffsordnung basiert. Es definiert und beschreibt alle →Deskriptoren oder →zugelassenen Benennungen und ordnet sie entsprechend der Ordnung der →Begriffe.
Den Deskriptoren ist oft verkürzend eine →Notation oder ein „→Schlüssel" zugeordnet, welche einzeln oder in Kombination die →Objekte einer →Dokumentation beschreiben. Man nennt O.e deshalb auch gelegentlich →Schlüsselsysteme.
Ist die zugrunde liegende Begriffsordnung hierarchisch, so spricht man auch von einem hierarchischen O. Typische O.e sind →Klassifikationen und →Nomenklaturen.

Synonym: Coding system (englisch), Schlüsselsystem
Generalisierung: Dokumentationssprache
Spezialisierung: Hierarchisches Ordnungssystem, Klassifikation, Nomenklatur
Überschneidung: Begriffssystem

Ss. 11, 30, 31, 32, 33, 35, 38, 39, 41, 43, 45, 49, 51, 52, 56, 60, 61, 81, 89, 97, 99, 153

Patientenakte

Siehe →Krankenakte

Synonym: Krankenakte

S. 69

Patientenbezogene Auswertung

→Auswertung einer →medizinischen Dokumentation mit einer Fragestellung, die sich auf einen einzelnen Patienten bezieht. Die p.A. wird oft auch als →kasuistische Nutzung →bezeichnet, weil hier der medizinische „Fall" im Mittelpunkt der Beobachtung steht. Im wissenschaftlichen Bereich ist eine „Kasuistik" die Beschreibung typischer oder untypischer einzelner →Krankheitsverläufe.
Methodische Anforderungen bestehen bei der p.A. häufig in der korrekten Identifikation des Patienten, in der angemessenen Darstellung von Symptomen und Befunden sowie in einer übersichtlichen und präzisen Präsentation der vielfältigen →Informationen.

Synonym: Patient-oriented analysis (englisch), Kasuistische Nutzung
Generalisierung: Auswertung
Antonym: Patientenübergreifende Auswertung

Ss. 25, 84

Patientenstammdaten

→Daten, die grundlegende Eigenschaften von Patienten beschreiben und die im Zeitverlauf relativ stabil sind (z.B. der Vorname, der Geburtsname, das Geburtsdatum, das Geschlecht, die Adresse usw.). Man benötigt diese Daten im Allgemeinen für die Identifikation des Patienten und für administrative Aufgaben.
P. stellen einen Teil der →Basisdokumentation dar.
Weil sich die administrativen Daten trotz ihrer relativen Stabilität von Zeit zu Zeit ändern können, müssen sie systematisch gepflegt werden.

Synonym: Demographic patient data (englisch)
Generalisierung: Daten
Integrativbegriff: Basisdokumentation
Überschneidung: Identifizierung

S. 109

Patientenübergreifende Auswertung

→Auswertung einer →medizinischen Dokumentation mit Fragestellung, die sich auf aggregierte Eigenschaften einer vorgegebenen Gruppe von Patienten bezieht. Wegen der meist →statistischen Auswertungsmethoden auch oft statistische Auswertung genannt.
Die wichtigsten Anforderungen an p.A.en bestehen darin, eine Gruppe von Patienten mit vergleichbaren Bedingungen im Hinblick auf ihre Krankheit und Lebenssituation zu finden und weiterhin Vergleichbarkeit in ihrer Versorgung und in der →Aufzeichnung der →Daten (→Beobachtungsgleichheit) sicherzustellen.
Bei der Interpretation der Ergebnisse können noch weitergehende Probleme entstehen, z.B. durch die fehlende →Strukturgleichheit von Vergleichsgruppen.

Synonym: Patient-group analysis (englisch)
Generalisierung: Auswertung
Überschneidung: Klinische Studie, Medizinisches Register, Statistische Auswertung
Antonym: Patientenbezogene Auswertung

Ss. 25, 35, 77, 88, 115

Patientenversorgung

Die koordinierte Durchführung →medizinischer Versorgungsmaßnahmen an Patienten, im Allgemeinen durch die Mitarbeiter einer →medizinischen Versorgungseinrichtung.

Synonym: Patient care (englisch)
Spezialisierung: Kooperative Patientenversorgung
Teilbegriff: Medizinische Versorgungsmaßnahme

Ss. 1, 2, 3, 4, 6, 9, 12, 13, 29, 73, 75, 79, 80, 106, 107, 114, 116, 119, 122, 125, 148

Physische Datenintegration

Siehe →Datenintegration

Synonym: Physical data integration (englisch)
Generalisierung: Datenintegration

Planung von Dokumentationssystemen

Siehe →Systematische Planung von Dokumentationssystemen

Spezialisierung: Systematische Planung von Dokumentationssystemen

Ss. 8, 101, 126

Polyhierarchisches Begriffssystem

Siehe →Monohierarchisches Begriffssystem

Synonym: Polyhierarchical concept system (englisch)
Generalisierung: Hierarchisches Begriffssystem
Antonym: Monohierarchisches Begriffssystem

Prävalenz

Die P. (oder →Prävalenzrate) einer Krankheit ist der Anteil der an ihr Erkrankten in einer Bevölkerung zu einem Stichdatum (der Krankenstand).
Im Gegensatz dazu sagt die →Inzidenz (oder →Inzidenzrate) einer Krankheit aus, welcher Anteil der Bevölkerung innerhalb eines definierten Zeitraums (üblicherweise innerhalb eines Jahres) neu an ihr erkrankt ist (die Neuerkrankungsrate).
P. wie auch Inzidenz beziehen sich immer auf eine bestimmte Krankheit (z.B. Herzinfarkt) oder eine →Klasse von Krankheiten (z.B. Erkrankungen der Herzkranzgefäße).

Synonym: Prevalence (englisch), Prävalenzrate
Überschneidung: Inzidenz

Ss. 44, 77, 127

Prävalenzrate

Siehe →Prävalenz
Synonym: Prävalenz

Praxisinformationssystem

Siehe →Informationssystem

Synonym: Medical office information system (englisch)
Generalisierung: Informationssystem

Ss. 28, 79, 80

Präzision

Siehe →Relevanzrate

Synonym: Precision (englisch), Relevanzrate

Ss. 54, 62, 127, 143

Primäre Datenerfassung

Siehe →Aufzeichnung von Daten

Integrativbegriff: Aufzeichnung von Daten

Prolektive Auswertung

→Auswertung einer →Dokumentation, bei der das →Untersuchungskollektiv vor der →Datenerhebung definiert wird („mit vorheriger Auswahl"). In einer →*retrolektiven Auswertung* ist zumindest ein Teil der →Daten bereits erhoben worden, bevor das Untersuchungskollektiv festgelegt wird („mit anschließender Auswahl").
Nur in der p.A. ist es möglich, die →Aufzeichnung der Daten im Hinblick auf die Fragestellung der Untersuchung zu planen. In der retrolektiven Auswertung dagegen ist der Untersucher auf diejenigen Daten angewiesen, die in Unkenntnis der Fragestellung →erfasst wurden – und die sich oft als unzureichend für ihre Beantwortung herausstellen.

Synonym: Prolective analysis (englisch)
Generalisierung: Auswertung
Antonym: Retrolektive Auswertung

Ss. 74, 103, 111, 136

Prospektive Studie

In einer p.S. („nach vorne blickend") wird nach möglichen Wirkungen einer angenommenen Ursache geforscht. Entsprechend heißt eine Studie, die nach einer möglichen Ursache für einen beobachtete Wirkung sucht, →retrospektiv („rückwärts blickend").
Beispiel: Die Beobachtung von Rauchern und Nichtrauchern (das Rauchen als angenommene Ursache) über einen bestimmten Zeitraum im Hinblick auf krankhafte Veränderungen der Atmungsorgane (die mögliche Wirkung) ist eine prospektive Untersuchung. Studien dieser Art nennt man →*Kohortenstudien,* weil eine oder mehrere Kohorten von Personen beobachtet werden.
Umgekehrt ist die Befragung von Patienten mit Lungenkrebs nach ihren Rauchgewohnheiten eine retrospektive Untersuchung. Werden neben den Patienten (Fällen) auch nichterkrankte Personen (Kontrollen) befragt und die Antworten verglichen, so →bezeichnet man eine solche Studie als →*Fall-Kontroll-Studie.*

Synonym: Prospective study (englisch)
Generalisierung: Klinische Studie

Spezialisierung: Kohortenstudie
Antonym: Retrospektive Studie

Ss. 91, 103

Prozessqualität

Siehe →Qualität der Patientenversorgung

Synonym: Quality of the care process (englisch)
Integrativbegriff: Qualität der Patientenversorgung

S. 76

Pseudonymisierung

Siehe →Anonymisierung

Synonym: Pseudonymization (englisch)
Generalisierung: Anonymisierung

Ss. 151, 155

Qualität der Patientenversorgung

→Bezeichnet im engeren Sinne den Grad, zu dem die Gesundheit eines Patienten durch die →Patientenversorgung verbessert oder stabilisiert wird, gemessen daran, was bei seinem Ausgangszustand erwartet werden konnte (*Outcome, →Ergebnisqualität*). Die Ergebnisqualität hängt ab von der →Qualität der Strukturen einer →Versorgungseinrichtung (Gibt es ausreichend gut ausgebildetes Personal? Ist die technische Ausrüstung angemessen und funktionsfähig?) und von der →Qualität der Versorgungsprozesse (Wurden die richtigen Maßnahmen fachgerecht durchgeführt?)
Es gibt keine absoluten Maße für erwartete Ergebnisse, richtige Maßnahmen, ausreichend Personal oder angemessene Ausrüstung. Die Beurteilung der Qualität setzt voraus, dass in einem Gesundheitssystem spezifische Kriterien dafür entwickelt werden, was als „gute" Patientenversorgung unter den gegebenen technischen, finanziellen und gesellschaftlichen Randbedingungen betrachtet werden soll.
Zu den →Dokumentationspflichten, die im Zusammenhang mit der externen, vergleichenden →Qualitätssicherung entstehen, siehe Abschnitt 9.3.4.

Synonym: Quality of patient care (englisch)
Teilbegriff: Prozessqualität, Strukturqualität, Ergebnisqualität
Überschneidung: Qualitätsmanagement

Ss. 3, 5, 43, 75, 76, 79, 105, 114, 115, 155

Qualitatives Merkmal

Siehe →Skalenniveau

Synonym: Qualitative attribute (englisch)
Generalisierung: Merkmal (Merkmalsart + Merkmalsausprägung)
Überschneidung: Skalenniveau
Antonym: Quantitatives Merkmal

S. 134

Qualitätsindikator

Siehe →Qualitätsmonitoring

Synonym: Quality indicator (englisch)
Integrativbegriff: Qualitätsmonitoring

Ss. 76, 82, 87, 89, 155

Qualitätsmanagement

Alle Aktivitäten des Managements einer →medizinischen Versorgungseinrichtung, die darauf abzielen, die →Qualität der Patientenversorgung zu sichern und kontinuierlich zu verbessern. Die Aktivitäten umfassen das Aufstellen von Qualitätszielen, die Zuweisung von Zuständigkeiten und Verantwortung sowie die Gestaltung und Überwachung von Prozessen, mit denen die Zielsetzung umgesetzt werden soll.

Synonym: Quality management (englisch)
Teilbegriff: Qualitätsmonitoring, Qualitätssicherung
Überschneidung: Qualität der Patientenversorgung

Ss. 5, 7, 9, 69, 75, 76, 84, 87, 88, 89, 119, 121, 143, 145, 146

Qualitätsmonitoring

Eine geplante, systematische Beobachtung bestimmter →Merkmale (→Qualitätsindikatoren) einer definierten Menge von →Versorgungsmaßnahmen. Die Versorgungsmaßnahmen werden so ausgewählt, dass sie in gewisser Hinsicht als →repräsentativ für den gesamten Versorgungsprozess gelten können.

Als Teilaufgabe des →Qualitätsmanagements dient das Q. der Identifikation von Problemen. Eine Problemanalyse schließt sich in der Regel an. Der Erfolg aller eventuellen Maßnahmen zur Problemlösung kann (und sollte) wiederum durch Q. überprüft werden.

Synonym: Quality monitoring (englisch)
Integrativbegriff: Qualitätsmanagement
Teilbegriff: Qualitätsindikator

Ss. 5, 9, 76, 87, 89

Qualitätssicherung

Siehe →Qualitätsmanagement

Synonym: Quality assurance (englisch)
Integrativbegriff: Qualitätsmanagement

Ss. 132, 133, 144, 155, 157, 159

Quantitatives Merkmal

Siehe →Skalenniveau

Synonym: Quantitative attribute (englisch)
Generalisierung: Merkmal (Merkmalsart + Merkmalsausprägung)
Überschneidung: Skalenniveau
Antonym: Qualitatives Merkmal

Ss. 87, 93, 134

Randomisierte Zuteilung

Zur Ermittlung der Wirksamkeit einer Intervention (typischerweise eine bestimmte Therapie oder Prophylaxe) mit statistischen Methoden werden die Patienten streng zufällig der Gruppe mit dieser Intervention →zugeteilt oder einer Kontrollgruppe. Die r.Z. ist die beste Methode, um (im Mittel) die →Strukturgleichheit der Gruppen bezüglich aller bekannten und unbekannten Störgrößen zu erzielen.

Synonym: Random allocation (englisch), Randomisierung
Generalisierung: Zuteilung

Ss. 90, 91, 92, 93, 127, 130

Randomisierung

Siehe →Randomisierte Zuteilung

Synonym: Randomization (englisch), Randomisierte Zuteilung

Recall

Siehe →Vollzähligkeitsrate

Synonym: Recall (englisch), Vollzähligkeitsrate

Ss. 54, 94

Rechner

Siehe →Rechnersystem

Synonym: Computer (englisch), Computer
Generalisierung: Rechnersystem

Rechnerbasierter Anwendungsbaustein

Siehe →Anwendungsbaustein

Synonym: Computer-based application component (englisch)
Generalisierung: Anwendungsbaustein

Ss. 106, 109, 118, 121, 123

Rechnerbasiertes Dokumentationssystem

Siehe →Dokumentationssystem

Synonym: Computer-based data management system (englisch)
Generalisierung: Dokumentationssystem

Ss. 6, 27, 28, 84, 85, 86, 105

Rechnersystem

Eine digitale Datenverarbeitungs- oder Rechenanlage. Das kann ein einzelner Arbeitsplatzrechner (Personal →Computer, PC) ebenso sein wie ein zentraler Server mit einer Vielzahl angeschlossener Clients oder ein komplexes Kommunikationsnetz mit mehreren Steuerungseinheiten.
In den einfachsten Fällen wird statt von einem R. einfach von einem Rechner oder einem Computer gesprochen. (Jeder Computer ist ein R., aber nicht jedes R. ist nur ein Computer.)

Synonym: Computer system (englisch)
Spezialisierung: Rechner

Ss. 3, 8, 21, 27, 28, 69, 71, 72, 103, 109, 110, 113, 116, 121, 137

Referenzielle Integrität

Eigenschaft verteilter Datenbestände, dass zwischen den gespeicherten →Daten keine Widersprüche bestehen. Im Zusammenhang mit der →klinischen Dokumentation heißt das zum Beispiel, dass die Daten eines Patienten in verschiedenen Beständen und →Anwendungsbausteinen einander eindeutig zugeordnet werden können und in sich keine Widersprüche enthalten (z.B. die unterschiedliche Schreibweise des Patientennamen oder unterschiedliche Zeitpunkte für den Beginn einer Behandlung).
Eventuelle Widersprüche müssen regelmäßig aufgedeckt und behoben werden, z.B. durch systematische →Kommunikation.
Die r.I. ist eine wichtige Voraussetzung für die →logische Datenintegration. Eine Datenhaltung im Zustand der r.I. →bezeichnet man als →konsistent.

Synonym: Referential integrity (englisch), Konsistenz
Generalisierung: Integrität
Integrativbegriff: Datenintegration

Ss. 85, 86, 121, 125

Register

Siehe →Medizinisches Register

Synonym: Register (englisch)
Spezialisierung: Medizinisches Register

Registerstelle

Siehe →Medizinisches Register

Synonym: Medical registry (englisch)
Überschneidung: Medizinisches Register

Relevanzrate

Bei der Suche nach →Datenobjekten in einem →Dokumentationssystem: Es sei
- D die Menge der Datenobjekte im Dokumentationssystem;
- R die Menge der für die Suche relevanten →Objekte;
- S die Menge der selektierten Datenobjekte (Ergebnismenge).

(Zur Erläuterung der Mengen siehe auch Abb. 5.1.)
Dann ist die R. = $|R \cap S| / |S|$, wobei $|X|$ die Anzahl der Elemente einer Menge X darstellt. Die R. entspricht also dem Anteil der relevanten Datenobjekte unter den selektierten. Enthält die Ergebnismenge ausschließlich relevante Objekte, so liegt die R. bei 100%. Das Komplement (1 – R., der Anteil nicht-relevanter Objekte in der Ergebnismenge) →bezeichnet man auch als →Ballast (siehe Abb. 5.1; vgl. auch →Vollzähligkeitsrate).

Synonym: Precision (englisch), Präzision, Trefferrate
Überschneidung: Vollzähligkeitsrate
Antonym: Ballast

Ss. 54, 94, 95

Reliabilität

Bei der Beschreibung eines →Objektes durch die Zuordnung einer →Merkmalsausprägung oder eines →Deskriptors: Grad der Übereinstimmung, wenn die Zuordnung wiederholt vorgenommen wird,
- zu verschiedenen Zeitpunkten (Aspekt der →Reproduzierbarkeit)
- durch verschiedene Personen (Aspekt der →Objektivität).

Synonym: Reliability (englisch), Genauigkeit
Teilbegriff: Objektivität, Reproduzierbarkeit
Überschneidung: Validität, Beobachtungsgleichheit

Repräsentativität

Eigenschaft des →Untersuchungskollektivs, in der Verteilung aller denkbaren Störgrößen mit der →Zielgrundgesamtheit so weit wie möglich überein zu stimmen.
R. ist nötig, um die Beobachtungsergebnisse am Untersuchungskollektiv auf die Zielgrundgesamtheit verallgemeinern zu können. Die R. kann durch Verfahren der Stichprobengewinnung erreicht werden (z.B. Zufallsauswahl, Schichtung, Mikrozensus). In der →klinischen Dokumentation muss man oft ohne diese Methoden auskommen; die Zielgrundgesamtheit kann dann als vorsichtige Verallgemeinerung des Untersuchungskollektivs konstruiert werden – im Wesentlichen die zukünftigen Patienten der eigenen oder einer vergleichbaren →Versorgungseinrichtung.

Synonym: Representativity (englisch)

Ss. 91, 92, 93

Reproduzierbarkeit

Siehe →Reliabilität

Synonym: Reproducibility (englisch)
Integrativbegriff: Reliabilität

Ss. 7, 40, 45, 53, 58, 76, 88, 92, 98, 99, 101

Retrolektive Auswertung

Siehe →Prolektive Auswertung

Synonym: Retrolective analysis (englisch)
Generalisierung: Auswertung
Antonym: Prolektive Auswertung

Ss. 91, 103

Retrospektive Studie

Siehe →Prospektive Studie

Synonym: Retrospective study (englisch)
Generalisierung: Klinische Studie
Spezialisierung: Fall-Kontroll-Studie
Antonym: Prospektive Studie

Ss. 85, 90, 103

Schlüssel

Siehe →Notation

Synonym: Notation

Ss. 31, 32, 33, 35, 44, 108

Schlüsselsystem

Siehe →Ordnungssystem

Synonym: Ordnungssystem

Schweigepflicht

Siehe →Berufliche Schweigepflicht

Teilbegriff: Berufliche Schweigepflicht

Sekundäre Datenerfassung

Siehe →Aufzeichnung von Daten

Integrativbegriff: Aufzeichnung von Daten

Ss. 131, 134

Semantisches Bezugssystem

Blickwinkel oder Teilaspekt eines Themengebietes, nach dem ein →Begriffssystem organisiert ist. Ein Begriffssystem kann auf mehreren s.B.en basieren. Beispiele:
- In einem System diagnostischer →Begriffe sind typische Bezugssysteme Ätiologie, Topographie, Morphologie, Pathophysiologie.
- In einem System zur Schmerztypisierung sind denkbare Bezugssysteme Art, Stärke, zeitlicher Verlauf, Lokalisation, auslösende Ereignisse.

Synonym: Semantic dimension (englisch), Bezugssystem
Überschneidung: Facette, Achse, Dimension

Ss. 34, 35, 36, 45, 54, 55, 56, 67, 97, 98, 99

Skalenniveau

Die Struktur der →Wertemenge einer →Merkmalsart bestimmt das S., auf dem sie gemessen werden kann. Man unterscheidet grundsätzlich zwischen quantitativen und →qualitativen Merkmalsarten. Auf dem quantitativen Niveau werden Verhältnis- und Intervallskala unterschieden, auf dem qualitativen Niveau Ordinal- und Nominalskalen: siehe Tabelle 2.1.
Die Wertemenge einer qualitativen Merkmalsart bildet eine →Klassifikation. (Eine einfache Auswahl von Alternativen wie „Komplikationen: ja/nein" ist die kleinstmögliche Klassifikation.) Für solche →Merkmale können in →statistischen Auswertungen absolute und relative Häufigkeiten angegeben werden.

Synonym: Level of measurement (englisch)
Überschneidung: Quantitatives Merkmal, Qualitatives Merkmal

Ss. 20, 22, 26, 33, 74, 93, 99

SNOMED

Siehe →Systematisierte Nomenklatur der Medizin

Synonym: Systematisierte Nomenklatur der Medizin (SNOMED)

SOP

Siehe →Standard Operating Procedure

Synonym: Standard Operating Procedure (SOP)

Speichermedium

Siehe →Dokumententräger

Synonym: Dokumententräger

Ss. 9, 69, 72

Spezialisierung

Der untergeordnete, engere →Begriff einer generischen →Begriffsbeziehung in einem →hierarchischen Begriffssystem. Eine Spezialisierung umfasst nur einen Teil der →Objekte des übergeordneten Begriffs, d.h. seiner →Generalisierung.
Beispiel: Generalisierung *Lungenerkrankung* – Spezialisierungen *Lungenentzündung, pulmonales Emphysem, Lungenödem.*
Die S. ist – wie der →Teilbegriff – ein →Unterbegriff oder →Hyponym.

Synonym: Specific concept (englisch)
Generalisierung: Begriffsbeziehung, Hyponym, Unterbegriff
Antonym: Generalisierung

Ss. 13, 18, 33, 45, 80

Standard Operating Procedure (SOP)

Für die Beurteilung der Ergebnisse einer →klinischen Studie ist wichtig zu wissen, wie die Studie im Detail durchgeführt wurde. Deshalb gibt es für alle wichtigeren Tätigkeiten in einer klinischen Studie →Arbeitsanweisungen, die englisch als Standard Operating Procedures (SOPs) →bezeichnet werden. Es gibt z.B. eine SOP für die Aufnahme der Patienten, für die →Randomisierung, für die Beschriftung, Übergabe, Lagerung und Rückgabe der Studienmedikation, für die Datenkontrolle, Datenrückfrage und Datenkorrektur, für die Datenfreigabe usw. Alle Tätigkeiten in einer Studie, die nicht durch SOPs geleitet werden, müssen im Detail dokumentiert werden. Deshalb verringern die SOPs den Dokumentationsaufwand einer Studie. Weiterhin dienen die SOPs der →Qualitätssicherung und werden von der Firma, die die Studie initiiert (also auch bezahlt) oder durchführt, erstellt.

Synonym: Arbeitsanweisung, SOP
Integrativbegriff: Good Clinical Practice (GCP)

Ss. 78, 129, 132, 134, 137

Standardisierte Dokumentation

Eine s.D. erfordert die einheitliche →Aufzeichnung bestimmter →Merkmale bestimmter →Objekte. Dazu muss festgelegt werden, (1) zu welchen Objekten (2) welche →Merkmalsarten mit (3) welchen möglichen Ausprägungen dokumentiert werden sollen.

Die Verwendung von →Dokumentationssprachen sowie Maßnahmen zur Kontrolle der →Vollständigkeit sind typisch für s.D.en.

Synonym: Standardized documentation (englisch)
Generalisierung: Dokumentation
Integrativbegriff: Beobachtungsgleichheit
Teilbegriff: Dokumentationssprache, Vollständigkeit
Antonym: Nicht-standardisierte Dokumentation

Ss. 8, 25, 26, 72, 77, 78, 87, 91, 92, 95, 126

Statistische Auswertung

Zusammenfassende →Auswertung mehrerer →Datenobjekte mit Hilfe statistischer Methoden. Ziel ist die Beschreibung und der Vergleich einer oder mehrerer Gruppen von →Objekten der äußeren Wirklichkeit (z.B. Patienten, Behandlungsfälle). Die wichtigsten Maßzahlen der beschreibenden Statistik sind relative Häufigkeiten, Mittelwerte, der Median, andere Quantile und Streuungsmaße.

Synonym: Statistical analysis (englisch)
Generalisierung: Auswertung
Überschneidung: Patientenübergreifende Auswertung

Ss. 9, 73, 77, 145

Strukturgleichheit

Zwischen Patientengruppen, deren Untersuchungs- oder Behandlungsergebnis in einer Studie untersucht werden soll: gleiche Verteilung aller Eigenschaften der Patienten zu Beginn der Studie, welche das Untersuchungsergebnis beeinflussen könnten, mit Ausnahme des Gruppierungskriteriums.

S. (z.B. hinsichtlich des Alters, des Geschlechts oder des Schweregrads einer Krankheit) ist notwendig, um Unterschiede im Ergebnis der Untersuchung eindeutig auf die Zugehörigkeit zu einer bestimmten Gruppe zurückführen zu können.

S. bezüglich aller denkbaren Einflussgrößen lässt sich am besten durch →randomisierte Zuteilung zu den Gruppen erreichen. Für bekannte Einflussgrößen können zusätzlich oder ersatzweise auch Verfahren zur Paarbildung (Matching) oder zur Schichtenbildung (Stratifikation) herangezogen werden.

Synonym: Structural equivalence (englisch)

Ss. 91, 92, 93, 95

Strukturqualität

Siehe →Qualität der Patientenversorgung

Synonym: Quality of a health care institution's structure (englisch)
Integrativbegriff: Qualität der Patientenversorgung

S. 76

Surrogat

Ein eindeutiges, automatisch vergebenes, nicht mehr veränderbares →Merkmal zur Identifikation von →Datenobjekten. Beispiel: eine laufende, einmalig vergebene Nummer für jeden Patienten der →MHP.

Das S. vermeidet die Probleme, die bei bedeutungstragenden Identifikationen entstehen können (fehlerhafte Eingabe, zeitliche Variabilität etc.). Ein Beispiel für die bedeutungstragende Identifikation von Patientendaten ist die so genannte I-Zahl, die oft aus dem Geburtsdatum, dem Geschlecht und dem Geburtsnamen des betreffenden Patienten generiert wird.

Synonym: Surrogate key (englisch)

Ss. 57, 84, 86, 121

Synonym

S.e sind unterschiedliche →Benennungen für denselben →Begriff. Beispiele:
- *Automobil – Kraftfahrzeug*
- *Keuchhusten – Pertussis*
- *Subakute spongiforme Enzephalopathie – Creutzfeld-Jakob-Syndrom*

Als Maßnahme der →terminologischen Kontrolle wird eine von mehreren synonymen Benennungen als Vorzugsbezeichnung ausgewählt. In einer →standardisierten Dokumentation beschränken sich die →Deskriptoren im Allgemeinen auf die →Vorzugsbenennungen. „Quasi-Synonyme" sind Benennungen, die nur in einem bestimmten Kontext als S.e gelten (ISO 1087).

Synonym: Synonymous term (englisch)
Generalisierung: Benennung
Überschneidung: Vorzugsbenennung
Antonym: Homonym

Ss. 18, 30, 32, 35, 55, 125

Systematische Planung von Dokumentationssystemen

Die →Planung eines Dokumentationssystems, bei der nach einem vorgegebenen Schema aus detailliert festgehaltenen Zielen und Randbedingungen die Mindestanforderungen an das →Dokumentationssystem abgeleitet werden. Das Ergebnis der s.D. ist ein →Dokumentationsprotokoll.
Mit der s.P. wird methodische Angemessenheit und effiziente Arbeitsweise des Dokumentationssystems angestrebt.

Synonym: Systematic planning of data management systems (englisch)
Generalisierung: Planung von Dokumentationssystemen
Teilbegriff: Dokumentationsprotokoll

Ss. 101, 104, 155

Systematisierte Nomenklatur der Medizin (SNOMED)

Die „Systematisierte →Nomenklatur der Human- und Veterinärmedizin" (englisch: Systematized Nomenclature of Human and Veterinary Medicine, SNOMED) ist eine universelle, →mehrachsige Nomenklatur zur Indexierung medizinischer Sachverhalte. Dazu gehören u.a. Symptome und Befunde, Diagnosen und Prozeduren.
Die SNOMED wurde in den USA seit 1965 vom College of American Pathologists (CAP) konzipiert und weiterentwickelt. Es liegen Übersetzungen in mehreren Sprachen vor.
Die letzte deutschsprachige Version ist die SNOMED II von, eine in Deutschland von F. Wingert erstellte Weiterentwicklung der amerikanischen Ausgabe von 1979.

Im Jahr 2000 hat das CAP die Weiterentwicklung zur SNOMED Reference Terminology (SNOMED RT) vorgelegt. Die neueste Version, SNOMED Clinical Terms (SNOMED CT), stammt aus dem Jahr 2002 und ist das Ergebnis einer Kooperation des CAP mit dem britischen National Health Service (NHS), in dem SNOMED RT und die Clinical Terms des NHS zu einer umfassenden Nomenklatur zusammengefasst wurden. SNOMED CT wird regelmäßig überarbeitet.

Synonym: Systematized Nomenclature of Medicine (englisch), SNOMED
Generalisierung: Mehrachsige Nomenklatur
Ss. 53, 54, 55, 56, 57, 67

Teilbegriff

Der untergeordnete →Begriff einer partitiven →Begriffsbeziehung in einem →hierarchischen Begriffssystem. Ein T. bezieht sich auf Teile der →Objekte, auf die sich der übergeordnete →Integrativbegriff bezieht.
Beispiel: Integrativbegriff *Herz* – Teilbegriffe *Herzmuskel, Herzbeutel, Herzklappen*.
Der T. ist – wie die →Spezialisierung – ein →Unterbegriff oder →Hyponym.

Synonym: Partitive concept (englisch)
Generalisierung: Hyponym, Unterbegriff, Begriffsbeziehung
Antonym: Integrativbegriff
S. 18

Telematik-Infrastruktur im Gesundheitswesen

Für einen Bereich (regional, national, international) einheitliche Infrastruktur für den Austausch und ggf. die Speicherung von →Informationen und →Dokumenten zur Gesundheitsversorgung. Die T. soll vor allem gewährleisten,
- dass sich alle berechtigten Personen und Einrichtungen mit einheitlichen Werkzeugen auf effiziente Weise an der elektronischen →Kommunikation im →Gesundheitswesen beteiligen können und
- dass die hohen Anforderungen an die Sicherheit der Kommunikation jederzeit erfüllt sind; dazu müssen insbesondere die Vertraulichkeit und Unverfälschtheit der übermittelten →Daten sichergestellt werden.

Elemente der Infrastruktur sind vor allem Kommunikationsnetze mit ihren aktiven und passiven Komponenten, Serversysteme, zentrale Software-Dienste und Informationsspeicher sowie die Vorgabe verbindlicher Spezifikationen, Standards und Anforderungen für externe Systeme, welche die Infrastruktur nutzen wollen.

Synonym: Health telematics infrastructure (englisch)
Ss. 81, 102

Terminologie

Eine geordnete Zusammenstellung der →Benennungen eines Fachgebietes, zusammen mit →Definitionen der →Begriffe, welche sie benennen (vgl. ISO 5127/1).
Terminologisches →*Wissen* bezieht sich entsprechend auf die Kenntnis der Begriffe eines Fachgebietes, ihrer Inhalte und ihrer →Bezeichnungen.
Alle Maßnahmen eines →Dokumentationssystems zur Definition und Abgrenzung der Begriffe sowie zur eindeutigen Zuordnung von →Deskriptoren bezeichnet man als →*terminologische Kontrolle*.

Aus einer T. entsteht ein →Thesaurus, indem sie mit einem →Begriffssystem kombiniert und durch Hilfsmittel für die terminologische Kontrolle ergänzt wird, wie z.B. die Angabe der (nicht zugelassenen) →Synonyme zu jedem Deskriptor.

Synonym: Terminology (englisch), Fachwortschatz
Überschneidung: Terminologische Kontrolle, Thesaurus

Ss. 17, 18, 19, 26, 56, 81, 102, 143

Terminologische Kontrolle

Siehe →Terminologie

Synonym: Terminological control (englisch)
Teilbegriff: Zugelassene Benennung
Überschneidung: Terminologie

S. 99

Therapeutische Studie

Siehe →Klinische Studie

Synonym: Therapeutic trial (englisch)
Generalisierung: Klinische Studie

S. 23

Thesaurus

Eine Kombination aus einem →Begriffssystem und einer →Terminologie in einem bestimmten Dokumentationsgebiet, ergänzt durch zusätzliche terminologische →Information wie →Synonyme und Quasi-Synonyme oder auch die Angabe der terminologischen „Nähe" zu benachbarten →Begriffen (die „semantic neighborhood").
Damit ist der T. ein Werkzeug, um terminologisches →Wissen (siehe Terminologie) zu vermitteln. (Und wir hoffen, dass unser Thesaurus genau dies im Bereich der →medizinischen Dokumentation tut.) Auf der anderen Seite kann ein formal stringent aufgebauter T. das terminologische Wissen bis zu einem gewissen Grade auch →rechnergestützten Anwendungsbausteinen zugänglich machen, womit sie „wissensbasiert" werden.

Synonym: Thesaurus (englisch)
Überschneidung: Begriffssystem, Terminologie, Dokumentationssprache

Ss. 11, 32, 35, 40, 41

TNM-System

Das T. (TNM steht für engl. tumor, nodule = Lymphknoten, metastasis) dient der einheitlichen Beschreibung der anatomischen Ausdehnung maligner Tumorerkrankungen. Es dient als Ergänzung zur topographischen und histologischen Beschreibung der Tumoren, wie sie z.B. mit der →ICD-O, der onkologischen Zusatzklassifikation zur →ICD, möglich ist.
Das T. ist eine dreiachsige →Klassifikation mit einigen Ergänzungen. Für jede Tumorlokalisation (Mamma-Carcinom, Kolon-Carcinom usw.) gibt es eigene, spezifische →Klassen in der T- und N-→Achse.

Synonym: TNM System (englisch)
Generalisierung: Mehrachsige Klassifikation

Ss. 57, 58, 59, 60, 67, 75, 106, 108

Trefferrate

Siehe →Relevanzrate

Synonym: Hit rate (englisch), Relevanzrate

Unterbegriff

Siehe →Spezialisierung, →Teilbegriff

Synonym: Hyponym
Spezialisierung: Spezialisierung, Teilbegriff
Antonym: Oberbegriff

S. 18

Untersuchungskollektiv

Die Menge der →Objekte der äußeren Wirklichkeit, welche – repräsentiert durch →Datenobjekte – in eine bestimmte →Auswertung des →Dokumentationssystems eingehen. Das U. kann durch Ein- bzw. Ausschlusskriterien für bestimmte Auswertungsaufgaben eingeschränkt werden. Beispiel: Alle Patienten, die in den letzten 5 Jahren in der Klinik für Innere Medizin der →MHP behandelt wurden. In einer →klinischen Studie besteht das U. aus allen Patienten, die in die Studie aufgenommen wurden.

Das U. muss →repräsentativ für die →Zielgrundgesamtheit sein, sonst sind die Ergebnisse nicht verallgemeinerbar. Manchmal verzichtet man auch bewusst auf die Verallgemeinerungsfähigkeit und trifft nur Aussagen über das U. selbst, beispielsweise über das Einzugsgebiet der Inneren Medizin der MHP in den vergangenen 5 Jahren.

Synonym: Study sample (englisch)
Überschneidung: Zielgrundgesamtheit

Ss. 74, 77, 90, 91, 92, 103

Validität

Bei der →Auswertung eines →Dokumentationssystems bedeutet V. die Eignung eines →Merkmals, eine Eigenschaft des →Objektes der äußeren Wirklichkeit wiederzugeben, die für die Auswertung relevant ist. Beispiel: Das Merkmal „Gesamtcholesterin ≥240 mg/dl" ist nur begrenzt valide, wenn es auf die Eigenschaft des Patienten ankommt, herzinfarktgefährdet zu sein. (Letztlich sind für den Patienten nur solche Merkmale wirklich relevant, die seine Lebensqualität und Lebensdauer beeinflussen.)

Die empirische Überprüfung der V. eines Merkmals setzt ein zuverlässiges Außenkriterium voraus (im o.g. Beispiel könnte dies die Herzinfarktrate von Patienten mit erhöhtem Gesamtcholesterin innerhalb von 10 Jahren sein).

Synonym: Validity (englisch)
Überschneidung: Reliabilität

Ss. 76, 88, 91, 92

Variable

Siehe →Merkmalsart

Synonym: Merkmalsart

S. 61

Verlaufsdokumentation

Dokumentation des Krankheitsverlaufs und des Behandlungsprozesses. Die Betonung liegt hier auf der Darstellung zeitlicher Veränderungen. Typische Darstellungsformen sind Verlaufsnotizen, Verlaufstabellen oder Messwertkurven (z.B. Fieberkurven).
Beispiele: Während einer Anästhesie werden Blutdruck, Herzfrequenz, Sauerstoffsättigung des Blutes und weitere Parameter minütlich →aufgezeichnet und in einer Verlaufskurve graphisch dargestellt. Während des Krankenhausaufenthalts eines Patienten werden tägliche Verlaufsnotizen angefertigt, in denen die aktuellen Symptome und Befunde eingetragen werden sowie ihrer Bewertung durch den behandelnden Arzt und die jeweils angeordneten Maßnahmen.

Synonym: Progress documentation (englisch)
Generalisierung: Klinische Dokumentation
Überschneidung: Krankheitsverlauf, Befunddokumentation

Ss. 74, 79

Verschlüsseln

Siehe →Notieren

Synonym: Notieren

Ss. 33, 35, 37, 39, 73, 88, 99, 106, 110, 156

Versorgungseinrichtung

Siehe →Medizinische Versorgungseinrichtung

Synonym: Medizinische Versorgungseinrichtung

Versorgungsmaßnahme

Siehe →Medizinische Versorgungsmaßnahme

Synonym: Intervention (englisch)
Spezialisierung: Medizinische Versorgungsmaßnahme

Versorgungsverlauf

Siehe →Krankheitsverlauf

Synonym: Krankheitsverlauf

Verweisdokumentation

Siehe →Indirekte Dokumentation

Synonym: Reference documentation (englisch), Indirekte Dokumentation

S. 26

Vollständigkeit

V. einer →Dokumentation im Hinblick auf ein bestimmtes →Datenobjekt: Anteil der für das Datenobjekt vorgesehenen →Merkmalsarten, deren Ausprägungen tatsächlich →aufgezeichnet wurden. Beispiel: „Wurden alle notwendigen →Daten des Patienten Adam aufgezeichnet?" Wenn ja, ist die V. gegeben.

Die V. ist eine der Voraussetzungen für die →Beobachtungsgleichheit. Vollständigkeitsanforderungen ergeben sich auch aus klinischen Richtlinien und rechtlichen Vorgaben.

Synonym: Completeness (of attributes) (englisch)
Integrativbegriff: Standardisierte Dokumentation
Überschneidung: Vollzähligkeit, Beobachtungsgleichheit

Ss. 8, 34, 36, 80, 85, 88, 89, 100, 101, 122, 132, 155, 159

Vollzähligkeit

V. einer →Dokumentation im Hinblick auf einen bestimmten →Objekttyp der äußeren Wirklichkeit: Anteil der für den Objekttyp vorgesehenen →Datenobjekte, die tatsächlich in der Dokumentation vorhanden sind. Beispiel: „Ist für alle behandelten Patienten ein →Datensatz/eine →Krankenakte vorhanden?" Wenn ja, ist die V. gegeben. V. bezieht sich also auf die Menge der Datenobjekte, →Vollständigkeit dagegen auf die →Merkmale eines Datenobjektes.
Die V. ist Voraussetzung für eine Vielzahl von →Auswertungen einer Dokumentation.

Synonym: Completeness (of data objects) (englisch)
Überschneidung: Vollständigkeit

Ss. 8, 72, 77, 105, 109

Vollzähligkeitsrate

Bei der Suche nach →Datenobjekten in einem →Dokumentationssystem: Es sei
- D die Menge der Datenobjekte im Dokumentationssystem;
- R die Menge der für die Suche relevanten →Objekte;
- S die Menge der selektierten Datenobjekte (Ergebnismenge).

(Zur Erläuterung der Mengen siehe auch Abb. 5.1.)
Dann ist die V. = $|R \cap S| / |R|$, wobei $|X|$ die Anzahl der Elemente einer Menge X darstellt. Die V. entspricht also dem selektierten Anteil aller vorhandenen relevanten Datenobjekte. Enthält die Ergebnismenge alle relevanten Objekte der →Dokumentation, so liegt die V. bei 100%. Es ist einleuchtend, dass die V. in der Praxis kaum zu ermitteln ist, da die Anzahl der relevanten, aber nicht gefundenen Objekte im Allgemeinen nicht bekannt ist (siehe auch Abb. 5.1; vgl. auch →Relevanzrate).

Synonym: Completeness rate (englisch), Recall
Überschneidung: Relevanzrate

Ss. 36, 54, 94, 95

Vorzugsbenennung

Siehe →Synonym

Synonym: Preferred Term (englisch)
Überschneidung: Synonym, Zugelassene Benennung

Wertebereich

Siehe →Wertemenge

Synonym: Value range (englisch)
Generalisierung: Wertemenge

Wertemenge

Menge der in einer →Merkmalsart zusammengefassten →Merkmalsausprägungen. Entspricht ein Merkmalstyp einer quantitativen Größe (vgl. auch →Skalenniveaus), so kann die W. in Form eines Wertebereichs angegeben werden. Beispiele:
- Merkmalsart Geschlecht, Wertemenge {männlich, weiblich, unbekannt}.
- Merkmalsart Körpergröße in cm, Wertebereich [0;300].

Die W. stellt eine (einfache) →Dokumentationssprache dar.

Synonym: Value set (englisch)
Generalisierung: Dokumentationssprache
Spezialisierung: Wertebereich

Ss. 15, 16, 17, 19, 20, 22, 25, 88, 92, 99, 100, 107, 126, 158

Wissen

Siehe →Medizinisches Wissen

Synonym: Knowledge (englisch)
Spezialisierung: Medizinisches Wissen

Ss. 1, 2, 9, 17, 19, 22, 26, 113, 114, 119, 127

Zielgrundgesamtheit

Die Menge von →Objekten bzw. Personen (hier in der Regel von Patienten), auf die die Ergebnisse der →statistischen Auswertung einer →klinischen Studie oder eines →Dokumentationssystems übertragen werden sollen. Bei vorgegebener Z. muss das →Untersuchungskollektiv →repräsentativ ausgewählt werden. Bei vorgegebenem Untersuchungskollektiv kann die Z. als schrittweise und wohlüberlegte Verallgemeinerung des Untersuchungskollektivs konstruiert werden.

Beispiel: Das Untersuchungskollektiv bestehe aus allen Patienten einer Arztpraxis im Jahre 2002 mit der Diagnose Diabetes mellitus Typ II. Die beobachteten Ereignisse könnten auf die Z. aller Diabetes-Typ-II-Patienten vergleichbarer Praxen in derselben Region in den nächsten 5 Jahren verallgemeinert werden.

Synonym: Target population (englisch), Grundgesamtheit
Überschneidung: Untersuchungskollektiv

Ss. 91, 92, 93

Zugelassene Benennung

Siehe →Deskriptor

Synonym: Authorized term (englisch), Deskriptor
Generalisierung: Benennung
Integrativbegriff: Dokumentationssprache, Terminologische Kontrolle
Überschneidung: Vorzugsbenennung

S. 32

Zuteilung

Siehe →Randomisierte Zuteilung

Synonym: Allocation (englisch)
Spezialisierung: Randomisierte Zuteilung

S. 36

INFORMATION – DOKUMENTATION – ÖKONOMIE

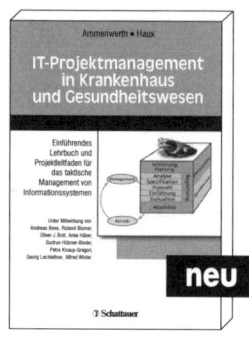

Ammenwerth/Haux
IT-Projektmanagement in Krankenhaus und Gesundheitswesen

Einführendes Lehrbuch und Projektleitfaden für das taktische Management von Informationssystemen

- Praxisnahe Einführung in das Management von IT-Projekten im Gesundheitswesen
- Didaktisch hervorragende Darstellung der Lerninhalte
- Lehrbuch für Studenten und Handbuch für Praktiker in einem

In Theorie und Praxis beschreibt das Buch die wesentlichen Schritte bei der Analyse, Auswahl und Einführung von Informationssystem-Komponenten im Gesundheitswesen. Es liefert das notwendige Know-how, um Projekte des taktischen Informationsmanagements effektiv zu planen, durchzuführen und abzuschließen.

Mit zahlreichen Beispielen und Fragen zur Erfolgskontrolle vermittelt es Studenten das Wissen für ein erfolgreiches Examen. Als Projektleitfaden für den Praktiker ist es ein wertvoller Ratgeber für die effiziente Gestaltung von Informationssystemen im Krankenhaus und Gesundheitswesen.

2006. 343 Seiten, 68 Abb., 65 Tab., kart.
€ 34,95/CHF 55,90 · ISBN-10: 3-7945-2416-0
ISBN-13: 978-3-7945-2416-7

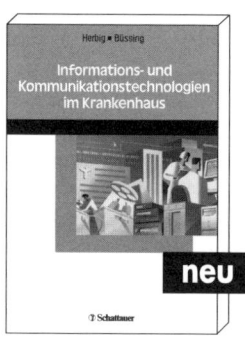

Herbig/Büssing (Hrsg.)
Informations- und Kommunikationstechnologien im Krankenhaus

- Noch mehr Dokumentation!?
- Wo bleibt der Patient!?

Seit Informations- und Kommunikationstechnologien unter dem steigenden Druck der Kostendämpfung im Gesundheitswesen eine zunehmend wichtigere Rolle spielen, beschäftigen diese Fragen Ärzte und Pflegepersonal gleichermaßen.

Ein interdisziplinäres Autorenteam aus Informatikern, Psychologen, Medizinern sowie Soziologen vermittelt in diesem Werk eindrücklich wie Informations- und Kommunikationssysteme positiv in den Klinikalltag integriert und Arbeitsabläufe optimiert werden können, ohne dass hierbei der Mensch aus dem Blickfeld gerät.

Mehr noch: An realen Projekten wird anschaulich erläutert, wie die Integration dieser Technologien in die Klinik zur Entlastung, Zeiteinsparung und Qualitätssteigerung beitragen kann. Überstunden durch lästiges Diktieren von Arztbriefen, zeitaufwändige Telefonate nach Untersuchungsterminen und -befunden, die Suche nach Patientenakten und Formularen gehören der Vergangenheit an – wenn Menschen, Prozesse und Technik sinnvoll vernetzt und so zum „System Krankenhaus" werden.

2006. 240 Seiten, 44 Abb., 10 Tab., kart.
€ 49,95/CHF 79,90 · ISBN-10: 3-7945-2447-0
ISBN-13: 978-3-7945-2447-1

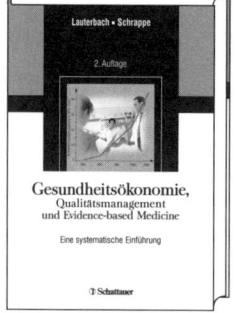

Lauterbach/Schrappe (Hrsg.)
Gesundheitsökonomie, Qualitätsmanagement und Evidence-based Medicine
Eine systematische Einführung

Der große Erfolg der ersten Auflage vom „Lauterbach/Schrappe" und die Dynamik in der gesundheitspolitischen Diskussion der letzten Jahre haben binnen zwei Jahren eine zweite Auflage notwendig werden lassen, die die Fachgebiete Gesundheitsökonomie, Qualitätsmanagement und Evidence-based Medicine aktuell und nachvollziehbar darstellt. Neu hinzugekommen sind Kapitel zu Diagnosis Related Groups (DRG), Disease Management, Health Technology Assessment und Versorgungsforschung. Auf die Thematik Patientensicherheit und Risikomanagement wird umfassend in mehreren Kapiteln eingegangen.

Die systematische Gliederung des Handbuchs blieb unverändert:

- Teil I: Grundlagen zu Ethik und Klinischer Epidemiologie sowie Evidence-based Medicine
- Teil II: Gesundheitsökonomische und betriebswirtschaftliche Fragestellungen
- Teil III: Qualitätsmanagement, Leitlinien/ Behandlungspfade und Risikomanagement in der institutionellen Perspektive

2., überarb. u. erw. Aufl. 2004. 589 Seiten, 103 Abb., 99 Tab., geb.
€ 99,–/CHF 153,– · ISBN-10: 3-7945-2287-7
ISBN-13: 978-3-7945-2287-3

www.schattauer.de